精神科訪問看護テキスト

利用者と家族の地域生活を支えるために

監　修　一般社団法人　全国訪問看護事業協会
編集代表　萱間　真美
編集協力　一般社団法人　日本精神科看護協会
　　　　　公益財団法人　日本訪問看護財団

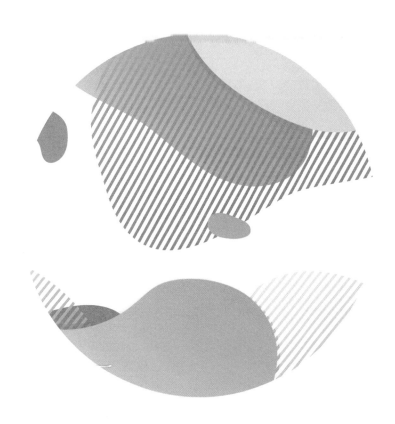

中央法規

はじめに

　厚生労働省の調べ（中医協に提出された月単位データ）によりますと，医療保険の訪問看護ステーション数は，2009（平成21）年以降増加の傾向にあり，2019（平成31）年には全国で9964か所となっています。

　また，医療保険による訪問看護の給付を受ける利用者数は，約28万9000人で，利用者の半数以上は，高齢者となっています。さらに，利用者の主傷病を見ると，「精神および行動の障害」が最も多く，全体の38.3％を占めています。

　1994（平成6）年に訪問看護が医療保険のなかで制度化されて以来，「訪問看護基本療養費」の対象として精神疾患も含まれ実施されてきましたが，2012（平成24）年に身体疾患とは別に独立した「精神科訪問看護基本療養費」が創設されました。2019（平成31）年には，精神科訪問看護基本療養費算定の届け出をしている訪問看護ステーションは，全体の60％を超えています（厚生労働省調べ）。

　当該療養費を算定するための届け出基準として，精神科訪問看護を実施できる者は，「精神疾患を有する者に対する相当の経験を有する者」とされており，その要件の1つに「専門機関等が主催する精神科訪問看護に関する知識・技術の習得を目的とした研修を修了」した者が定められました。

　これを受け，当協会では，2012（平成24）年から専門機関等の1つとして，「精神科訪問看護研修会」を開催し，精神科の専門知識をもつ訪問看護師の養成に取り組んできました。

　当該研修会は，当協会以外にも，一般社団法人日本精神科看護協会及び公益財団法人日本訪問看護財団等で実施されています。それぞれの研修会には，多数の方々が受講し，年々増加の傾向にあります。

　そうしたなか，関係者の間で研修内容の平準化や質の担保を図るため，テキストの作成が必要との認識が高まり，2019（令和元）年6月に，精神科訪問看護に関する有識者等から構成される編集委員会を設置し（事務局は当協会），検討を進めてきた結果，ここに「精神科訪問看護テキスト」を発刊するまでに至りました。

　精神科訪問看護研修の内容等については，国から方針が示されています。本書は，その内容も含め，精神科訪問看護に携わる方が基礎から学べる内容となっています。また，できるだけ読みやすく，理解しやすいように工夫したところです。本書が，研修受講者のためのテキストや副読本として，また，すでに精神科訪問看護に取り組んでいる方にとっても改めて知識等の再確認をする際などに活用していただけることを期待しています。

　最後に，編集代表の萱間真美先生をはじめ，編集委員会委員及び執筆者の皆様に感謝申し上げます。

　2020年8月

　　　　　　　一般社団法人　全国訪問看護事業協会　　会長　　尾嵜　新平

第 3 章　病状のアセスメントと医療継続支援（危機介入含む）

第 **7** 章　**多職種との連携**

第 **8** 章　**事例検討の方法**

第 **9** 章　**精神科医療と福祉に関する制度**

本書の構成

　本書は，厚生労働省より発出された令和2年3月5日保医発0305第4号「訪問看護ステーションの基準に係る届出に関する手続きの取扱いについて」で定められている，「国，都道府県又は医療関係団体等が主催する精神科訪問看護に関する知識・技術の習得を目的とした20時間以上を要し，修了証が交付される研修」の研修内容を基準に構成しています。通知で定められている研修内容と本書における主な該当章・節は次のとおりです。学習の際にご参考にしてください。

　なお，通知で定められた研修内容に加えて，精神科訪問看護にかかわるうえでの基本的な考え方をまとめた，本書の基盤ともいえる「第1章　精神科訪問看護の背景と基本的な考え方」，グループワークの方法をまとめた「第8章　事例検討の方法」，精神科訪問看護にかかわるうえで知っておくべき諸制度のポイントをまとめた「第9章　精神科医療と福祉に関する制度」も収載しています。併せてご活用ください。

令和2年3月5日保医発0305第4号「訪問看護ステーションの基準に係る届出に関する手続きの取扱いについて」で定められている研修内容	主な該当章	主な該当節
ア　精神疾患を有する者に関するアセスメント	第3章　病状のアセスメントと医療継続支援（危機介入含む）	第1節　病状のアセスメント→p.64
イ　病状悪化の早期発見・危機介入	第3章　病状のアセスメントと医療継続支援（危機介入含む）	第2節　医療継続支援→p.93 第3節　危機介入→p.109
ウ　精神科薬物療法に関する援助	第4章　精神科薬物療法の援助	第1節　精神科薬物療法→p.120 第2節　精神科薬物療法を受ける人への援助→p.140
エ　医療継続の支援	第3章　病状のアセスメントと医療継続支援（危機介入含む）	第2節　医療継続支援→p.93
オ　利用者との信頼関係構築，対人関係の援助	第2章　信頼関係の構築	第1節　相談→p.32 第2節　初回面接（インテーク）→p.38 第3節　初回訪問のポイント→p.46 第4節　利用者との信頼関係構築，対人関係の援助→p.55
	第6章　精神疾患をもつ人と家族	第1節　家族を理解するための理論→p.188 第2節　精神疾患をもつ人の家族への支援→p.195
カ　日常生活の援助	第5章　日常生活と身体症状の援助	第1節　身体合併症→p.156 第2節　日常生活の支援→p.171
キ　多職種との連携	第7章　多職種との連携	第1節　地域における多職種の役割と連携について→p.208 第2節　地域ネットワーク→p.220
ク　GAF尺度による利用者の状態の評価方法	第1章　精神科訪問看護の背景と基本的な考え方	第4節　精神科訪問看護のアセスメントとケアプラン→p.20

第 **1** 章

精神科訪問看護の背景と基本的な考え方

本章の概要

この章では，現在の精神科訪問看護の特徴を形づくっている，精神科医療と地域ケアの歴史を概説します。そして，地域包括ケア全体のなかで，精神科訪問看護にどのような役割が期待され，どのような制度であるかについて説明します。さらに，このテキスト全体が基本としているストレングスモデル，リカバリーという考え方について述べ，精神科訪問看護のアセスメントに活用できるモデル（考え方・視点）を紹介します。また，現在，精神科訪問看護のアウトカム（効果）にはどのようなものがあるかを概説します。

精神科医療の歴史

1 精神科医療の歴史

精神科医療の制度やケアのあり方は大きな変化のなかにあります。精神科医療の歴史（**表1-1**）を知ることは，訪問看護の場である地域がどのように築かれ，今後どのような方向に向かうのかを知ることにつながります。制度や法律の変遷だけでなく，その背景にある社会の変化や障害に対する見方を知り，地域で暮らすことの困難や希望について考えることが大切です。

①隔離から医療へ（明治～1950年ごろ）

（1）精神障がいに関する法律ができるまで

精神疾患については古代からさまざまな記録が残されていますが，日本では明治初期まで，精神疾患をもつ人は何かに憑かれていると考えられてきました。その対応のほとんどは家族が担い，加持祈祷や滝治療を受けたり，法律や明確な基準がないまま家や屋敷で監禁される「私宅監置」が行われていました。

1900（明治33）年には初の法律となる「精神病者監護法」が制定され，患者の監督義務者を決めて病院や家に監置する手続きが定められましたが，精神疾患は医療の対象というよりも治安のための隔離の対象と考えられており，法律の下で病院や私宅での監置が続けられました。1919（大正8）年には公立病院の設置をめざして「精神病院法」が定められましたが，戦時に移行するなかで病院数も減り，医療を受ける機会は少ない状況が続きました。

（2）精神衛生法の制定

第二次世界大戦後，新憲法の下で公衆衛生の考えが広く導入され，精神障がいをもつ人に適切な医療と保護の機会を提供することを目的とした「精神衛生法」が1950（昭和25）年に制定されました。この法律では，私宅監置が廃止され，各都道府県に公立精神科病院を設置し，患者の拘束を判断する精神衛生鑑定医制度や措置入院・同意入院などの入院形態が定められました。精神疾患が医療の対象とされ，医療に必要な制度づくりが進むとともに精神病床の数も増加していきました。

②人権擁護と福祉制度の整備（1950年～1990年代）

（1）精神科薬物療法による治療の変化

　1950年代以降，抗精神病薬などによる薬物療法が導入されると，精神科における治療は大きく変化します。服薬によって症状をコントロールしながら生活する力を高め，退院して地域で暮らす人も増加しました。

　一方，1964（昭和39）年にライシャワー駐日米国大使が統合失調症の少年に刺されるという，ライシャワー事件が起き，不十分な医療体制が大きな問題とされました。その結果，1965（昭和40）年の精神衛生法改正では，通院医療費の公費負担制度など退院や社会復帰を進める制度に加え，緊急措置入院（急を要し，本人の同意が得られない場合の入院）制度といった医療の強

表1-1　精神科医療と精神科訪問看護の流れ

	精神科医療に関する流れ	精神科訪問看護に関する流れ
1900（明治33）年	精神病者監護法	
1919（大正8）年	精神病院法	
1950（昭和25）年	精神衛生法	
1964（昭和39）年	ライシャワー事件	
1984（昭和59）年	宇都宮病院事件	
1986（昭和61）年		「精神科訪問看護・指導料」の新設（医）
1988（昭和63）年	精神保健法　施行	
1992（平成4）年		訪問看護ステーションの設立（ス）
1993（平成5）年	障害者基本法　施行	
1994（平成6）年		医療保険による「訪問看護基本療養費」開始（ス）
1995（平成7）年	精神保健及び精神障害者福祉に関する法律施行	
2000（平成12）年	介護保険法　施行	
2004（平成16）年	「精神保健医療福祉の改革ビジョン」	
2006（平成18）年	障害者自立支援法　施行	
2010（平成22）年		「複数名訪問看護加算」の新設（ス）
2012（平成24）年		「精神科訪問看護基本療養費」の新設（ス）
2013（平成25）年	障害者総合支援法　施行	
2014（平成26）年		「精神科重症患者集中支援管理料」の新設
2017（平成29）年	「精神障害にも対応した地域包括ケアシステムの構築」	
2018（平成30）年		「精神科在宅患者支援管理料」の新設

※（医）医療機関からの訪問看護に関する制度，（ス）訪問看護ステーションからの訪問看護に関する制度

化も図られました。障がい者がかかわる事故や事件が起こると，医療の責任
が問われたり，社会からの偏見や恐怖が強まり，本人や家族が不安やつらい
思いを感じることは，現在でも続いています。

　欧米では1970年代以降，入院医療から地域ケアに向けた「脱施設化」が大
きく進められていきますが，日本では1990年ごろまで精神病床は増加を続け
ました。

（2）精神保健法と人権擁護

　1984（昭和59）年，看護職員による患者への暴行事件「宇都宮病院事件」
が起き，患者の人権を軽視した医療の実態や，社会復帰施策の不十分さなど
が明らかになりました。この状況は国際的にも大きな批判を受け，1988（昭
和63）年には精神衛生法が改正されて「精神保健法」となり，患者本人の意
思に基づく任意入院制度や，強制的入院の審査を行う精神医療審査会制度，
通信面会の権利の確保，精神障害者社会復帰施設の設置などが盛り込まれ，
措置入院や医療保護入院は減り，任意入院が増加する契機となりました。医
療機関からの精神科訪問看護の制度ができたのもこの時期です。

（3）障がいとしての位置づけ

　1993（平成5）年には心身障害者対策基本法を全面改正した「障害者基本
法」が制定され，身体障がい，知的障がいと並んで精神障がいも障がい福祉
の対象に位置づけられます。これを受けて，1995（平成7）年に精神保健法
が改正され「**精神保健福祉法（精神保健及び精神障害者福祉に関する法律）**」
となり，法の目的に「自立と社会参加」が加えられ，精神障害者社会復帰施
設の類型化や精神障害者保健福祉手帳制度などが設けられました。1997（平
成9）年には精神保健福祉士が国家資格になるなど，精神障がい者に対する
福祉制度の充実が図られていきました。

➡精神保健福祉法
（精神保健及び
精神障害者福祉
に関する法律）
p.257参照

③**入院医療から地域包括ケアへ（2000年ごろ〜）**

（1）地域生活支援にむけた政策

　医療・福祉の制度が整う一方，日本では欧米諸国に比べて入院期間が長
く，地域での支援が不十分で長期入院者の多いことが課題となっていまし
た。厚生労働省精神保健福祉対策本部は2004（平成16）年に「精神保健医療
福祉の改革ビジョン」を発表し，「入院医療中心から地域生活中心へ」とい
う理念を打ち出しました。地域での支援体制が整えば，退院が可能な約7万
人の退院をめざすなど，国民の意識変革と，医療・地域支援の体系の再編が
10年間をかけて進められました。2000（平成12）年の介護保険法の施行など
の高齢者施策とも連動しながら，訪問看護は地域ケアの柱として普及してい
きました。

　2006（平成18）年に施行された「障害者自立支援法」（2013（平成25）年から は「障害者総合支援法（障害者の日常生活及び社会生活を総合的に支援するための法律）」）では，障がいの種別によって異なっていた福祉サービスの内容や手続きが一本化され，障がいの種類にかかわらず，共生社会に向けた統合的な障がい福祉体制が整えられていきました。

（2）新たな薬物療法とアウトリーチ

　2000（平成12）年以降には，非定型抗精神病薬など新しい種類の薬が導入され，薬物療法や看護ケアの焦点も変化しています。高血糖や肥満などの代謝系副作用の管理や，高齢化に伴う身体疾患の管理，認知症のケアなど，精神科における医療ニーズも多様化し，職種間や診療科間，施設間の連携がいっそう求められるようになりました。

　また，地域に出向いて医療を提供するアウトリーチ型のサービスの重要性が認識され，訪問看護や訪問診療に加え，より重症の障がいをもつ人や医療の利用・継続が難しい人を対象に，多職種チームが24時間体制で支援するアウトリーチケアも制度に位置づけられました。2014（平成26）年に診療報酬化された「精神科重症患者集中支援管理料」（2018（平成30）年に「精神科在宅患者支援管理料」に変更）や，都道府県による「広域調整等事業」や，都道府県地域生活支援促進事業の１つである「精神障害にも対応した地域包括ケアシステムの構築推進事業」といったアウトリーチ事業などが行われています。

　地域を基盤としたケアでは，症状がなくなることではなく，その人らしく希望をもって生活できること（リカバリー）を目標としてかかわることが大切です。リカバリーの考えや後述のストレングスモデルといった本人主体のケアの考え方が，実践のなかで広がっています。

（3）地域包括ケアシステムの構築に向けて

　2017（平成29）年には精神科医療政策の理念として「**精神障害にも対応した地域包括ケアシステムの構築**」が示され，高齢者領域で進められてきた地域包括ケアシステムの考えを受けて，医療，障がい福祉，介護，社会参加，住まい，地域の助け合い，教育等が精神障がい者にも包括的に提供されるような地域づくりが進められています。

➡精神障がいにも対応した地域包括ケアシステム p.221参照

2　精神科訪問看護の歴史

　精神科訪問看護は医療保険に基づくサービスで，医療機関と訪問看護ステーションから提供されます。提供主体によって診療報酬制度や経緯が異なるため，整理して理解しておくことが大切です（**表1-1**）。

①医療機関からの精神科訪問看護

　病院看護師や保健師による訪問活動は1960（昭和35）年ごろより活動が広がり，精神科病院の看護師による訪問もボランティア的に行われていました。入院患者の退院に向けた気持ちに寄り添い，退院後も精神症状や薬の副作用の管理，家族のサポートや近隣住民とのかかわりを支える看護師の活動は，地域で暮らす患者・家族の大きな支えとなりましたが，制度の裏づけを得るには時間を要しました。

　人口の高齢化が進むなか，1983（昭和58）年に寝たきり高齢者への「退院患者継続看護・指導料」が制度化され，在宅看護の重要性は広く認識されるようになりました。精神疾患をもつ人に対しても，これまでの実績と効果が認められ，1986（昭和61）年に「精神科訪問看護・指導料」が診療報酬に位置づけられ，精神科医療機関からの訪問看護が始まりました。

　精神医療施策が入院医療から地域ケアへと移行するなかで，訪問看護の役割は広く認識されるようになり，算定料や算定回数の上限引き上げ，入院中の患者の外泊時に訪問を行う退院前訪問指導料や，複数職種による訪問への加算，精神保健福祉士による訪問，複数名のスタッフによる訪問，急性増悪時の頻回な訪問，家族へのケアなど，精神科の特徴を反映した加算や制度が段階的に整えられていきました。

　医療機関における，精神科訪問看護の利用者数の推移は**図1-1**の通りです。

図1-1　医療機関の精神科訪問看護利用者数

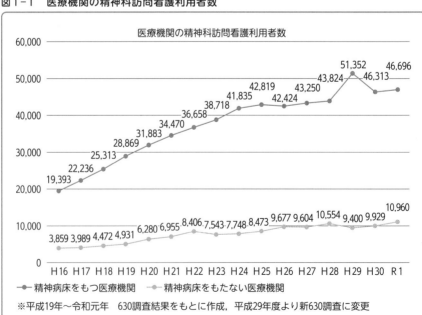

② 訪問看護ステーションからの精神科訪問看護

（1）訪問看護ステーションの創設

　訪問看護ステーションは，高齢者の在宅医療を担う機関として1992（平成４）年に創設され，1994（平成６）年には高齢者だけでなく，通院が困難な患者を対象に「訪問看護基本療養費」を算定できることとなり，医療保険による訪問看護が制度化されました。精神疾患もこの対象に含まれ，訪問看護ステーションからの訪問看護が始まりました。2000（平成12）年の介護保険法の施行後は訪問看護ステーションが全国的に増加し，介護保険による訪問看護の普及とともに医療保険による訪問看護も拡大していきました。

　しかし，「訪問看護基本療養費」は難病やターミナル期など医療処置や身体ケアを中心につくられた制度であり，精神科特有のケアは十分に評価されていませんでした。話を聞く，待つ，行動を見守る，といったかかわりが多い精神科特有のケアに戸惑いを感じるスタッフもおり，安全面への配慮や精神科での勤務経験の少なさなどから，精神疾患をもつ人への訪問に不安を感じる訪問看護ステーションも少なくありませんでした。

（2）精神科の特徴を反映した訪問看護制度

　訪問看護ステーションの訪問看護療養費は，医療機関からの訪問看護　指導や介護保険の訪問看護などと連動しながら改定され，24時間体制に対する加算や，複数名による訪問（暴力行為・迷惑行為，器物破損行為等が認められる人への訪問も対象），緊急訪問看護などの加算が制度に加えられ，精神科訪問看護の利用者も年々増加しました。

　このような流れを受けて，2012（平成24）年には身体疾患とは別の枠組みで「**精神科訪問看護基本療養費**」が診療報酬に新設されました。精神科医の指示に基づいて訪問すること，家族等もケアの対象に含まれること，訪問スタッフは精神科の経験または精神科訪問看護の研修（精神科訪問看護算定要件研修）を受けることなどが定められ，精神科の専門的知識をもつスタッフによる訪問看護を提供する体制がつくられました。

➡精神科訪問看護
　基本療養費
　p.267参照

　2014（平成26）年には，それまで介護保険で行われていた65歳以上の利用者についても，医療保険による精神科訪問看護を算定できるようになり，継続した支援が可能となりました。2018（平成30）年の診療報酬改定では，「24時間対応体制加算」の見直しや「機能強化型訪問看護管理療養費３」の新設，「訪問看護情報提供療養費」の評価など，個々の利用者の状況に応じたケアや，施設間の連携を促進するための制度が盛り込まれています。

　訪問看護ステーションにおける，傷病分類「精神及び行動の障害」の訪問看護基本療養費別利用者数の推移は**図1-2**の通りです。

図1-2　傷病分類「精神及び行動の障害」の訪問看護基本療養費別利用者数の推移（訪問看護ステーション）

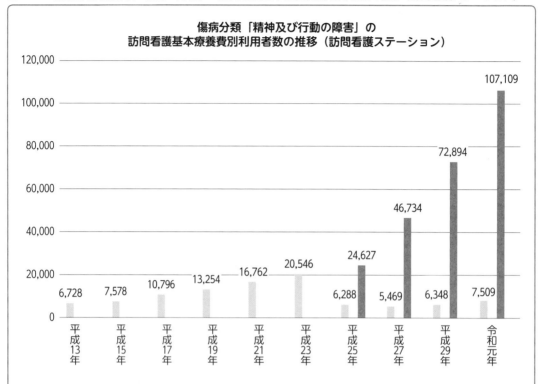

※精神科訪問看護基本療養費は平成24年に新設し，平成25年より調査
※「居住系施設」は平成23年の調査以降は「同一建物居住者」を示す。
資料：平成13〜21年まで「中医協 総-1(H23.11.2）保険局医療課調べ」，平成23〜令和元年まで「訪問
　　看護療養費実態調査」より推計

3 今後の精神科医療

　　超高齢化社会を迎える日本では，さまざまなニーズを抱えた人を地域で包括的に支える仕組みづくりが進められています。医療や福祉など関連する多様なサービスが柔軟に連携していくためには，かかわる人々がおたがいを知り，そして地域を知ることが不可欠です。訪問看護師は，本人・家族が生活の主体者となれるようリカバリーに向けた支援を実践するとともに，広い視

野をもって自分の地域を知り，各々の役割や連携を考えながらネットワーク
を築き，地域づくりに参加していくことが求められています。

（瀬戸屋 希，萱間 真美）

精神科訪問看護の基本的な考え方

　このテキストでは，精神科訪問看護の目的を利用者のリカバリー，そのための支援の基本的な考え方についてストレングスモデルを用いて説明します。

1 利用者のリカバリーとは

　ストレングスモデルを用いた訪問看護がめざすのは，利用者のリカバリーです。リカバリーは「回復」という意味です。リカバリーには，バイタルサインズや体の状態を表す客観的な指標で観察できる「客観的なリカバリー」と，利用者自身が自らの回復を感じるという意味での「主観的なリカバリー」があります。野中は，リカバリーを「病や障害に挑戦して，自分の人生を取り戻そうとする過程」と定義しています[1]。本人が「自分を取り戻している」「自分のやりたいことに向けて進んでいる」と感じているかどうかが，主観的リカバリーの唯一の指標です。そのため，現在の状況をどのように感じているかは利用者に現在の状況をどのように感じているかを聞くことによって初めて，看護師は知ることができます。

　リカバリーのプロセスには個人差がありますが，利用者から次のような表現の発言があったときには，リカバリーを示すといわれています。

> ・○○をやってみたい　食べてみたい　見てみたい
> ・よいことが起こるかもしれない
> ・こういうふうになりたい
> ・助けを求めたら助けてくれると思う
> ・自分の生活を取り戻した　自分が戻ってきた

　訪問看護師は，利用者の生活の場を支援します。ふとした会話のなかでこれらの発言を耳にすることも多いのです。「あなたの夢は何ですか」と聞かれると構えてしまい，思いつかないこともあります。しかし，「食べたいものは何ですか」「見たい映画やドラマはありますか」というような具体的な質問には，ふとしたときに頭に浮かぶことは多いのです。その思いを共有

し，それが実現できるようにいっしょに取り組んでみようと提案することから支援を始めます。

　リカバリーモデルでは，利用者のリカバリーを阻害する「ベルリンの壁」があると指摘されています[2]。その壁となるのは，専門家が障がい者のためにと開発してきた，多くの障がい者サービスが含まれています。地域移行支援では，社会資源の活用が重視されます。しかし，本人のやりたいことを聞かず，それに沿わないサービスを勝手に適用することは，リカバリーに向けた支援にはあたりません。利用者の思いを聞き，本人がしたいと願うことに向けて役立つと利用者自身が感じたときに，初めて障がい者サービスはリカバリーに向けた資源となりうることを，支援者は忘れないようにしなくてはなりません。

2 超高齢社会と支援モデルの変化

　看護基礎教育では，看護過程を学びます。医療では問題解決モデルを伝統的に用いてきました。かつて，人の生命を脅かしたのは感染症や創傷，術前術後などの急性の状態でした。現代の超高齢社会では，生存する時間が長くなり，生活習慣病などの慢性の疾患が増加しています。訪問看護が支援する対象者も，多くの場合，慢性疾患や障がいを抱える人たちであり，高齢の対象者も多いのです。

　このような疾病構造の変化のもとでは，支援モデルもこれまでのものだけでは対応することができなくなっています。問題解決モデルは，右肩上がりに症状が改善した場合に，解決した問題がリストから消えていきます。しかし，慢性疾患や障がいをもった人では，加齢に伴ってさらに問題は増えることもあります。支援者たちは，自身の支援の効果を感じることができにくくなり，何もできていないと感じて燃え尽きることも増えています。

3 ストレングスモデルとは

　ストレングスモデルは，米国の社会福祉の専門家によって提唱された支援モデルです。ストレングスとは「強み」という意味です。問題解決モデルで注目してきたのは「問題」でしたが，ストレングスモデルでは利用者の「強み」に注目します。強調したいのは，無理やり強みを見つけようとするのではなく，その人が望むリカバリーに向けてどんな力があるのかということを，リカバリーに向けた動きをともにしながら支援者も感じることです。

　ストレングスモデルでは，14領域にわたるストレングスアセスメントを行

います。その人の希望，過去の経験や強み，現在の経験や強みなど各項目について うかがいます。そのことにより，支援者が知らないその人のストーリー（物語）を聞かせてもらいます。

　問題解決モデルとストレングスモデルの最大の違いはこのプロセスにあります。看護過程でもアセスメントは重視されます。しかし，アセスメントは専門家の視点で一方的に行われ，問題に関係のないその人の夢や希望などは，些細なこととして省かれるかもしれません。専門家の仮説を検証するために一方的に情報を得るのではなく，支援を受ける人自身のことは，利用者しか知らないこと，利用者のストーリーを聞かせてもらうという立場をとるのです。

④ 看護師が行う支援の特徴

　図1-3は，看護師が利用者に提供する支援に用いるモデルです。利用者の回復の時期によって異なるのが特徴です。大きな危機に際して，衝撃や無力感を感じる急性期には，問題解決モデルを使います。利用者が自分の気持ちや支援へのニーズを表出できない時期には，環境を整えて休息をとり，基本的なニーズを満たすための支援が必要です。

　人にはレジリエンス（回復力）が備わっています。回復力には個人差があり，比較的早期に回復する人，時間がかかる人などさまざまです。休息がとれるようになり，自身のリカバリーに向けて関心をもてるようになったら，エンパワメントによってその人の選択を支持し，自信をもてるように支援します。そして，ストレングスモデルを用います。ストレングスモデルがめざ

図1-3　リカバリーの旅と支援プロセス

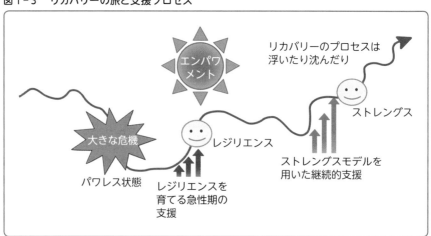

（萱間真美：リカバリー・退院支援・地域連携のためのストレングスモデル実践活用術. p.9, 医学書院, 2016.）

すゴールは，利用者のリカバリーです。何をしたいか，どのようになりたいかという利用者自身の希望に向けて，どんな力が活用できるかということを，対話を通じてともに考えます。

5　看護師の支援はハイブリッドモデルで

　看護師は医療を通じて利用者のリカバリーを支援する職種です。医療には急性期の問題解決を中心とした支援の時期と，リカバリーを志向したストレングスモデルを用いた回復期の支援の時期の双方があることが特徴の一つです。そのため，モデルを適切な時期に切り替える，ハイブリッドモデルの考え方が適していると考えます。

　ガソリンの動力と電力を，最適な状態で切り替えるハイブリッドカーのように，利用者が運転席に座って，自身のリカバリーに向かうことができるように支援することが，精神障がい者に対する地域ケアの特徴です。

6　ストレングスモデルにおけるアセスメント

　表1-2に，ストレングスアセスメントシートの例を示しています。ジョ

表1-2　ストレングスアセスメントシート例

ジョンのストレングスアセスメント　記入ずみ		
現在の状態：	個人の希望・願望：	資源（個人的・社会的）：
今日何が起きているか？ 今何が利用できるか？	何を要望するのか？	過去に何を利用したことがあるのか？
日常生活状況		
・1ベッドルームのアパートに一人で暮らしている（2年間） ・猫を飼っている　—マフィー ・アパートはバス通りにある ・友人のエイプリルが週に1回掃除に来てくれる ・たくさん食べるために出かける ・アパートにはプールと洗濯場がある ・セクション8制度アパート ・水槽をもっている	・アパートに住み続ける ・車が欲しい ・いつか自分の家が欲しい	・3年間グループホームに住んでいた。—そこに住んでいたフレッドが好きだった。 ・一緒に食事を楽しんだ ・両親と5年間暮らし，庭仕事の手伝いを楽しんだ ・犬「ジューク」を育てた

（チャールズ・A・ラップ，リチャード・J・ゴスチャ，田中英樹監訳：ストレングスモデル—精神障害者のためのケースマネジメント〔第2版〕．p.199，金剛出版，2008．）

ンの症例では，希望・したいことを３つ挙げています。問題解決モデルでは，実現可能性が低い場合には，問題解決に向けて専門家が目標を考えますが，ストレングスモデルでは，利用者が表現したとおりの目標に向かって対話を通じて取り組みます。

　表では，「アパートに住み続ける」「車が欲しい」「いつか自分の家が欲しい」という３つの目標が語られています。看護職のなかには，ジョンが生活保護を受けていることを念頭に，「車や家を持つことは現実的ではなく，まず就労を考えるべきであり，そのためには朝起きられるようになるという目標がよいのではないか」というようなアドバイスが必要だと考える人もいるかもしれません。しかし，ストレングスモデルのアセスメントは，先に述べたように「本人しか知らないことを，本人から学ぶ」ものです。専門家の視点で勝手に言い換えるのではなく，まずは本人の言ったとおりに書いてみましょう。

　看護師からよく聞かれる質問として，「実現可能性のない夢を認めてしまったら，かえって本人ががっかりしてしまうのではないか」というものがあります。看護師は，話を聞く存在ではありますが，夢を代わってかなえる存在でもなければ，他者の夢を認めないというような権力をもつ存在でもありません。

　この希望を実現するために，２週間でどんなことができるようになるとよいかを，ジョン自身が考えた短期目標が**表1-3**です。この目標には，入院しないでアパートに住み続けるために何をしたらよいかについて，きわめて現実的で具体的な目標と行動の計画がジョン自身によって立てられています。車や家は，ジョンにとって長期間での目標であって，短期的には現実的な行動を考えていることがわかります。

　支援する側は，医療関係者にとってそれが現実的かどうかにこだわって当事者が不本意と感じるような目標に勝手に置き換えるのではなく，本人が夢

表1-3　短期目標例

目　　標：入院せず，自分のアパートに住み続けること。 　　　　　処方された薬を飲み，ホーリー先生の診察を受けること。 短期目標：1．ジョンは２週間処方された薬を飲む。 　　　　　2．ジョンは７月26日までに５日用の薬箱を買う。 　　　　　3．ジョンのケースマネジャーは，彼が服薬を思い出すように１週間 　　　　　　　の間，１日に２回ジョンに電話をする。 　　　　　4．ジョンは今月は１回，約束の８月６日にホーリー先生の診察を受 　　　　　　　ける。

（チャールズ・A・ラップ，リチャード・J・ゴスチャ，田中英樹監訳：ストレングスモデル─精神障害者のためのケースマネジメント〔第２版〕．p.198，金剛出版，2008.）

を支えにして，現実的にどんな行動をとろうと考えているのかを，注意深く対話によって把握することが必要です。「生活保護を受けている状況から抜け出さないと家や車は買えない」といったことを不用意に当事者に言うことは，その後の対話の継続の可否にかかわります。夢やしたいことを，他者と分かち合うときには，常に否定されるのではないか，ばかにされるのではないかという怖れが伴います。そのリスクをとって話してくれた内容は，大切にするべきものです。そのような看護職の姿勢が，障がい者に自信をもたらし，リカバリーを進めていくのです。

（萱間　真美）

精神科訪問看護の目的と利用者

1 精神障がいをもつ人へのケア

　精神科訪問看護の対象は，「精神障害を有する者又はその家族等」です（精神科訪問看護基本療養費を算定できる対象）。これは，外来通院や就労支援事業所や地域活動支援センターでの活動，場合によっては一般就労していたとしても，訪問看護の必要がある人には，精神科訪問看護を提供できることを示しています。

　従来の訪問看護では，通院が難しい人に対して処置などを在宅で提供するというイメージがあり，リカバリーをめざしてさまざまな活動をしている精神障がい者に対して，訪問看護を提供することに違和感を感じるスタッフもいたようです。精神疾患では，必ずしも物理的な障がいを伴っていないからです。しかし，慢性疾患であり，症状は薬物療法などによって鎮静化しても，一部（幻聴や妄想など）はずっともち続けていることも珍しくありません。病状がよくなった人は，そうした症状の体験を話しても安全で理解してもらえる人を選んで相談できるようになります。症状をもちながら仕事をしている人は「病気だ」と思われ，一般の人には理解が得られにくいそうした体験を，週末に訪問看護にうかがうスタッフに話すことによって心の安定を得る場合もあります。

　精神科訪問看護の目的は，精神障がいをもつ人自身がしたいこと，夢を実現できるように必要なサポートを提供することです。この目的のために，必要な場合にはケアプランと精神科訪問看護の目的を明確にし，継続的に訪問を行うことになります。

　図 1 - 4 は統合失調症の患者を対象に精神科訪問看護で実施したケア内容を，訪問看護師に調査した結果です。

　訪問看護師によるケアは，提供の仕方に特徴があります。具体的支援の割合は，「力づける援助」以外は比較的少なく，相談・助言・情報提供による支援と，観察・アセスメントのみの場合が多いのです。精神疾患患者は，物理的に生活行動ができないというより，集中できなかったり，意欲がわかない場合もあります。声をかけたり，いっしょに行動したりしながら支援する場合も多く，このような結果になったと考えられます。

図1-4　統合失調症の患者を対象に精神科訪問看護で実施したケア内容

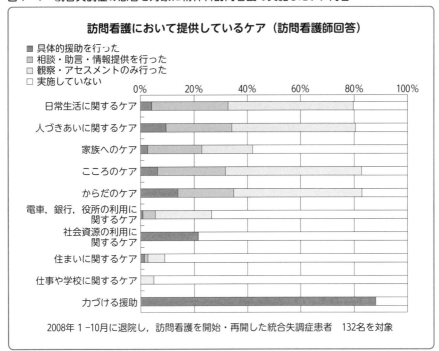

（平成21年度厚生労働科学研究費補助金（障害保健福祉総合研究事業），精神障害者の退院促進と地域生活支援のための多職種によるサービス提供のあり方とその効果に関する研究（主任研究者：伊藤順一郎），分担研究：精神科訪問看護のケア内容と効果に関する研究（分担研究者：萱間真美，瀬戸屋希，研究協力者：角田 秋））

　図1-5は，**図1-4**の看護師からケアを受けた利用者が，どのような支援を受けたと感じたかを示しています。

　最も多くの人が受けたと感じたケアは，こころのケアでした。訪問看護にうかがうこと自体が，利用者を気遣い，様子をたずね，困ったことをうかがう機会です。力づける支援についても，多くの利用者がケアを受けたと感じていました。注目してほしいのは，からだのケアを提供している割合が3番目に高いことです。精神疾患をもつ人は，薬物療法を長期にわたって受けていることがあります。薬物療法には内分泌や代謝に関連する有害作用を伴う場合があります。加齢による慢性疾患も多く，身体の不快な症状をもっている人は少なくありません。身体の疾患をケアする技術をもつ訪問看護師が，精神疾患をもつ人をケアすることには，早期に身体の不調や慢性疾患の兆候を把握し，その予防や増悪を防ぐためのケアが提供できるというメリットがあります。特に血糖値のコントロールについては，定期的な検査が行われているかどうかを把握し，主治医と調整することも必要です。

　社会資源の活用，仕事や学校，住まいについての支援では，**障害者総合支援法**の枠組みのなかで受けられる支援，利用できる制度も増えています。訪

➡自立支援医療制度（障害者総合支援法）p.250参照

図1-5　訪問看護において受けているケアの印象

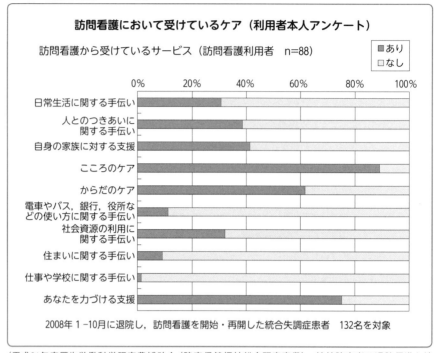

訪問看護において受けているケア（利用者本人アンケート）

訪問看護から受けているサービス（訪問看護利用者　n=88）

2008年1-10月に退院し，訪問看護を開始・再開した統合失調症患者　132名を対象

（平成21年度厚生労働科学研究費補助金（障害保健福祉総合研究事業），精神障害者の退院促進と地域生活支援のための多職種によるサービス提供のあり方とその効果に関する研究（主任研究者：伊藤順一郎），分担研究：精神科訪問看護のケア内容と効果に関する研究（分担研究者：萱間真美，瀬戸屋希，研究協力者：角田 秋））

➡精神保健福祉士
p.214参照

問看護師には，**精神保健福祉士**や保健師など，福祉制度の活用について知識をもつ職種と協働することが求められます。この領域の制度は複雑で，制度の更新も活発です。全容と詳細を把握して利用者を支援するには，協働できる職種とともに支援にあたることが求められます。精神保健福祉士は，病院（入院病棟，外来）や**地域活動支援センター**，**相談支援事業所**，行政の窓口などで働いています。自立支援医療を利用している人の場合には，年1回の更新の際に窓口となっている場合もあります。日ごろから，こうした職種とネットワークを形成し，活動しようとする試みは多くの場で行われています。このようなネットワークへの参加を通じて，多職種でケアにあたることが求められます。

➡地域活動支援セン
ター，相談支
援事業所
p.215参照

2　精神障がいをもつ人の家族等へのケア

➡精神疾患をもつ
人の家族への支
援
p.195参照

精神障がいをもつ人の家族は，本人の症状が悪化したときのケアにあたることから，疲れたり，傷ついたりしている場合があります。家族の負担感は，精神障がい者に対する批判的な言葉や行動を招き，そのことがおたがい

の生活を難しくすることがあります。**高EE**（Expressed Emotion；表現される批判的感情が強い家族）では，精神的健康にマイナスの影響があることが，多くの研究で明らかになっています[3]。このような悪循環に陥らないためにも，精神科訪問看護では家族へのケアが重要になります。

◆家族の感情表出
（EE）
p.192参照

　家族へのケアでは，日常の訪問で家族の困りごとや気持ちをうかがって共感することが，最も基本的な要素です。精神障がい者自身と常時いっしょに生活している場合には，たとえば複数名（職）訪問を行って，本人と家族それぞれの話を別々にうかがったりすることもあります。本人と家族とでは，同じ出来事に対してもそれぞれの感情をもっており，両方の立場を一人のスタッフが十分にサポートすることが困難な場合があります。そうしたときには担当者を別々にすることで，それぞれが「わかってもらえた」という気持ちをもてるようにかかわることが効果的です。また，病気を理解するための知識の提供や，精神障がいをもつ家族とどのようにコミュニケーションをとったらよいかを伝える心理教育プログラムの提供，同じ環境にある家族同士がサポートを提供し合える場としてのピアサポートや**家族会**への参加を勧めるなどが可能です。

◆家族のリカバ
リー
p.196参照

　また，精神障がいをもつ人の結婚や妊娠，子育てサポートの必要性が増しています。障がいをもつ複数の家族が同居している場合にも，それぞれの立場をふまえたサポートが必要になります。子育て中の親や子どもが孤立しないよう，ピアサポートの機会を創り出すなどの支援も求められています。市区町村の子育て支援事業と協力した取組みを行う場合などは，行政の担当者と協働することが必要になります。

　障がい者本人が訪問看護を拒否している場合は，まずは家族にサポートを提供しつつ，徐々に信頼関係を構築することもあるでしょう。精神障がい者の家族等も精神科訪問看護の対象とされたことで，そうした訪問にも診療報酬が支払われるようになりました。この診療報酬改定は，家族へのケア（家族心理教育）が利用者の精神症状の改善に役立つという研究結果が根拠となっています[4]。

（萱間 真美）

精神科訪問看護の
アセスメントとケアプラン

1 GAF尺度の導入と基本的な考え方

➡精神科訪問看護
に係る診療報酬
p.266参照

　2020（令和2）年4月から，月1回，精神科訪問看護の書類（訪問看護記録書，報告書，療養費明細書）に，利用者をGAF尺度（Global Assessment of Functioning：機能の全体的評定尺度）[5]により判定した値（スコア）の記入が求められるようになりました。これは，8頁に示した精神科訪問看護の件数増加に関連しています。精神疾患を主傷病とした訪問看護は，1994（平成6）年から診療報酬制度で可能でしたが，8頁に示したように，実施する訪問看護ステーションは一部にとどまってきました。精神疾患のある人を地域で支援する動きのなかで，訪問看護の普及は不可欠であったため，制度は普及をめざして複数名訪問の算定，家族ケアが算定できるようになるなど，さまざまに充実してきました。その結果，10万件を超える実施を数えるようになりました。

　制度は，エビデンスをもとにつくられ，普及をめざして充実されます。普及が進めば，次にその内容と質が問われるようになります。精神科訪問看護は，公的保険制度という資源を使って提供される制度であり，その資源は有限です。サービスの数がある程度増えたら，そのサービスはなぜ必要なのか，本当に必要なサービスを必要とされる頻度で提供しているかというチェックが働くようになるのです。

　精神障がい者を地域で支えるために，精神科訪問看護がサービスのメニューとして使えることの意義は，今や多くの職種で共有されるようになりました。私たちは，次の段階として，サービスの持続可能性についても考えなくてはならない時期にきています。持続可能性とは，今あるサービスが，将来にわたって利用できるようにするという意味です。

　ここ数年，国連がSDGs（持続可能な開発目標）という言葉を用いています。石油などの有限な資源の利用や，地球温暖化を防止することの必要性は，文明が発達し，生活レベルが上がった今の状態を，私たちの子孫に十分な形で持続させるにはどんなことをしなくてはならないかを問いかけるものです。

　精神科訪問看護にも，この持続可能性が求められています。精神科訪問看

護の持続可能性を確保するために重要なのは，アセスメントとケアプランの
もとに必要なサービスが計画され，必要に応じて提供されることだと考えま
す。今回導入されたGAFスコアは，アセスメントの結果を示す１つの数値
です。診療報酬の他の項目でも用いられており，今回，精神科訪問看護に導
入されました。

2 精神科訪問看護に必要なアセスメント

①アセスメントに活用できる代表的なモデル

アセスメントにはモデルを用います。私たちが，自分の関心だけに任せて
情報を収集すると，どうしても偏りが生じます。系統的で見落としのないア
セスメント項目を提供するのがモデルです。ここでは，精神科看護のアセス
メントに活用できる３つのモデルを紹介します。

➡アセスメントの
　ポイント
　p.83参照

（1）セルフケアモデル

これは看護学のモデルです。オレムが開発したモデルに，アンダーウッド
が精神科看護に特有の項目を追加した表を示します（**表1-4**）。

➡セルフケア項目
　に沿った日常生
　活の支援のポイ
　ント
　p.174参照

表1-4　精神科看護のセルフケア項目

普遍的セルフケア要素
・空気・水・食物の十分な摂取 ・排泄と排泄のプロセスに関するケア ・活動と休息のバランスの維持 ・孤独と社会的相互作用のバランスの維持 ・体温と個人衛生の維持 ・安全を保つ能力

空気・水・食物は，呼吸・水分摂取・栄養摂取を含みます。精神障がいだ
から，物理的な障がいを伴わないとは限りません。幻聴のために食物を口に
詰め込んで窒息死したり，水中毒とよばれる１日６リットル以上の飲水に
よって，電解質の異常が起こることもあります。摂食障害は食物の摂取行動
の異常です。過剰な摂取，逆に拒絶を伴い，生命の危険を伴うこともありま
す。排泄には薬物療法の有害作用も含まれ，イレウスを起こすこともありま
す。弄便や放尿など，意識レベルの低下によって起こる行為も含みます。活
動と休息は，精神疾患では障がいされやすい睡眠や，躁状態により休むこと
ができない，過活動なども含まれます。孤独と社会的相互作用のアンバラン
スも，精神障がいのある人の多くにみられます。誰にも会いたくないと拒絶
し，ひきこもったり，相手との距離がとれなくなって，干渉しすぎたりする
ことがあります。体温と個人衛生は，身だしなみや服装に関することで，暑

さや寒さに応じて調節することができなくなると，周りの人に奇異な感じや怖いという感情を引き起こすことがあります。

(2)バイオ・サイコ・ソーシャルモデル

バイオ・サイコ・ソーシャルモデル（Bio Psycho Social Model；BPSモデル）は，精神科医であるエンゲルが提唱しました。医学の論文としてサイエンス誌に発表されたものです。従来の医学では，生物学的要因に注目して病気の原因や，回復のために必要な働きかけを考えてきました。しかし，その人の心理的側面，社会的側面を同時に知り，統合しなければ，健康を回復していくために必要な働きかけを行うための理解が不十分であることを指摘しました。

精神障がい者をBPSモデルでアセスメントする場合には，心理的側面の情報は数多くあっても，生物学的な情報が網羅されていないことがあります。入院時の身体所見や画像診断の結果，血糖値や心電図などの結果は，精神科薬物療法を続けるうえで非常に重要です。

BPSモデルでわかるのは，情報のバランスです。この**図1-6**のなかに，得られた情報を箇条書きにしてみると，どの部分のアセスメントが不足しているかがわかります。

(3)ICF（国際生活機能分類）

➡ ICF（国際生活
機能分類）
p.210参照

ICF（International Classification of Functioning, Disability and Health；国際生活機能分類）は，生活機能と障がいの分類として，2001年のWHO総会で採択されたものです。**図1-7**にそれまでのモデルとの比較を示します。

従来は心身の障がいがその人の生活のすべてを規定するかのように，直線

図1-6　バイオ・サイコ・ソーシャルモデル（BPSモデル）

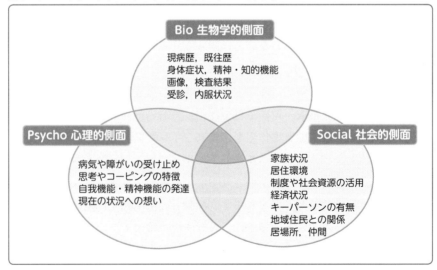

的な因果関係モデルで理解されていました。2001年のモデルでは，健康状態は１つの要因であり，環境の因子や個人因子が加わって，その人の心身機能・身体構造，活動，（社会への）参加の状態が決まるとしました。

　アセスメントでは，これらの要因についての情報を収集し，どの部分が補われれば，その人が望むどんな活動ができるようになるのかを考えることが可能になります。

② モデルを用いたアセスメントの時期と焦点

　紹介した３つのモデルでは，それぞれアセスメントの焦点が異なります。すべての項目を埋めることが目的ではありません。アセスメントが必要な人がどんな時期にあり，支援のためにどんな情報が必要かによって，モデルを使い分けます。日常生活に症状が強く影響しており，セルフケア支援の計画が必要な場合はセルフケアモデル，障がいによる社会参加に，OT，PTなどとともにリハビリテーションの視点で関わる場合はICF分類，合併症や薬物療法の有害作用があり，疾患と精神症状，社会との関係性などの関連をアセスメントする必要がある場合はBPSモデルが適しています。

　事業所によって対象とする利用者の層は異なります。同じ事業所でも，時

図 1-7　ICIDH モデルと ICF モデルの比較

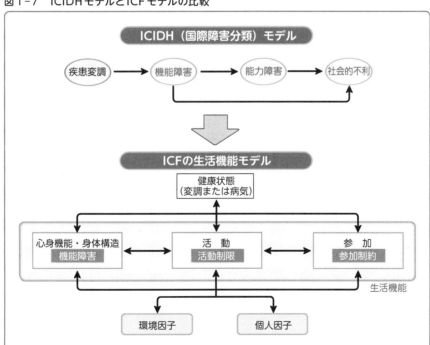

（障害者福祉研究会編：国際生活機能分類（ICF）―国際障害分類改定版―，p.17，中央法規出版，2002．を参考に著者作成）

期によって異なるモデルを使う場合もあるでしょう。モデルは，利用者を理解するための道具です。モデル導入の意志決定は事業所全体で行い，利用者を理解し，支援のために必要な情報を得ることに役立てましょう。

❸ ケアプラン作成に向けた尺度の1つとして GAF尺度を活用

　精神科訪問看護の記録に導入されたGAF尺度は，利用者の社会機能を0点から100点の間で点数化した尺度で，点数はスコアとして用いられます。したがって，GAFスコアが前述のアセスメントやケアプランを代用するものではありません。

　精神科訪問看護の質を保ち，持続可能なサービスとして発展し続けるためには，対象者に合ったアセスメントをし，ケアプランを作成すること，そのための尺度の1つがGAFスコアであることを理解し，用いていただきたいと考えます。

❹ GAF尺度を活用した症状評価

①GAF尺度とは

　高血圧や糖尿病などといった身体疾患の重症度をモニタリングする場合には，重症度の指標として血圧やヘモグロビンA1cなどといった検査値が用いられます。ところが，こういった精神科以外の診療科では当たり前のことを行うことが，精神科では困難です。というのも，精神疾患の重症度を反映する検査が存在しないからです。このため精神科では，アンカーポイントに基づいて利用者の重症度を数値化して示す評価尺度というものが，重症度の指標として用いられてきました。評価尺度には，うつ病治療におけるハミルトンうつ病尺度のように，特定の精神疾患のみを評価対象とする疾患特異的な評価尺度も存在すれば，どのような精神疾患であっても使用可能な評価尺度も存在します。また，多様な症状に対応した複数の症状項目から構成されるプロファイル型評価尺度も存在すれば，1項目のみで重症度を総合的に評価するインデックス型評価尺度も存在します。GAF尺度は，利用者の心理的，社会的，職業的機能を，1点（最重症）から100点（最も理想的な機能状態）までの範囲で総合的に評価するインデックス型評価尺度で，健常者も含めたあらゆる精神疾患に対して使用できます。

②GAF尺度のつけ方

　GAF尺度には100 〜 91点，90 〜 81点，……10 〜 1点といったような10点刻みの，合計10個の機能範囲が設けられています（**表1-5**）。

　GAF尺度を使用する際には，最初に点数が高いほうから順番にそれぞれの機能範囲のアンカーポイントを参照して，その利用者がどの機能範囲にあてはまるかを決定します。それぞれのアンカーポイントは，症状の重症度に関する前半部分と機能の重症度に関する後半部分から構成されています。例えば，60 〜 51点の場合は前半の「中等度の症状（例：感情が平板で，会話がまわりくどい，時にパニック発作がある）」が症状の重症度を，後半の「社会的，職業的，または学校の機能における中等度の困難（例：友達が少ししかいない，仲間や仕事の同僚との葛藤）」が機能の重症度を示しています。評価される利用者の症状と機能の重症度がともに同じ機能範囲にあてはまるようであれば，特に問題はないのですが，常に症状と機能の重症度が一致するとは限りません。症状と機能の重症度が一致しないと，GAF尺度にあまり慣れていない評価者は困惑するかもしれませんが，GAF尺度のマニュアル（「DSM-Ⅳ-TR 精神疾患の診断・統計マニュアル」）を見ると，そのような場合には低い方の点数を採用するように書いてあるので大丈夫です。また，たとえば，60 〜 51点のアンカーポイントを読んでみて，その利用者の状態にちょうどあてはまるように感じられたものの，念のために，それより下の機能範囲のアンカーポイントにも目を通したところ，そちらのほうが適切であったなどといったこともあり得ます。したがって，利用者の状態にあてはまるように感じられる言葉をアンカーポイントのなかに見つけたとしても，すぐに飛びつくようなことはせず，症状と機能の両面から本当にその評価が妥当と言えるかを考慮したり，それより低い機能範囲のほうが適切であるということはないかを確認したりすることが必要です。

　また，健常者であっても一番上の機能範囲（100 〜 91点）に評価されるとは限らないことにも注意が必要です。たとえば，「国家試験に落ちたのではないか」と心配するあまり，心理的にいてもたってもいられず，夜も眠れず，食事も喉を通らない看護師国家試験受験者は，**表1-5**のアンカーポイントによれば，90 〜 81点，あるいはそれよりも下に評価したほうが適切と思われます。

　このようにして，その利用者の機能範囲，つまり10点刻みの評点を決定した後に，今度はその利用者がその機能範囲のなかでは高いほうに属するのか，低いほうに属するのか，あるいは真ん中あたりに属するのかなどといったことを考慮して，評価者が1桁目の評点を決定します。このようにしてGAF評点が最終的に決定されるわけです。

表1-5　GAF尺度（機能の全体的評定尺度）

　精神的健康と病気という1つの仮想的な連続体に沿って，心理的，社会的，職業的機能を考慮せよ．身体的（または環境的）制約による機能の障害を含めないこと．

コード（注：例えば，45，68，72のように，それが適切ならば，中間の値のコードを用いること）

100 ┃ 91	広範囲の行動にわたって最高に機能しており，生活上の問題で手に負えないものは何もなく，その人の多数の長所があるために他の人々から求められている．症状は何もない．
90 ┃ 81	症状がまったくないか，ほんの少しだけ（例：試験前の軽い不安）．すべての面でよい機能で，広範囲の活動に興味をもち参加し，社交的にはそつがなく，生活に大体満足し，日々のありふれた問題や心配以上のものはない（例：たまに家族と口論する）．
80 ┃ 71	症状があったとしても，心理的社会的ストレスに対する一過性で予期される反応である（例：家族と口論した後の集中困難）．社会的，職業的，または学校の機能にごくわずかな障害以上のものはない（例：一時的に学業で後れをとる）．
70 ┃ 61	いくつかの軽い症状がある（例：抑うつ気分と軽い不眠），または，社会的，職業的，または学校の機能にいくらかの困難はある（例：時にずる休みをしたり，家の金を盗んだりする）が，全般的には機能はかなり良好であって，有意義な対人関係もかなりある．
60 ┃ 51	中等度の症状（例：感情が平板で，会話がまわりくどい，時にパニック発作がある），または，社会的，職業的，または学校の機能における中等度の困難（例：友達が少ししかいない，仲間や仕事の同僚との葛藤）．
50 ┃ 41	重大な症状（例：自殺念慮，強迫的儀式が重症，しょっちゅう万引する），または，社会的，職業的，または学校の機能におけるなんらかの深刻な障害（例：友達がいない，仕事が続かない）．
40 ┃ 31	現実検討かコミュニケーションにいくらかの欠陥（例：会話は時々非論理的，あいまい，または関係性がなくなる），または，仕事や学校，家族関係，判断，思考，または気分など多くの面での重大な欠陥（例：抑うつ的な男が友人を避け，家族を無視し，仕事ができない．子供がしばしば年下の子供をなぐり，家庭では反抗的であり，学校では勉強ができない）．
30 ┃ 21	行動は妄想や幻覚に相当影響されている，またはコミュニケーションか判断に重大な欠陥がある（例：時々，滅裂，ひどく不適切にふるまう，自殺の考えにとらわれている），または，ほとんどすべての面で機能することができない（例：1日中床についている，仕事も家庭も友達もない）．
20 ┃ 11	自己または他者を傷つける危険がかなりあるか（例：死をはっきり予期することなしに自殺企図，しばしば暴力的になる，躁病性興奮），または，時には最低限の身辺の清潔維持ができない（例：大便を塗りたくる）．または，コミュニケーションに重大な欠陥（例：大部分滅裂か無言症）．
10 ┃ 1	自己または他者をひどく傷つける危険が続いている（例：暴力の繰り返し），または最低限の身辺の清潔維持が持続的に不可能，または，死をはっきり予測した重大な自殺行為．
0	情報不十分

（American Psychiatric Association 著，高橋三郎・大野裕・染矢俊幸訳：DSM-Ⅳ-TR 精神疾患の診断・統計マニュアル，p.47，医学書院，2003.）

③GAF尺度の使用上の注意

　GAF尺度は治療の必要性や治療によってもたらされた病状の改善度を評価するために使用されます。したがって，GAF尺度は評価時点（現在）における利用者の機能状態を評価するために用いられるのが一般的です。もっとも，利用者の状態は日によって変動するものなので，「現在」とはいうものの，実際には「過去1週間」の最低レベルを評価することになっています。ただし，このやり方は絶対的なものではなく，たとえば，「過去1年間で少なくとも2～3か月の間の最高レベル」を評価するなどといった手法も提案されています。いずれの方法を用いるにせよ，どのようなGAF評価を行ったのか明確にしておかないと，あとでデータ集計するときなどに混乱する可能性があるので注意が必要です。

④GAF評価の訓練方法

　最後に，正しいGAF評価を行えるようになるための訓練方法について説明します。最初に行うべきことはマニュアルを読み込んで，GAF尺度について熟知することです。GAF尺度について十分理解できていないのに，正しい評価ができるはずがありません。GAF尺度のマニュアルが掲載されている『DSM-Ⅳ-TR 精神疾患の診断・統計マニュアル』を取り寄せて，該当箇所を一読することをお勧めします。次に，実在する症例の概要が記された「症例要旨」に基づいてGAF評価の練習をしてみるという方法が考えられます。『DSM-Ⅳ-TRケースブック』という書籍にはGAF評点つきの症例要旨が10症例掲載されているので，どうしてそのような評点になるかを考えてみることが勉強になると思われます。GAF尺度の原型であるGAS（Global Assessment Scale：総合評価尺度）という評価尺度の症例要旨集を入手して，評価に際しての考え方を学ぶということもやってみる価値があるでしょう。GAF尺度について理解できているスタッフを数人集め，最近の状態についてスタッフ間で共通理解が成立している利用者を試しにGAF尺度で評価してみて，評価後にそれぞれのスタッフがどのような根拠で評点を決定したか討論する「レイターズ・ミーティング」を行うことも，GAF尺度への理解を深め，スタッフ間の評価の食い違いを修正するうえで有用と思われます。

（1～3萱間 真美，4稲垣 中）

精神科訪問看護の
アウトカム（効果）

　精神科訪問看護の効果としてどんな指標を用いるかについては，さまざまな立場があります。**図1-8**は，精神科訪問看護開始前後2年間の合計入院日数を調べた結果です。

　この調査では，134名の統合失調症患者を対象に，精神科訪問看護開始前2年間と開始後2年間の合計入院日数を比較しています。精神科訪問看護実施前には，9か月近い入院日数だったのが，実施後2年間では約2.5か月に減少しています。入院日数が減少することは，医療費などの社会的コスト削減につながりますが，患者や家族にとっては，地域や家庭で居場所を失わないですむという効果もあります。たとえば生活保護を受けている患者の場合，家賃などの生活扶助と入院医療費の双方をずっと負担し続けることはできません。短期で効果的な入院医療を受けることによって，外泊や退院先を確保し続けられるという意義があります。また，入院が長引くと家族のなかでの物理的・心理的な居場所を保持し続けることにも困難が生じます。入院

図1-8　精神科訪問看護開始前後2年間の合計入院日数

精神科訪問看護の効果

訪問看護開始前後2年間の精神科総入院日数

（N＝134）

開始前　279.3

開始後　73.9

0　100　200　300　入院日数

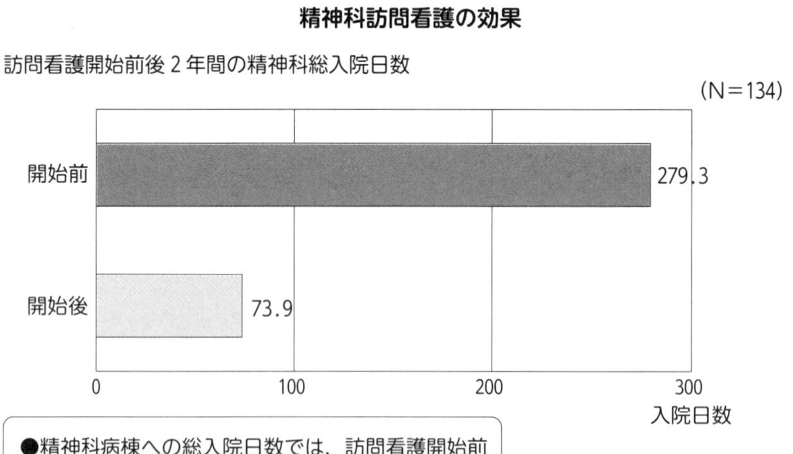

●精神科病棟への総入院日数では，訪問看護開始前2年間の平均279.3日から訪問看護開始後2年間では，74.9日へと4分の1近くに減少

n＝134，t＝8.179，p＜0.01

（平成17年度厚生労働科学研究費補助金医療技術評価総合研究事業，精神科看護における介入技術の明確化および評価に関する研究（主任研究者：萱間真美））

日数の減少は精神科訪問看護の1つの指標となります。

　そのほかにも，患者のQOLの改善やリカバリー，看護師の意識の変化などのアウトカムが報告されています。地域生活の継続，地域包括ケアの実現に向けて，精神科訪問看護のアウトカムを明らかにする研究が必要とされています。

（萱間 真美）

【引用文献】

1）野中猛：図説リカバリー——医療保健福祉のキーワード．p.37，中央法規出版，2011.
2）チャールズ. A. ラップ，リチャード. J. ゴスチャ，田中英樹訳：ストレングスモデル，金剛出版，pp.25-28，2014.
3）Vaughn, CE, Leff, JP:The influence of family and social factors on the course of psychiatric illness: A comparison of schizophrenic and depressed neurotic patients. *The British Journal of Psychiatry* 129(2):125-137, 1976.
4）Dixon, L B, Lehman, A F:Family interventions for schizophrenia. *Schizophrenia Bulletin* 21(4): 631-643, 1995.

【参考文献】

・American Psychiatric Association（編），高橋三郎，大野裕，染矢俊幸（訳）：DSM-Ⅳ-TR 精神疾患の診断・統計マニュアル．医学書院，pp.44-51，2002.
・Engel, G.L. The Need for a New Medical Model : A Challenge for Biomedicine. Science : 196, 129-136, 1977.
・Spitzer RL, Gibbon M, Skodol AE, Williams JBW, First MB（編），高橋三郎，染矢俊幸（訳）：DSM-Ⅳ-TRケースブック，医学書院，pp.374-410, 2003.
・Spitzer RL, Gibbon M, Endicott J（著），北村俊則，加藤元一郎，崎尾英子，島悟（訳）：総合評価尺度（GAS）と症例要旨集．精神科診断学 8：281-304，1997.
・萱間真美，野田文隆編：看護学テキストシリーズNiCE 精神看護学Ⅰ 精神保健・多職種のつながり，改訂第2版，p.86，南江堂，2019.
・厚生労働省：訪問看護療養費実態調査．https://www.mhlw.go.jp/toukei/list/houmonkango_ryouyouhi.html
・精神保健福祉白書編集委員会編：精神保健福祉白書，2015年版．中央法規出版，2014.
・南裕子，稲岡文昭監．粕田孝行編：セルフケア概念と看護実践—Dr. P. R. Underwoodの視点から—，へるす出版，1987.
・吉川武彦，竹島正：精神保健マニュアル，改訂4版．南山堂，2012.

第 **2** 章

信頼関係の構築

本章の概要

訪問看護は，利用者や家族と信頼関係を構築しながら実践する
活動です。この章では，ストレングスモデル，リカバリーとい
う考え方を基盤に，精神科訪問看護を利用する際の相談，初回
面接（インテーク），初回訪問のポイント，精神障がい者やそ
の家族とどのように信頼関係を構築し，対人関係の援助を行っ
ていくかについてわかりやすく解説します。

これから精神科訪問看護にたずさわる人にとっては，精神科訪
問看護の目的や実践のポイントを学ぶことができる内容と
なっており，すでに精神科訪問看護にたずさわっている人に
は，自身の訪問看護実践を振り返り，利用者支援のあり方を見
なおすきっかけにもなる章です。

相談

1 精神科訪問看護導入までの流れ

　精神科訪問看護の導入から支援については，一般的な訪問看護の仕組みと同様で，①医療機関や関係機関，家族，本人などからの相談，②本人・家族を含めた初回面接（インテーク），③初回の訪問（契約），④以降，継続した訪問看護による支援という流れで進んでいきます。

　ここでは，精神科訪問看護導入の入口でもある，医療機関や家族，本人などからの相談について解説していきます。

2 相談の経路

　訪問看護導入のための相談・依頼は，医療機関や関係機関からの電話連絡もしくは家族からの電話・来所相談であることが大半で，本人からの相談はほとんどありません。その理由は，主治医からの精神科訪問看護指示書をもとに訪問看護が導入されるためというのはもちろんですが，たとえば，「本人に病識がない」「拒薬傾向がある」「入退院を繰り返している」など，自身が訪問看護の必要性を感じられない，または訪問看護のことは知らず，周囲からの勧めで訪問看護が開始となることが多いからといえます。

　私たち支援者にとって相談を受けるうえで重要なことは，本人の生きづらさや生活上の課題をいっしょに考え，その人の夢や希望の実現，その人らしい生き方の選択や自己決定をサポートしていくことです。

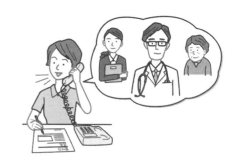

3 相談時のポイント

➡顔が見えない電話での相談依頼
p.55参照

　初回の相談時には，「訪問看護の導入目的を確認する」という視点だけで情報収集を行うのではなく，本人の希望が前提にあるうえで，訪問看護の対

象者かどうか，他サービスの利用の可能性の有無など，幅広い視点でアセスメントを行うことが重要です。

また，相談者は訪問看護に何度も相談している機関の場合もありますが，初めて訪問看護を知り，電話をしてきた本人や家族，関係者かもしれません。相手の顔が見えない電話での対応が主になるため，話の聴き方，声のトーン，言葉遣い等，丁寧な受け答えを意識します。

相談を受けた際，まずは，**表2-1**の電話インテークメモをもとに，次の1 ～ 7の項目の確認をします。

1　相談者（本人との関係性含む），相談者の連絡先
2　本人のこと
　　①性別
　　②住所（町名くらいまで）
　　③年代
　　＊氏名や詳しい住所，生年月日などはこの時点ではまだ聞きません。
3　家族構成，家族との関係性（キーパーソンの確認）
　　＊ジェノグラムを使用するとわかりやすくなります。
4　適用保険
　　①医療保険か介護保険か
　　②介護保険の場合は要支援・要介護度
　　③費用負担割合
5　自立支援医療の利用の有無
6　傷病名
7　現在までの治療状況・メモ
　　①訪問看護依頼に至った経緯や目的
　　②家族のこと
　　③病歴（発症時期，入退院歴等）
　　④関係機関（現在利用しているサービス等）
　　⑤希望

（8以降はp.36へ続く）

➡自立支援医療制度（障害者総合支援法）p.250参照

医療機関や地域の関係機関からの依頼の場合，本人の情報を的確に得られるケースが多いのですが，ここで重要なことは，インテークメモの内容を埋めることだけにとらわれず，「本人の意思，希望を確認すること」です。

初回相談は，訪問看護導入のための単なる情報収集ではありません。今，

表 2-1　（参考）電話インテークメモ

電話インテークメモ		
受付日：　　　　　　　　　受付者：（　　　　）訪問担当予定：（　　　　）		
相談者　　　　　　　　　　　　様	電話番号　　　　−　　−	
利用者氏名　　　　　　　様　（男・女）	生年月日　　年　　月　　日（　　歳）	
	電話番号　　　−　　−	
住所	電話番号　　　−　　−	
適用保険　医療　⇒　国保・社保・生保（　　市）／（　　）高齢・負担割合（　割）　　　　　　　　介護　⇒　（要支　　・要介　　）／負担割合（　　割）		
自立支援医療の利用　　あり・なし　　追加申請対応者（　　　　　　　）		
傷病名：		
病院・CL：　　　　　　（　　　　Dr.）		
治療状況・メモ		
目的：　　家族：　病歴：　　　　関係機関：　　希望：		
指示書 依頼先　　　指示期間　　／　～ 郵送依頼　　／　初回調整		

☑	日程	確認事項
☐	月　日	指示書：開始日の確認
☐	月　日	自立支援医療：その他の箇所に訪問看護を追加しているかの確認⇒本人，関係機関
⇓		確認終了後
☐	月　日	初回日程調整

※「電話インテークメモ」は株式会社円グループで使用しているものを例として掲載しています（一部改変）。
※様式中の項目等は，担当する事業所が利用者に応じて，適宜調整して使用します。

本人自身が感じている困りごとがどのようなものなのか，生活面や健康面に関してどのような希望をもっているのかをきちんと確認する必要があります。

　仮に相談者から「本人は訪問看護を了承されています」と言われても，実際には次のように本人の想いがまったく異なることもあります。

　訪問看護に前向きな場合

訪問看護を利用して，

　「こんなことを相談したい・サポートしてほしい」

　「体調はこんな風になったらいい！」

　「体調を安定させてこんなことがしたい！　こんな所へ行きたい！」

　訪問看護に前向きではない場合

　「訪問看護の利用は退院の条件のためで，やむを得ず受け入れた」

　本人が訪問看護に対して前向きではない場合，「家に入ってきて何をされるのか」「どんなことを言われるのか」など，不安感や緊張感をもっています。そのため本人にとって訪問看護が，本人の生活を脅かす存在ではないこと，症状や薬・生活を管理する存在ではないということをきちんと伝えていく必要があります。

　そのため私たちは，あくまでも本人主体の生活のなかにおじゃまさせてもらう立場であること，どんな**ストレングス**（強み）をもち，どんな生活を希望しているのかなど，本人という一人の人のことを教えてもらうという意識をもつことが必要です。そのようなかかわりが，信頼関係を構築していく一歩となっていきます。

➡ストレングスモ
デルとは
p.11参照

　また，本人の困りごとが，次のような場合は，病状の揺れだけでなく，根本である生活状況の変動等が体調面に大きく影響している場合もあります。

・家事の遂行や維持が難しく，部屋が荒れたり汚くなったりしてしまう。

・金銭管理がうまくできず，家賃の支払いや食費の捻出ができなくなってしまう。

・書類の手続き，管理がうまくできずに混乱してしまう，滞ってしまう。

・家族との関係性のなかで，おたがいが疲弊し体調を崩してしまう。

→地域活動支援セ
　ンター
　　p.215参照

これらの場合は，訪問看護だけでなく，区市町村に必ず1か所はある委託相談窓口の**地域活動支援センター**や障がい福祉課，他の機関やサービス等を紹介し，適切な支援につなげることも考えられます。

4 家族からの情報収集

→家族との関係性
　構築
　　p.60参照

家族からの相談の場合，まず家族の今までの苦労を傾聴し，ねぎらい，本人に対する想いや希望を聞くことが大切です。障がいの特徴から，なかなか周囲に相談することができず，長い間家族だけで頑張り，「家族なのだからすべて自分たちでサポートしなくてはいけない」と思い，生活してきた人がとても多いのが現状です。

家族から話を聞きながら，①どのような想いや経緯で相談に至ったのか，②誰が支援を希望しているのか，③緊急性の有無（自傷他害のおそれの有無，身体状況の危険性等）などをおさえることもポイントです。

家族として訪問看護の支援を受けたいけれど，本人が拒否しているために導入することができない，受診にも定期的に行けていないという場合もあります。その際には，何度か家族との相談を重ねながら，保健所や医療機関とも連携する必要があり，訪問看護の導入に至るまで時間を要することもあります。家族の心理的，身体的負担が強い場合は，必要に応じて地域の**家族会**を紹介することも考えます。

→家族のリカバ
　リー
　　p.196参照

導入までに大変なこともありますが，家族との関係づくりの一歩にもなり，一番近くにいる家族だからこそわかる本人の強みや課題，体調の変化や悪化のサイン，家族内の関係性など，支援を行ううえでの重要なポイントを知ることのできる機会にもなります。

5 訪問看護導入決定後の追加情報の確認

ここまでの相談・アセスメントを行った後，訪問看護の導入が決まった場合は，追加情報として次の8〜11を確認し，スムーズな訪問看護導入につなげます。

（p.33より続き）
8　本人のこと
　　①氏名
　　②住所（最後まで）
　　③生年月日

　　　④連絡先

9　通院先，主治医，訪問看護指示期間

　　　＊本人が入院中に依頼を受けた場合は，退院後も入院していたの
　　　と同じ病院にそのまま通院するか，別のクリニックに通院する
　　　のかを確認することと，訪問看護指示期間の調整が必要になり
　　　ます。

10　自立支援医療への追加の有無

　　　＊自立支援医療への訪問看護の追加について，いつ・誰が市役所
　　　で手続きを行えるかの確認が必須です。万が一できていないま
　　　ま初回を迎えてしまった場合，自立支援医療の適用ができず，
　　　3割負担になります。

11　初回訪問日程調整

6　まとめ

　地域での生活に変化があった際や，入院中の人が退院後に訪問看護を利用
することとなった場合，自宅や病院等でカンファレンスが行われることがあ
ります。本人との顔合わせができるだけでなく，今後の生活の希望を直接う
かがい，訪問看護の役割を確認するためのよい機会になります。入院中の場
合に算定できる「**退院時共同指導加算**」では，本人や家族の参加を条件とし
ています。

　カンファレンスも含めた訪問看護導入のための相談の場においては，可能
な限り本人が参加できるようにし，本人の意向を確認すること，訪問看護は
本人が安心して生活を送ることができるようにサポートするものであること
を本人に伝えることが大切です。

　相談は，初回面接（インテーク）に向けた大切な準備段階です。本人では
なく関係機関や家族とのやり取りが主になることが多いですが，あくまでも
本人が中心となるやり取りを心がけ，単なる情報伝達だけにならないように
行う必要があります。

（飯田 絵里）

➡退院時共同指導
　加算
　p.269参照

初回面接（インテーク）

1 初回面接の重要性

➡初回訪問でのか
かわり方
p.55参照

　精神科訪問看護では，本人から相談があることはとても少なく，医療機関
や関係機関，家族からの申し込みや相談が多いことが特徴です。

　そのため，訪問看護の契約時や実際に訪問看護が開始となる前に，本人や
家族が訪問看護の内容について説明してほしいと希望する場合があります。
このような場合，直接説明（インテーク）を行うことになります。どのタイ
ミングであっても，初回の印象はとても大切なので，本人の状況を理解し，
ていねいな説明を心がけるようにしましょう。

　ここでは，訪問看護の支援を開始する前に，本人や家族に対して行う面接
（インテーク）時に説明しておいたほうがよい事項とそのポイント，面接の
際に利用者にわかりやすく説明する方法について述べます。

2 精神科訪問看護の役割

①精神科訪問看護への期待

　精神科外来に通院し，服薬もしているにもかかわらず，体調を崩してしま
う人がいます。精神科外来に定期的に通院していても，短い受診時間では，
生活の微妙な変化や自身が困っていることについて，医師に十分に話すこと
ができていなかったり，大勢の外来患者が待つなかで，待つことに疲れ，ほ
かの人や医師に遠慮して，「あまり時間をとってはいけない」と考えてしま
う人は多くいます。また，自分の状況や困っていることを相手に伝えること
に時間が必要であったり，何回も同じ話をしなければ気持ちが落ち着かない
人もいます。

➡服薬状況の把握
p.144参照
➡日常生活のアセ
スメントと支援
のレベル
p.172参照

　精神科訪問看護において関係者や他の支援者から期待されることは，外来
だけではカバーできない部分も含めて支援を行い，本人の体調の安定をめざ
すことです。そのためには，**通院・服薬の確認**や**生活状況について詳細に把
握**することが求められます。また，精神疾患の人はセルフコントロールが苦
手な人が多く，食生活の乱れや保清が苦手な人に対しての指導や，実際に支
援することを期待されることがあります。

もちろん訪問看護を希望する人の多くは，入院を回避することや体調を安定させて自分らしい生活を送りたいと考えています。しかし，いきなり知らない人が「看護師」を名乗り，自分の生活に介入してくることに違和感や恐怖を感じる人も少なからずいます。精神疾患の人の特徴として，人との距離感や境界が不安定になりやすかったり，関係性によっては被害感をもつケースもあるため，訪問看護を開始する前段階で，そのような気持ちをもたれないようにすることが特に重要です。

②利用者とのかかわり方

（1）信頼される存在へ

誰でも見ず知らずの人がいきなり自分の生活に介入してきて，自分のできないことを指摘し，正論を言われても，それに従おうとはしないでしょう。自分のことを理解し，信頼できる人のアドバイスだからこそ受け入れてくれるのです。そのためにも訪問看護を始めるときには，本人との信頼関係の構築が重要です。本人の負担にならず，安心できる存在になることを心がけましょう。

（2）本人のリカバリーを支援

精神科訪問看護がめざすのは，本人の**リカバリー**です。その人のこれまでの生活や現在の生活全体を理解し，そのなかで本人が大切にしていることや，夢や希望，できていること（本人の**ストレングス**）に目を向けることが重要です。

➡利用者のリカバリーとは
p.10参照
➡ストレングスモデルとは
p.11参照

しかし，長い療養生活や社会からの偏見などにより，本人自身が自己肯定感をもつことができなかったり，会ってすぐに「あなたのストレングスは？」と尋ねられても，話がかみ合わなかったりするはずです。最初はかみ合わなかったとしても，ストレングスに目を向け訪問を継続していくことで，信頼関係が構築されることになり，本人の悩みや心配ごとなどを含めた気持ちを聞くことができるようになります。

（3）不安や焦りは本人に伝わる

対人サービスは，支援者の気持ちが本人に伝わる合わせ鏡のような一面をもっています。支援者の不安や焦りが相手に伝わってしまうこともあり，それが理由で支援がうまく進まなくなることもあるので注意が必要です。

まずは，本人と同じ時間や空間を共有し，天気やテレビ番組の話など何気ない会話をするなかで，少しずつ本人の緊張を解き，時間をかけて距離が縮まっていくのを待つことが大切です。また，訪問を重ねていくなかで，訪問看護の役割や制度について繰り返し説明をし，理解を得てゆきます。

（4）チームで支える

　本人を地域で支えるために，どこか一機関だけですべてを担うことのできるケースは少ないでしょう。さまざまな機関がチームとなって本人を支えることが有効です。チームで支えることで本人の支援の幅が広がり厚みが増すと同時に，支援者が孤立せず負担も軽くなります。

　また，一人の人の支援を多職種・多機関で行うことを通じて顔の見える関係が生まれ，地域全体が豊かになっていくことにつながります。

③ 面接を行うタイミング

①面接の機会

　本人や家族に訪問看護について説明をする機会としては，次のとおりです。

> ・電話での問い合わせ。
> ・事務所に来所してもらい，説明を行う。
> ・訪問看護を紹介してくれた人（機関）が，説明の場所や日程を調整して説明を行う。
> ・入院中に退院後の生活支援の一環として，医療機関が訪問看護を勧め，説明を行う。

　また，入院中の患者が退院後の生活を見すえて訪問看護を開始するにあたり，事前にカンファレンスが行われることがあります。このときには，本人の入院に至る経過を知ることができるだけでなく，訪問看護の内容や役割について本人を含めた関係者と共有することができるため，できるだけ参加するようにします。

　病院スタッフは，入院している患者が自宅に帰ってどのような生活をおくるのか想像しにくいものです。たとえば，入院中は食事が毎日3食分用意され，毎食後と就寝前の1日4回の服薬を行うことができました。しかし，一人暮らしの場合，退院後も1日3食の食事をとることができる人は少なく，そうなると1日4回の服薬では，本人の生活リズムと合わないということになります。このような場合，どう対応したらよいのか，退院に向けての準備や退院後の現実的な対応について，相談できることや協力でき

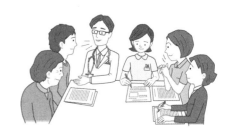

ることが多いため，入院中のカンファレンスに参加することはとても重要です。

② 面接時の同席者について

　面接では，本人のことを知っている支援者（家族等）に同席してもらうと，本人の生活状況や困っていることなどを，訪問看護の開始前により多く把握することができます。さらに，本人が信頼している人が間に入ってくれることで緊張が軽減したり，訪問看護に対する警戒心が和らぐ場合もあります。

　一方で，本人のニーズを理解していない支援者が間に入ってしまうと，訪問看護を望まない介入と本人がとらえてしまう可能性もあります。特に気をつけなければならないのは，入院中に退院の条件として訪問看護を導入することが決められた場合です。たとえば，すでに本人が望まない形（了解を得ない形）で強制入院をしていて，入院や治療方針について納得していないときに訪問看護導入の話をしてしまうと，関係者は「本人のため」と思っていても，本人は入院治療と同じように自宅でも看護師に管理されるのかと思ってしまうことがあります。このような形で訪問看護が開始されると，契約をしても早々に訪問を拒否されたり，関係性の構築に長い時間が必要になることが考えられます。

４ 契約前の面接時に確認・説明すべき事項

　実際に訪問看護を利用する場合には，事前に次の事項について確認・説明を行わなければなりません。

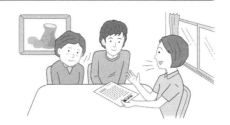

① 主治医が訪問看護を利用することを了解しているかの確認

　精神科訪問看護を行う場合，主治医から**精神科訪問看護指示書**により指示を受ける必要があります。さらに，毎月報告書を提出する必要もあります。主治医以外の支援者が必要と感じて訪問看護の依頼をしてきても，主治医が必要を感じていない場合もまれにありますので，事前に確認が必要です。

➡精神科訪問看護指示書と精神科特別訪問看護指示書 p.265参照

② 保険の確認

　本人が医療保険と介護保険のいずれの保険を使っているかを確認します。

◆生活保護の制度
　p.263参照

　本人が**生活保護**を受給している場合は，市区町村の生活保護担当者に訪問看護を受けることを伝えます。なお，精神科訪問看護を実施する訪問看護ステーションが市区町村外の場合，交通費が発生することもあります。交通費は生活保護課に請求することになりますが，請求方法が各市区町村によって異なるため確認するようにします。また，市区町村外からの訪問で交通費が発生する場合，なぜその訪問看護ステーションで支援を行うのかを確認されることがあります。この場合は，市区町村の担当者に精神科訪問看護の制度について改めて説明をし理解を得るようにします。場合によっては，医療機関（主治医）からその訪問看護ステーションを選んだ理由を説明してもらう場合もあります。

③ 公費負担医療制度の利用状況の確認

　精神科訪問看護では，保険以外で補助的な役割を果たす制度があるため，活用の可能性について検討が必要です。

◆自立支援医療制
　度（障害者総合
　支援法）
　p.250参照

　最も使われているのは障害者総合支援法に基づく**自立支援医療制度**（精神通院医療）です。精神科を受診している場合，すでに自立支援医療制度を使っている人が多いのですが，制度そのものを知らなかったり，制度を使うことを嫌がる人もいます。また，生活保護を受給している場合，自立支援医療制度を使うことが優先（他法優先）されますが，何らかの事情で生活保護制度の医療扶助を受ける場合もあります。

　本人がどの制度を使っているのかわからない場合は，本人の了解を得たうえで，必要に応じて市区町村の障がい福祉課や生活福祉課（生活保護担当）などの関係部署に問い合わせるようにしましょう。

　また，国の制度以外にも，都道府県・市町村独自の医療費助成を行っているケースもあるため，利用者の居住地の制度を調べておきます。

　ここで重要なことは，これらの制度を使うにあたり，本人が自分で申請の手続きができるかどうかの確認です。医療制度や公費負担医療制度を使い慣れている訪問看護師や関係者にとっては，必要な書類や印鑑をもって最寄りの役所に行き手続きをすればいいことですし，わからないときは窓口で聞きながら手続きを進めることができます。しかし，長期間自宅から出られなかったり，対人緊張の強い人にとっては，行政手続きは大きな負担を感じるものです。この手続きがうまく進まないために，訪問看護を開始できない人が少なからずいます。

　そこで，誰がどの段階で何の申請を行うかを訪問看護の契約前に確認して

おく必要があります。本人が申請等の手続きをすることができない場合には，家族や他の支援者が申請する場合もありますが，マイナンバー制度の導入以降は本人確認や委任状などの手続きが煩雑になり，本人以外の代理申請が難しくなっています。まずは訪問看護を申し込んできた人にどのように申請等を進めるか相談すると，比較的スムーズに進むと考えられます。

④ 関係機関との連携について

　精神科訪問看護の相談者は，本人や家族よりも医療機関や行政・福祉関係者が多い傾向にあります。このような場合，主治医に対しては報告書を送ることが義務づけられていますので，本人にもその旨を説明します。

　また，行政機関と訪問看護ステーションの連携を推進していくために，**訪問看護情報提供療養費**が設定されています。これは，訪問看護ステーションが本人の了承を得たうえで，本人の居住する地域の行政機関に対して，それぞれの行政機関からの求めに応じて，訪問看護の状況等をまとめた情報提供書を送るものです。この情報提供を行うと加算として算定できることから，報酬請求にも関係するものです。しかし，行政機関から本人の状況について問い合わせがあった場合でも，情報提供は本人にとってはプライバシーの問題でもあるため，情報提供のつど，丁寧に本人に説明する必要があります。

➡訪問看護情報提供療養費
p.270参照

　訪問看護だけでは，本人を支えることには限界があります。さまざまな機関と連携をとりながら生活・健康を支えていくということを本人に説明することが大切です。また，たとえ関係機関と文書によるやりとりはなくても，日ごろから必要に応じて連絡をとりあい連携を図ることは，訪問看護を継続していく大きな力になります。

⑤ 24時間対応体制について

　「24時間対応体制」とは，利用者またはその家族等から電話等により看護に関する意見を求められた場合に，常時対応し，緊急時には訪問看護を行う体制をとっていることをいいます（厚生局への届出が必要）。この制度も報酬上の加算にかかわる制度であるため，本人への説明が必要となります。

➡24時間対応体制加算
p.269参照

　「24時間対応体制」は，地域で生活する精神疾患をもつ人を支えるうえで，とても有効な制度です。精神疾患特有の症状により，不安になったり，何かを看護師に確認したいとなったときや，症状悪化の一因になる不眠への対応，早期の危機介入，本人の安心感にもつながります。訪問と電話対応を積み重ねていくことで，本人のリカバリーの支援につながっていきます。

⑥ 電話での対応について

➡電話対応
　p.105参照

　精神疾患をもつ人からの**電話対応**に困っている看護師は多いようです。その理由は，同じ内容の電話が繰り返されることや，話し出すとなかなか電話を切れないというものです。利用者のなかには訪問看護についてよくわからず，入院病棟の看護師と同じイメージで，24時間看護師が電話の前で待機していると思っている人もいます。

　契約の説明時などに，電話については訪問しながら交代で対応していることや，別の利用者からの電話も受けていることなどを具体的に説明することが必要です。すぐに了解してもらえるとは限りませんが，電話ですべてが解決することは難しく，訪問看護の原則は訪問での対応であることも時間をかけて理解してもらう必要があります。

　夜間の不眠についての対応も，いたずらに話を聴いても睡眠時間が短くなり，結果的にはいい方向に向いていきません。夜は寝ることが大切であるとふだんから本人に確認し，頓服薬の使い方などのアドバイスにとどめることもときには必要です。

　電話対応は必ずしも担当者につながるわけではないことから，訪問看護ステーション内でもふだんから利用者の情報を共有し，対応を統一しておくことも重要です。契約直後は，どのように対応してくれるのかを試す電話が多い人でも，訪問看護に慣れて安定してくると電話が少なくなるケースもあります。

　しかし，何かあったときにSOSを発信できることはとても大切なことです。本人の大変さ・辛さを受け止めそのまま「それは大変ですね」「辛いですね」と共有します。また「こんなことで電話をしてもいいのかな」と不安に思っている人には，「何かあればまた連絡ください」「大変な気持ちを話してくれてありがとうございます」と対応することもあります。電話の使い方についても訪問時に相談できるとよいでしょう。

⑦ 利用料金について

➡利用料金と自己
　負担額について
　p.49参照

　訪問看護を利用するには，**利用料**がかかります。その利用料がどのくらいかは，訪問看護を利用するにあたって大きなウエイトを占めます。詳しいことは契約時に書面で説明することになりますが，金額だけを伝えると「そんなにかかるのか」と驚く人もいます。病院で支払う金額に比べ，訪問看護の金額が高いと思う人は少なくありません。そのことを看護師も理解したうえで，サービスを提供する必要があります。場合によっては「そんなに払えません」と訪問を拒む人もいますが，このような場合は主治医や関係者に相談しながら，本人の負担が大きくならないように工夫することも重要です。

　なお，契約前に具体的な内容が決まっていない場合は，1か月にどのくらいかかるかを概算で伝える程度にとどめるようにします。

【具体的な利用料の例（2020年4月現在の金額）】

・週に1回の訪問で，医療保険だけを使うと，月額1万2,000円程度。

・自立支援医療制度を使えば，月額4,000円程度。

　※自立支援医療の場合は利用者負担額の上限があるため，利用料が低くなる場合があります。

　※具体的な金額はどの制度を利用するか，加算をどうするかによって異なります。

　なお，公費負担医療制度を利用する場合は，訪問看護の開始前に追加申請をすると利用料の自己負担が軽減されることもあわせて説明しておくとよいでしょう。

　自立支援医療制度を利用する場合は，受給者証の原本と印鑑をもって役所に行き，訪問看護の追加申請を行うように説明することもあります。

⑧ 精神科訪問看護指示書について

　①〜⑦について確認・説明を行ったうえで，さらに訪問看護を開始するためには主治医の指示書が必要であり，指示書に記載された日付から訪問看護が開始されることを説明します。

　また，訪問看護ステーションから主治医のいる医療機関に指示書を依頼してよいかの了解を得ておくことも重要です。

5 まとめ

　契約前にこれらのことをすべて確認・説明する必要はありません。必要に応じて本人や関係者に事前に説明を行い，了解が得られれば実際の契約日を約束します。

　契約は本人と訪問看護ステーションとの間で交わされるものですが，精神疾患をもつ人は疲れやすかったり，緊張が強い人が多いので，できるだけ本人のペースに合わせられるような配慮が求められます。本人が安心できるように，家族や関係者に同席してもらうなどの工夫ができるとよいでしょう。

（中嶋 康子）

初回訪問のポイント

1 初回訪問時の契約

▶初回訪問でのかかわり方
p.55参照

　精神科訪問看護の契約では，初回訪問時に本人と契約を結ぶことが多いですが，場合によっては初回訪問前に説明・契約を済ませていたり，本人以外の家族と契約を結ぶ場合もあります。

　契約時に重要なことは，訪問看護の内容を知ってもらうということだけではなく，「訪問看護に何を望むのか」を確認するために，できるだけ本人と契約を結ぶようにすることです。

　契約を結ぶということは，利用は本人の意思であり，同時に解除することもできるということでもあります。主体はあくまでも本人であることを理解してもらうとともに，看護師自身もあらためて自覚する機会となります。

　本節では，初回訪問時に行う契約に関する留意点と，その際のコミュニケーションを中心に解説をしていきます。

2 必要書類

　契約は，重要事項説明書と契約書に沿って進めていきます。そのときに確認しなければならない書類は次のとおりです。

① 健康保険証

▶生活保護の制度
p.263参照

　精神科訪問看護は医療保険の対象です。そのため本人の医療保険の状況の確認は必須となります。**生活保護**を受給している場合は医療券が必要になりますので，訪問看護開始前に市区町村の生活保護担当者に本人から確認をしてもらうか，本人の了解を得たうえで訪問看護ステーションから連絡をすることもあります。

② **自立支援医療制度の訪問看護追加申請書（利用する人のみ）等**

▶自立支援医療制度（障害者総合支援法）
p.250参照

　精神科に通院している人の多くは，障害者総合支援法による**自立支援医療制度**を利用しています。訪問看護の利用を希望する場合，自立支援医療制度

を利用することになるため，訪問看護を追加申請したかどうかの確認として，申請書の控えを確認する必要があります。たとえば，東京都では申請書は 3 枚つづりになっていて，3 枚目が受給者証の写しとともに本人の申請書控えになっています。この書類には，受給者番号や有効期限が記入されているため確認をしておきます。

　もし，手続きができていない場合は，申請日から有効になることを本人に説明し，申請に行くことを勧めます。

　また，自立支援医療制度以外の公費負担医療制度を利用している場合は，公費負担者番号と受給者番号を確認する必要があります。公費負担医療制度の種類によっては更新時に申請しなければならないものと，申請しなくても自動的に受給者証を送ってもらえるものがあります。公費負担者番号がわかると利用している制度もわかるため，確認するようにしましょう。

　公費負担医療制度において更新時に申請が必要なものは，各自治体に確認しておいたほうがよいのですが，一例として，東京都では「ひとり親家庭医療助成制度（マル親）」「乳幼児医療費助成制度（マル乳）」「義務教育就学児医療費助成制度（マル子）」等は期限前に現況届の提出により更新が必要な制度となっています。

　2019（平成31）年 1 月 1 日から「心身障害者医療助成制度（マル障）」の対象に精神障害者保健福祉手帳 1 級が加わりました。これにより，手帳を所持している人には精神医療以外の医療費が助成されます。更新については住民票のある市区町村で申請が必要になります。手帳の期限（申請日から 2 年）と医療証の期限（毎年 9 / 1 ～翌年 8 /31）が異なるため注意が必要です。

③主治医による指示書

　精神科訪問看護指示書については，原則，訪問看護開始前に訪問看護ステーションに届くように医療機関に依頼し，内容を把握したうえで訪問を開始することになります。ただし，入院していた人の場合，退院時に指示書を本人が預かっていることもあります。このような場合には，事前に主治医に連絡・確認を行い，確実に指示書を受け取り，指示開始日の確認等を行う必要があります。

➡精神科訪問看護指示書と精神科特別訪問看護指示書 p.265参照

　なお，①～③の書類の確認と第 2 節で述べた報酬関係の加算などについての確認をするために，**表 2-2** のような確認事項をチェックする用紙を活用すると，確認漏れがないため便利です。

表2-2　(参考)初回訪問(契約)確認事項

【別紙1】

記載日　　年　　月　　日

新規　初回訪問(契約)確認事項　【医療保険】

〔初回訪問日〕…　　　年　　　月　　　日

〔利用者氏名〕…＿＿＿＿＿＿＿＿＿＿＿＿＿＿様

〔担当者氏名〕…＿＿＿＿＿＿＿＿＿＿＿＿＿

〔保険証〕医療保険

　・本人(被保険者)／家族(被扶養者)　・有効期限…　　年　　　月　　　日

　・記号／番号…＿＿＿＿＿＿＿＿＿＿＿＿(後期高齢者の場合,被保険者番号を記載)

　・氏名…＿＿＿＿＿＿＿＿＿＿＿＿

　・資格取得(認定)年月日…　　年　　　月　　　日

　・被保険者氏名(世帯主氏名)…＿＿＿＿＿＿＿＿＿

　・一部負担金の割合…＿＿割　後期高齢者・高齢受給者証所持(前期高齢者)の場合のみ記載

　・保険者番号(6桁,8桁あり)　□□□□□□□□

〔生　保〕…　該当　・非該当

〔自立支援医療〕…　該当　・その他　　　　※追加申請日＿＿＿＿月＿＿＿日

　・公費負担者番号…21136015　　　　△その他公費負担者番号＿＿＿＿＿

　・受給者番号(7桁)…＿＿＿＿＿＿＿

　・有効期限…　　年　　　月　　　日～　　年　　　月　　　日　　　　　　.

　・月額自己負担上限…　なし,生保0円

　　　　　　　　　　　　2,500円　医療費の本人負担なし

　　　　　　　　　　　　5,000円　医療費の本人負担なし

　　　　　　　　　　　　5000円,10,000円,20,000円

　　　　　　　　　　　　医療費の1割負担

　・93(国保受給者証・都単)の有無…　あり　・　なし

〔情報提供書　契約〕…あり⇒情報提供先…＿＿＿＿＿＿＿＿＿＿＿　　年　　　月　　　日
　　　　　　　　　　なし

〔24時間　契約〕…あり　・　なし　　　年　　　月　　　日

※本用紙は株式会社円グループで使用しているものを例として掲載しています(一部改変)。
※用紙中の項目等は,担当する事業所が利用者に応じて,適宜調整して使用します。

3 手順

　精神科訪問看護の契約手順は，一般的な訪問看護の契約と大きな違いはありません。それぞれの事業所の重要事項説明書・契約書に沿って説明をしていきます。

◆契約時の配慮
p.55参照

　ただし，精神疾患のある人には，「疲れやすい」という特徴があります。あまり面識がなく慣れていない人から，契約事項に関する多くの言葉を初めて聞く状況は，本人にとって決してよい環境とはいえません。このことを理解し，体調に配慮しながら説明を進めていくことが必要です。

　なかには書類を見ただけで気分が悪くなって，寝込んでしまう人もいます。しかし，契約をしないとケアができないことを本人に理解してもらい，詳細についての説明は必要最小限にして，訪問をしながら繰り返し説明し了解を得ていくこともあります。

　説明をして了解を得て，署名・捺印をもらって初めて訪問看護の利用が始められます。ここでは，初回に特にしっかりと説明をしたほうがよい点について解説をしていきます。

①利用料金と自己負担額について

　サービスに対して利用料が発生することは，考えてみれば当たり前のことですが，サービスについて理解していなかったり，本意でない場合には，納得できなかったり，感情的に払いたくないと思われることがあります。

　他のサービスと比較して訪問看護の利用料は安価なサービスではありません。契約時に利用料の話になった際に，初めてその人が訪問看護についてどのように思っているのかがわかる場合もあります。しかし，その人にとって必要で有益なサービスであることを丁寧に説明し，契約を交わすことが重要です。

　また，どれくらいの利用料になるのかを伝える際には，**表2-3**のような「訪問看護利用料金表」を用いて説明すると，非常にわかりやすくなります。この料金表を見せながら，訪問看護の制度や加算等について説明していき，「1か月あたり，保険のみでは〇〇円，公費負担医療制度を使うと〇〇円になります」と具体的に費用を提示できるとよいでしょう。

　病院等と違い，訪問看護の費用はつどの支払いにならないことが多く，1か月分の費用だと高額に感じる人もいます。さらに，サービスが始まって時間が経ってから支払いトラブルが生じると，たがいに消耗感が強くなることから，契約時に確認しておくことが重要です。

表 2 - 3　（参考）精神科訪問看護利用料金表

【医療保険】精神科訪問看護 利用料金表

・利用料の自己負担は加入保険や公費などにより負担割合が異なり，症状やご希望等により加算が生じる場合があります。

基本料金

基本療養費(ⅰ)			管理療養費	利用料金(円／回)	負担額（1割）	負担額（2割）	負担額（3割）
初日（月の1回目）	30分未満	¥4,250	¥7,440	¥11,690	¥1,169	¥2,338	¥3,507
	30分以上	¥5,550	¥7,440	¥12,990	¥1,299	¥2,598	¥3,897
2・3日目	30分未満	¥4,250	¥3,000	¥7,250	¥725	¥1,450	¥2,175
	30分以上	¥5,550	¥3,000	¥8,550	¥855	¥1,710	¥2,565
4日目以降	30分未満	¥5,100	¥3,000	¥8,100	¥810	¥1,620	¥2,430
	30分以上	¥6,550	¥3,000	¥9,550	¥955	¥1,910	¥2,865
基本療養費(ⅲ)（同一建物居住者に同一日3人以上）			管理療養費	利用料金(円／回)	負担額（1割）	負担額（2割）	負担額（3割）
初日（月の1回目）	30分未満	¥2,130	¥7,440	¥9,570	¥957	¥1,914	¥2,871
	30分以上	¥2,780	¥7,440	¥10,220	¥1,022	¥2,044	¥3,066
2・3日目	30分未満	¥2,130	¥3,000	¥5,130	¥513	¥1,026	¥1,539
	30分以上	¥2,780	¥3,000	¥5,780	¥578	¥1,156	¥1,734
4日目以降	30分未満	¥2,550	¥3,000	¥5,550	¥555	¥1,110	¥1,665
	30分以上	¥3,280	¥3,000	¥6,280	¥628	¥1,256	¥1,884
基本療養費(ⅳ)　※1				¥8,500	¥850	¥1,700	¥2,550

※1　対象者は，入院中に主治医より一時的に外泊を認められている利用者様に対し，入院中1回（特別管理加算や厚生労働大臣が定める疾病等の場合は2回）に限り，算定します。

基本療養費加算

		利用料金	負担額（1割）	負担額（2割）	負担額（3割）
精神科緊急訪問看護加算	1日につき1回	¥2,650	¥265	¥530	¥795
長時間精神科訪問看護加算	特別管理加算や特別精神科訪問看護指示書の場合　週に1回	¥5,200	¥520	¥1,040	¥1,560
	厚生労働大臣の定める場合　週に3回				
複数名精神科訪問看護加算　※2（保健師・看護師・作業療法士と同時）	1日につき1回	¥4,500	¥450	¥900	¥1,350
	1日につき2回	¥9,000	¥900	¥1,800	¥2,700
	1日につき3回以上	¥14,500	¥1,450	¥2,900	¥4,350
複数名精神科訪問看護加算　※2（看護補助者・精神保健福祉士と同時）	1日につき1回	¥3,000	¥300	¥600	¥900
夜間・早朝訪問看護加算	夜間（午後6時〜午後10時）	¥2,100	¥210	¥420	¥630
	早朝（午前6時〜午前8時）				
深夜訪問看護加算	深夜（午後10時〜午前6時）	¥4,200	¥420	¥840	¥1,260
精神科複数回訪問加算　※2	1日2回	¥4,500	¥450	¥900	¥1,350
	1日3回以上	¥8,000	¥800	¥1,600	¥2,400

※2　同一建物居住者に同一日に3人以上訪問する場合は下記料金表を参照ください。

		利用料金	負担額（1割）	負担額（2割）	負担額（3割）
複数名精神科訪問看護加算（保健師・看護師・作業療法士と同時）	1日につき1回	¥4,000	¥400	¥800	¥1,200
	1日につき2回	¥8,100	¥810	¥1,620	¥2,430
	1日につき3回以上	¥13,000	¥1,300	¥2,600	¥3,900
複数名精神科訪問看護加算（看護補助者・精神保健福祉士と同時）	1日につき1回	¥2,700	¥270	¥540	¥810
精神科複数回訪問加算	1日2回	¥4,000	¥400	¥800	¥1,200
	1日3回以上	¥7,200	¥720	¥1,440	¥2,160

管理療養費加算など

		利用料金	負担額（1割）	負担額（2割）	負担額（3割）
24時間対応体制加算	月1回	¥6,400	¥640	¥1,280	¥1,920
特別管理加算（特別な管理のうち重症度の高い等の場合）	月1回	¥5,000	¥500	¥1,000	¥1,500
特別管理加算（特別な管理を要する場合）	月1回	¥2,500	¥250	¥500	¥750
退院時共同指導加算	入院中に1回／がん末期等は2回	¥8,000	¥800	¥1,600	¥2,400
特別管理指導加算	特別管理加算対象者の初回訪問日に加算	¥2,000	¥200	¥400	¥600
退院支援指導加算	退院時の翌日以降の初回訪問日に加算	¥6,000	¥600	¥1,200	¥1,800
在宅患者連携指導加算	月1回	¥3,000	¥300	¥600	¥900
在宅患者緊急時等カンファレンス加算	月2回	¥2,000	¥200	¥400	¥600
訪問看護情報提供療養費1〜3　※3	それぞれ月1回	¥1,500	¥150	¥300	¥450
訪問看護ターミナルケア療養費Ⅰ		¥25,000	¥2,500	¥5,000	¥7,500
訪問看護ターミナルケア療養費Ⅱ		¥10,000	¥1,000	¥2,000	¥3,000

※3　情報提供療養費は，3種（1：市町村及び都道府県，保健所等／2：保育所，幼稚園，義務教育諸学校／3：保険医療機関等）があります。

保険適用外料金

		利用料金（税別）
長時間訪問看護加算に該当せず，90分を超える場合の利用　（30分ごと）		3,000円
交通費（重要事項説明書等に定めるサービス提供地域以外）	自動車　／回　（1kmあたり）	30円
	公共交通機関・タクシー　／回	実費
休日料金	土日祝日等の営業日以外　／回	1,000円
キャンセル料金	利用予定日の前営業日18時までに連絡がなく，ご利用者様の都合でサービスを中止する場合	予定の利用負担額
死後の処置料	訪問看護と連続して行う場合，交通費含む　／回	10,000円

※本料金表は株式会社円グループで使用しているものを例として掲載しています。
※表中の項目等は，担当する事業所が利用者に応じて，適宜調整して使用します。

② 加算について

　報酬上の加算については，初回面接や利用料の説明時にも話をしますが，契約書でも確認が必要になります。

▶精神科訪問看護に係る診療報酬 p.266参照

③ 個人情報に関する説明と同意について

　個人情報の取扱いは，本人や家族にとってとてもデリケートな問題です。精神疾患に対しては，まだまだ社会的な偏見や差別が問題になっていることに配慮する必要があります。サービス担当者には守秘義務が法律で定められていることを説明したうえで，主治医に対して報告書を提出する義務があることや，よりよいサービスを提供するために関係者と情報共有する場合があることを理解してもらう必要があります。情報共有を行う際には，事前に本人の了承を得てから共有を図るということを説明し，同意書にサインをもらい，本人に安心してもらうことが大切です。

④ 担当者について

　精神科訪問看護においては，利用者と担当看護師のマッチングが重要になります。本人とのコミュニケーションにおける留意点については後述しますが，訪問看護開始時には，本人の緊張感に配慮し，同じ看護師が訪問するとよいでしょう。

　ただし，関係性ができ信頼関係が生まれると，別の看護師がかかわることが難しくなる側面もあります。本人の状況にもよりますが，契約時に「サービスに慣れるまでは同じ看護師が支援を行いますが，途中から担当看護師が変わることもあります」という一言を添えておくことが必要です。

4 初回訪問から訪問看護開始時のコミュニケーション

① 契約時の留意点

▶初回訪問でのかかわり方 p.55参照

　精神疾患をもつ人の特徴として，新しいことに慣れることが苦手だったり，対人緊張が強いことなどがあげられます。このような人のところに最初に訪れる際は，できるだけ緊張を和らげるように意識しなければなりません。

　また，契約時には書類への署名・捺印が必要になりますが，本人が信頼している人や家族に同席をお願いするなど，環境づくりも重要です。

　また，契約内容は「あのときこう言った」「そんなことは言わなかった」とのちのち言い合いになることがないように，複数の人間で確認をするよう

にしましょう。また，初回のアセスメントのために，契約時は複数で訪問することが望ましいです。担当予定の看護師と管理者やチームリーダーが同席することで，本人の状況判断や担当者とのマッチングなどを考えます。ただし，前述のとおり，大勢の人がいると本人が緊張してしまうことが考えられるので，事前に契約時にだれが出席をするのか関係者に相談しておくとよいでしょう。

②訪問時の留意点

精神疾患に対する社会的な偏見や差別はいまだに根強く，本人もそのことに敏感にならざるを得ない状況があります。訪問する際に気をつけなければならないポイントは，次のとおりです。

（1）訪問時の配慮

精神科訪問看護の利用者の年代は，さまざまです。そのなかでも，特に若い年代の人を訪問すると，自分が訪問看護を受けることに対してネガティブなイメージをもつ人が少なくありません。そのような利用者の家にうかがうときに，移動する車にステーション名が入っていたり，玄関先で「○○訪問看護ステーションから来ました」などと大きな声で言われてしまうと，自分の病気のことが周囲に知られてしまうのではないかと心配する人がいます（**図2-1**）。本人やその周囲の状況がわかるまでは，訪問看護でケアに来ていることが近隣にはわからないように配慮するほうがよいです。以前，訪問看護開始時に「白衣では来ないでください」と言われたこともありました。

一方で，利用者のなかには，自分が周囲から病気であると認めてもらえ

図2-1　訪問時の配慮

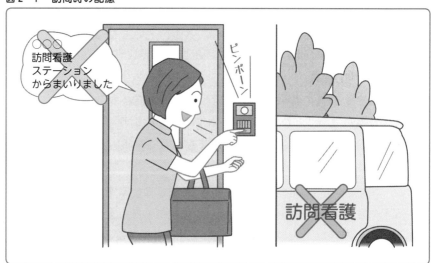

ず，町内の仕事を頼まれてしまい断れず困っている人もいます。訪問看護を利用していることを，周囲にも知ってもらいたいという人もいるので，本人とよく話をすることが重要です。

（2）ケアにおける留意点

1）自宅環境について

　訪問看護のメリットは，自宅にうかがいケアができることです。自宅は本人の世界であり，言葉では表現できない，本人の情報であふれています。しかし，すぐには理解できなかったり，問題と感じてしまうこともあります。

　たとえば，訪問した際に，カーテンや窓を開けず室内が暗い状態であると，看護師としてはカーテンを開け，新鮮な空気や光を入れたほうが健康的であると考えてしまうかもしれません。しかし，幻聴などの症状から自分を守るためであったり，外部との接触に抵抗があるなど，そのような状況にしていることに何らかの意味があることが多いです。本人がその理由をすぐに教えてくれない場合もあるので，まずは環境も含めて本人を理解していくことがコミュニケーションの第一歩といえます。

2）少しずつ利用者との距離を縮める

　精神疾患の症状がある人は，対人緊張が強かったり，疲れやすい人が多くいます。そのため，看護師の緊張が相手に伝わり，さらなる緊張を生むという悪循環にならないように，リラックスした雰囲気づくりを心がけます。ただし，最初は難しいと思いますので，慣れるまでは短時間訪問とすることを提案し，少しずつ本人の緊張感を和らげることも1つの方法です。

　すべての情報を最初から収集するということは難しいと思いますが，同じ空間で同じ時間をすごし，一般的な話題や本人が興味のある話題について話していくことで，少しずつ距離が縮まることがあります。大切なことは，本人のパーソナルエリアに無遠慮に入り込むのではなく，看護師として関心があるということが本人に伝わることです。

➡話を聴く姿勢と質問の具体的な工夫 p.59参照

　また，訪問時に本人が訴える症状が毎回同じ場合は，それが本人にとって今一番の問題であると考えるようにします。反対にいつもと違う話になったときには「なぜ？」と思う感性が重要です。看護師は「また同じ話か」と考える前に，「本人はどうして同じ話をするのか？」と考えるようにしましょう。

3）本人の人間関係

　精神科訪問看護を始めるにあたっては，本人の人間関係に留意する必要があります。精神疾患は「関係性の病」ともいわれ，人間関係のなかで病状が変化することも多くあります。よい人間関係をもつことで本人のリカバリーが進むこともありますし，人間関係の悪化が病状の悪化につながることもあ

ります。家族との関係（同居しているか・別居しているか）や友人関係，本人の支援者との関係等，すぐにわかることは少ないですが，訪問を重ねるなかで人間関係を知っていくことや，本人の関係性のもち方の特徴を知っておくことは大切なことです。

5 まとめ

　訪問看護を行うにあたり，契約はとても重要なことです。しかし，疾病特性により，一度にすべてが順調に進まない場合もあります。そのようなときは焦らず，本人のペースに合わせるとともに，関係機関と協力しながら本人の支援体制を構築していくことが重要です。

（中嶋 康子）

【参考文献】

・訪問看護業務の手引き，30年4月版. 社会保険研究所，2018.

利用者との信頼関係構築，対人関係の援助

　信頼関係の構築は，精神科訪問看護においてとても大切なものであることはいうまでもありません。信頼関係構築の第一歩は依頼の受け方から始まり，その後の訪問看護の導入・支援にも大きく影響します。信頼関係を土台として支援が行われるということです。

　本節では，精神科訪問看護における信頼関係構築への考え方などを中心に解説していきます。

1 顔が見えない電話での相談依頼

　精神科訪問看護の相談者は医療機関や関係機関，家族，本人などですが，訪問看護ステーションに来所して依頼をするということは少なく，電話での相談依頼が大半です。そのため，電話を受ける看護師，管理者，事務職員などの「聴く姿勢」はとても重要といえます。

　電話での依頼の場合，相談者の顔や表情，しぐさが見えないため，電話の受け手は相談者の反応が十分にはわかりません。電話を受ける際には，「相手が見えないなかで，このやりとりを行っている」ということを意識して対応しなければなりません。

　相談時のコミュニケーションは，訪問看護ステーションの印象やその後の支援の展開を大きく左右し，「あの訪問看護ステーションなら任せて大丈夫だ」「印象のよい人がいる」「話をよく聴いてくれる」「支援に関する疑問や受け入れ準備に関する説明が丁寧だ」など，さまざまな印象を与えます。医療機関や関係機関が相談者の場合，相談時によい印象を与えることで，「次もあそこに訪問看護をお願いしよう」ということにつながるかもしれません。そして，その印象は，訪問看護を受ける本人や家族にも伝わります。

➡相談時のポイント
p.32参照

2 初回訪問でのかかわり方

①契約時の配慮

　訪問看護の契約日程の調整や初回訪問は，訪問看護の始まりであり，本人や家族とのファーストコンタクトになります。初対面の印象は，その後の訪

➡初回面接の重要性
p.38参照
➡初回訪問時の契約
p.46参照

問看護の支援内容を左右するため，相手に不安や疑問が残らないように対応することが重要です。

　最初の訪問看護（契約時）は，契約という極めて複雑な話をすることになりますので，本人や家族からすると興味をそそらない話になります。ただし，非常に重要な内容ですので，しっかりと本人や家族の表情やしぐさを確認しながら，ていねいに説明を進めていきましょう。これらの配慮が信頼関係構築の第一歩といえます。話がしやすい，安心できるということは，信頼関係の構築において重要な要素です。

②ストレングスモデルを活用したアセスメント

　初回訪問時は，看護師も初対面のため，とても緊張すると思います。そこで，筆者は初回訪問時に，本人，家族，生活環境などを一見してわかる部分だけでよいので，ストレングスを10個見つけるということを心がけています。

➡ストレングスモデルにおけるアセスメント p.13参照

　ストレングスモデルを活用したアセスメントをするということは，関係性構築のうえではとても有効な手段です。相手や家族の興味・関心を共有し，状況を少しでも把握するためいろいろと聞くという行為は，相手に「ストレングスモデルを活用したアセスメントを中心に情報収集をしていきますよ」ということを示すとともに，看護師主導の訪問看護ではなく，「本人のペースで訪問看護をしていきますよ」ということを実感してもらう機会にもなるはずです。また，こういった視点で会話が広がっていくと，少しずつその場の緊張感も和らいでいくはずです。

　言うまでもありませんが，初対面のときから問題点・入院に至った経緯などを観察項目としてチェックしていく訪問看護にならないことが，信頼関係構築に必要な姿勢です。特に，過去に入院時に苦痛を感じた経験がある場合は，入院中に病院で味わった苦痛は，地域生活では再体験させないという意識がとても大切です。

　自分自身に置き換えて考えると，初対面で自分の興味・関心・得意なことが話題の中心となり，看護師が関心をもって質問や話題を広げてくれる場合と，再発を心配するあまり，睡眠・服薬・生活リズムの確認などを一生懸命聞かれる場合とでは，訪問看護を導入していく際の関係性構築の進み方が明らかに異なるはずです（**図2-2**）。

　訪問看護導入時からストレングスモデルのアセスメントを心がけ，本人らしいリカバリー，これからのチャレンジ目標が明確になるように訪問看護の支援が積み重ねられれば，関係性はより強固になるでしょう。

図2-2　初対面での接し方

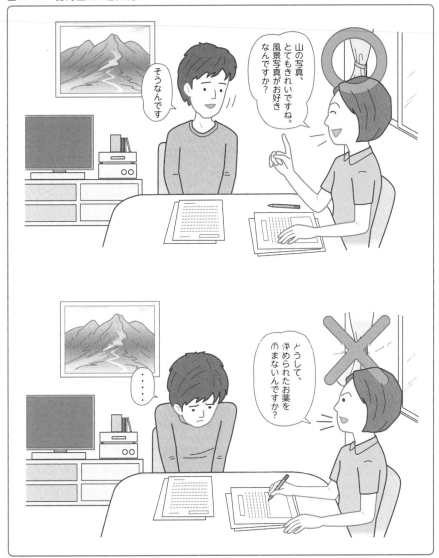

3 訪問看護における信頼関係構築

①パーソン・センタード（本人が中心）

　訪問看護は病院と違い，「相手の自宅にお邪魔する」ということを基本に
します。それは相手の生活空間で，相手のペースで物事が進められるという
ことです。病院で行う従来の医療は，イルネス・センタード（Illness
Centered：病気中心）と言うことができますが，訪問看護はパーソン・セ
ンタード（Person Centered：本人が中心）になります。

　このパーソン・センタードという考え方は，言葉では簡単に表現でき，誰

もが納得する表現です。利用者のふだんの生活をきちんと把握して，生活者としての利用者そのものを大切にして支援をするという考え方です。しかし，この考え方を現場で実践していくということはとても難しいといえます。以前，利用者からこのような電話がありました。

> 本人の調子が悪かったため，ヘルパーが利用者の代わりに洗濯を行いました。すると，ヘルパーが帰ってから，本人から看護師に電話があり「ヘルパーをやめたい」と言うのです。よくよく話を聞くと，「ふだん，私はすすぎを1回しかしないのに，ヘルパーは2回した」「1回分の水道代をどうしてくれるのか」という内容でした。

ここで大切なことは，利用者に対して「ふだんどのような洗濯のしかたをしていますか」と一言確認し，把握したうえで洗濯を行えば，本人がふだん行っているのと同じ洗濯が再現できたということです。

私たちは，対応しなければならない問題や障がいが目の前で発生したときに，仕事を優先した行動をとってしまい，自分たちがやりやすいように勝手に工夫をしてしまいます。利用者が「どう考えるのか」「どのような想いをもっているのか」「大切にしていることは何なのか」ということを後回しにして，作業としてこなそうとしてしまいがちです。

「その人中心」という考え方は，支援者の誰もが「当たり前の考え方」「そんなことは支援の基本だ」と考えていると思います。しかし，まずは目の前の仕事を片づけてから……と考えてしまうと，自分流のやり方で物事を進めるほうが楽に，簡単にこなせるので，ついつい自分流の方法で進めてしまい，本人中心ではない支援となってしまいます。前述の事例のように，その時点で利用者との関係性は途絶えてしまうでしょう。

②病院の看護と訪問看護の違い

入院治療や入院中の看護は，前述のイルネス・センタード（Illness Centered：病気中心）の考え方で患者と接することになります。これは病院の治療としては当たり前のことで，病院の規則が入院生活の大前提になります。入院という構造のなかでは，患者は病院の考え方や規則を受け入れるしかないのかもしれません。

しかし，住み慣れた自宅では自分の生活のしかたがあり，たとえば来客を迎えたときに自分はどこに座り，お客はどこに座ってもらうか，という本人なりのルールがあります。訪問看護師はそれを意識しながら，自宅を訪問して看護を行う必要があります。相手の生活空間のなかで訪問看護が行われる

ことが当たり前という感覚をもち，入院治療中のような病気中心の感覚で支援に臨んでいたら，決して訪問看護は成立しません。「看護師だから，病気の人のケアを行うのが仕事」という職業意識を前面に出して振る舞ってしまうと，その時点で関係性は一気に崩れてしまいます。

> 例）自分の家のような振る舞い（言動）
> ・部屋のなかが暑いから窓を開けましょう。
> ・部屋のなかが暗いからカーテンを開けましょう。
> ・ごみの分別ができていないからやっておきましょう。
> ・探し物は押し入れのなかにあるかもしれないので探しましょう。
>
> など

　このように，訪問看護師が自分中心で対応しようとするのではなく，利用者を中心に対応していくという考え方が，関係性を構築し深めていくうえで重要な視点です。関係性を崩さず，良好に維持するためにはかかわり方を工夫していくことが求められます。

③話を聴く姿勢と質問の具体的な工夫

　利用者や家族の話を聴く姿勢というのは，当然，相手に関心をもって話を聴くということになりますが，関心をもつということは，相手が話す内容を看護師が十分に理解できているということです。そして，わからない部分や不明瞭な内容を埋めていくために，質問をしていきます。

　質問をする際には，「あなたのことをもっと知りたい」という「関心をもつという姿勢」を意識し，効果的な質問になるように工夫をします（**表2-4**）。

　質問のしかたや態度，環境面の配慮など，その場に応じた戦略をもった訪

表2-4　質問を行う際の留意点

質問のしかた	・一つの質問をシンプルな問いかけにする。 ・会話のトーンに気をつける。
姿勢や態度	・視線や相づち，聴く姿勢や態度に気をつける。 ・利用者の返答を待つ余裕をもつ。 ・その場の雰囲気を考えながら，相手に合わせた会話を行う。
環境面の配慮	・自宅で2人の空間で行われているという錯覚を起こしやすいが，夏場などに窓が開いていて，会話が外に漏れていないか注意する。 ・隣の部屋に家族がいると，家族に聞かれたくない内容の話などを躊躇したり，伝えてもらえないことがあるため，注意する。 ※一方で，家族と話している内容をひきこもりの利用者に届けたいという意図をもって，隣の部屋で会話をする場合もあります。

問看護が，関係性を大きく前進させるきっかけになると考えられます。

　また，関係性構築を念頭に置いた会話のなかでは，利用者の成長やスキルを高めることを意図した会話も重要となります。訪問看護師が相談を受けた場面で，「こちらがすべての答えを用意しない」「看護師の意見を押しつけないで，いっしょに考える」「相手の考えや選択肢を引き出す」という視点でかかわると，利用者の成長や問題解決能力をさびつかせないことにつながり，主体性を尊重・強化することにもなります。

　そして「その人が抱えている問題も，悩みもその人のもの」と考え，決して私たちのものではないので，本人にも考えてもらいます。看護師は，協働作業をするサポーターとしていっしょに取組むという立ち位置（姿勢）がちょうどよいと考えられます。利用者自身がもつ問題解決能力を信じたかかわりの視点が重要です。

４ 家族との関係性構築

①家族も支援の対象

→家族背景と関係性のアセスメント
p.86参照
→精神疾患をもつ人の家族への支援
p.195参照

　訪問看護における家族との関係性はとても重要で，関係性が良好に保てていると，心強い味方を得たといえます。

　いくら専門職がたくさんの知識や経験をもっているとしても，家族は訪問看護師の訪問時間よりも圧倒的に長い時間を本人とすごしています。そのため，利用者の成長過程や，いま興味・関心があること，食べ物の好き嫌い，苦手な物，苦手なことなどを知っており，家族も支援の対象ととらえることができます。

　家族が，事細かく本人の様子を毎日記録していることもあります。いつ床屋に行った，朝・昼・夕の食事量，睡眠時間，排泄，小遣いなど多くの情報をもっていて，本人の言語表現があまりうまくないときにその情報が役立つこともあります。

②早期からの家族との関係性構築

　精神科訪問看護では，早くから家族との関係性を強固なものにしていくことも重要な課題です。家族全体の力動がどう働いているのかを把握できると，訪問看護の展開がとてもスムーズになります。

　たとえば，父親は入院や大きな決断以外はめったに顔を出さず，母親が生活全般の世話を行っている家庭がありました。そして，その母親が倒れてしまったり，体調不良になると，利用者の病状が悪化したり，幻聴が増え，暴力的な行動をとるようになったケースがありました。家族は良くも悪くも，

利用者本人に大きく影響を与えるということはいうまでもありません。また，訪問を開始して２年間まったく顔を見たことがない利用者がいました。もちろん会話をしようとしても返事は返ってきません。しかし，ある日突然，会話が返ってきたのです。種明かしをすると，看護師が帰った後や来る前に，祖母や姉，妹，弟が「今日は友だちが来るよ」「話をしなさい」「聞いているんだから，答えてあげなさい」など，いろいろと会話をしているということでした。

　このような事例からも，家族との関係性が構築できると，ある日突然，訪問看護の展開が大きく変わる可能性があります。頼もしい協力者になってもらえる家族は，訪問看護師も心強いはずです。

5　目標の設定

　良好な関係性が構築されると，訪問看護でのかかわり方も変わってきます。まず，ストレングスモデルを活用したアセスメントを行い，利用者本人が挑戦（チャレンジ）したいことやめざしてみたいことを明確にします。そして，同時に**クライシスプラン**を立て，目的（目標）に向かいいっしょに行動して進んでいきます。

➡️ クライシスプランの活用
p.99参照

　小さいチャレンジや目標であっても，それが達成できたときには大きな充実感や満足感が得られ，本人の自信にもつながります。そのプロセスは，まさに信頼関係を深めていくプロセスでもあります。また，自分でチャレンジして満足のいく結果になったという体験は，次のチャレンジにもつながり，エンパワメントされる瞬間にもつながっていきます。エンパワメントとは，自分のおかれている状況を変えていく方法や自信，自己決定を回復・強化できるような支援で，自己決定，自己実現をうながし，病気があっても自分らしく生きることをいいます。

6　一方的ではない「関係性」の構築

　最後に，「関係性」そのものをどう考えるべきでしょうか。
　本節では「関係性の構築」「関係性が深くなる」などと表現していますが，「関係性ができている」「できていない」という表現は，支援者側からの見方，感じ方だと考えられます。
　みなさんは「もしかすると，こちらが一方的に関係性ができていると思い込んでいるだけかもしれない」と考えたことはないでしょうか？　目の前の利用者と「関係性」ができていると思い込んでいるが，独りよがりな思い込

みだったらどうしようかと考えてしまう。しかし，「私はあなたと関係性ができていますか？」と聞くこともなかなかできず，関係性ができているかどうか確かな手ごたえがほしいと思っている看護師もいるでしょう。

　以前，ある利用者から，「訪問が終わり玄関を出ていったときに，『また来週も話を聴いてほしい』『来週も来てほしい』『ホッとした感じが残る』ときは，訪問看護師と関係性ができていると言えるんじゃないですか」と言われたことがあります。そんな訪問看護が繰り返し実践できるとよいと考えています。

　「関係性」ができていると，たとえば，薬のことで不信感をもたれていたとしても「薬は大事」と薬の話題をこちらが切り出すことができたり，家族との関係でも，両親側に立った意見を言ってみたり，前回の訪問時になんとなく踏み込めていなかった話もすることができるようになります。また，入院を選択肢に入れた今後の支援を提案することができたり，本人にとっては避けて通りたい話題，触れられたくない話題，不愉快な思いを抱くような話題にも向き合ってくれ，聞く耳をきっともってくれるはずです。「関係性」はすべての支援の展開においてとても大切なものです。

（原子　英樹）

第 3 章

病状のアセスメントと
医療継続支援
（危機介入含む）

本章の概要

訪問看護師が行う重要な支援として，精神・身体症状のアセスメントがあります。的確なアセスメントは，病状悪化を早期に発見し，入院の回避や地域生活の継続に大きく役立ちます。そして，地域生活を継続していくことは，さまざまな活動への参加や充実した生活を送るための土台となり，リカバリーへとつながります。

本章では，精神科疾患の理解とアセスメントのポイント，医療を継続していくための支援，危機介入について解説していきます。

病状のアセスメント

1 精神疾患の理解

精神疾患は，主に**表3-1**に示されるようなさまざまな疾患があり，これらが単独または重複して見られます。このなかで，精神科訪問看護の利用者に多く見られる疾患である，統合失調症，気分障がい，依存症および近年増加している発達障がい，パーソナリティ障がい，不安障がいについて解説をします。

表3-1　主な精神疾患

・器質性障がい（器質性，症状性，認知症を含む）
・薬物性精神障がい（アルコール，薬物依存等）
・統合失調症性障がい（統合失調症，妄想性障がいなど）
・気分障がい（うつ病，躁うつ病など）
・神経症性障がい（強迫，不安，解離）
・摂食障がい
・パーソナリティ障がい
・発達障がい

① 統合失調症

（1）統合失調症とは

統合失調症とは，脳の複数の部分の機能低下もしくは機能亢進により，自分自身やその周りで起きていることに対しての理解や判断，意欲などに変化があらわれる慢性疾患です。

発症の原因は今のところまだわかっていません。本人がもつ「発症しやすさ」と「トリガー（引き金）」といわれるストレスが重なって発症に至るという「**ストレス脆弱性モデル**」が，発症のメカニズムとして一般的に考えられています。このような状況に至る直接的な原因はまだ見つかっておらず，今のところ妊娠時のトラブルや感染症，性格や気質の傾向など複数の原因があるのではないかと考えられています。

➡ストレス脆弱性
モデル
p.212参照

（2）疫学

発症率は0.8％で，発症割合に男女間の差はありませんが，男性のほうが若干発症が早い傾向がみられます。10代後半から30歳ごろが好発年齢です。

（3）症状

統合失調症に見られる主な症状は，「陽性症状」「陰性症状」「認知機能障がい」の大きく3つに分けられます。

1）陽性症状

　脳の活動が過剰な状態（過活動状態）で，症状は周りの人から見てもわかりやすいものが多いです。脳の中では，主に脳の深い部分の働きが過剰になっているといわれています。陽性症状には次のような症状があります。

❶幻聴

　実際にはその場にいない人の声で話しかけてくる声のことです。幻聴の内容は，自分を馬鹿にするような中傷や，脅すようなつらく怖い言葉が多く聞かれ，とてもつらい気持ちになります。また自分の考えていることが声になって聞こえたり，自分の行動について指図してきたりすることもあります。一方で，人によっては友人との会話のように楽しい話をしてくる場合もあります。

　この声が自分だけに聞こえる病気の症状であると認識できる場合と，実際に話している声とまったく区別がつかない場合があります。

❷妄想

　現実にないことを現実のこととしてとらえてしまう，物事に対する考え方が極端になってしまうことです。統合失調症の場合には，周囲の人が自分のことを見張っている，自分を陥れようとしているなど，何か害を及ぼしてくるのではないかと考えてしまう被害妄想が多く見られます。

　また，周囲の人や出来事と自分が何か関連しているのではないかという関係妄想や，自分は世の中ですごく影響力のある人である，地位のある人の血縁関係であるなど誇大的な妄想，「親は実は本当の親ではない」など関係を否認するような妄想もあります。

❸自我障がい

　自分と他者との境界が不明瞭になり，人から考えを吹き込まれたり，自分の考えが抜き取られたりするような感覚が生じます。また，自分の行動があたかも人に操られてやってしまったような感覚に陥ることもあります。

❹連合弛緩

　思考のスムーズな流れが障がいされた状態で，一貫したテーマで物事を考えたり話をしたりすることが困難になります。話のまとまりが悪く何について話しているのか途中でわからなくなったり，考えていることがなかなか結論に至らない状態になります。

❺昏迷，興奮

　頭の活動が非常に活発になりすぎて，怒鳴ったり動き回ったり興奮した状態になったり，頭の中でいろいろな考えが錯綜してしまい，必要な行動をとることができず固まったような状態（昏迷）になることがあります。

2）陰性症状

　陽性症状とは逆に，脳の活動がふだんより不活発になるために起こる症状です。脳の主に前の部分（前頭葉）の働きが落ちてしまっている状態のときに起こる症状といわれています。急性期よりは，むしろ病気の経過が長くなってきたときに見られやすくなります。陰性症状には次のような症状があります。

❶感情の平板化

　楽しいことがあっても悲しいことがあっても，それに伴った感情がなかなかわいてこない状態になります。

❷意欲の減退

　何かやろうとする気持ちがわきにくく，何をやるにもおっくうになってしまいます。

❸ひきこもり

　人に会うことを避け，家にずっとひきこもるような生活になったり，周囲に対する関心も少ない状態となります。他人の状況に合わせて何かをしたりするような配慮も乏しくなり，一方的に自分の希望ややり方を押し通したりするようにもなります。

3）認知機能障がい

　ものごとを記憶する，理解する，判断する，学習するなどの知的な能力（認知機能）について障がいをきたす症状です。認知機能障がいは，薬であまり症状が改善されず慢性に症状が残りやすいです。

❶判断力の低下

　置かれている状況を把握し，今の状況で必要なこと（目標）を定めて，それに向かって何をしたらいいのかを計画し実行する，というこの一連の判断が難しくなってしまいます。ハプニングが起きたときに，その対処をどうするかなどの判断も苦手になります。

　また，外界から入った刺激を過去の体験の記憶と合わせてみて，判断するということも苦手になります。

❷注意力の低下

　周囲にある多くの刺激のなかから，自分に必要な刺激に集中し，その刺激に焦点を当てて判断することが難しくなります。周囲が騒がしいなかで何か言われても聞きとれないことが起こります。

❸記憶力の低下

　人や物の名前が覚えられない，人の名前が出てこない，勉強ができなくなるなど記憶の問題が生じます。また以前の記憶と照らし合わせて今の状況を判断することが難しくなります。

COLUMN

病識について

　自分の状態が病気の症状である，自分が病気にかかっているという認識がもちにくいなど，いわゆる病気の認識「病識」に関する問題が見られることがあります。病気の症状により現実的な判断が難しくなることや，自分が病気であることを認めたくないという気持ちなどが影響すると考えられます。

　病識は経過のなかで変化しますし，受け入れ方もさまざまです。その人にとっての受け入れ方を尊重することが大事です。

表 3 - 2　統合失調症の人の日常生活や社会生活の特徴

疲れやすさ	病気自体がもつ疲れやすさ ・刺激の遮断，選択が苦手なために疲れてしまう ・集中力が低下する 疲れやすい生活・対人関係パターン ・適当に力を抜くことができない「真面目」な性格
ものごとの理解や判断の極端さ	結論づけるのが早い ・十分な情報収集や検討を行わず，少しの情報から結論づけてしまうことが多い 非現実的な考え ・疲れて余裕がなくなると，非現実的な極端な考え（妄想）が生じやすくなる
対人関係が苦手	緊張が強く気をつかいすぎてしまう ・必要以上に細かいことが気になってしまう 自分で判断，決定しようとせず他人任せ ・自信のなさと結びつくと，自分の判断を大切にせず受動的になる 他の意見を受け入れるのが苦手，拒絶的 ・他人の意志に左右されないために，かたくなな態度をとる
合理的な判断が難しい	融通がきかない ・状況の把握が苦手，状況に合わせた対応の選択ができにくい ・変化を嫌い固定化した行動パターンを守る 細かいことにこだわる ・必要でないことを切り捨てることが苦手

　なお，統合失調症の人によく見られる日常生活や社会生活における特徴は**表3-2**のとおりです。

（4）経過

　統合失調症の経過は人によりさまざまですが，おおよそ次のような経過をたどります。

1）前駆期

　発症の初期は，これまでの生活が徐々に保てなくなるような変化から始まります。なんとなく疲れやすくなったり，それまで勉強や仕事に集中できていたのができなくなったり，仕事を遅刻したり休みがちになったりします。友人や職場の同僚との関係も，それまでと違ってなんとなくぎくしゃくしてしまったり，緊張してしまったりもします。自分の行動があたかも人ごとのように感じてしまう，実感が伴わないような感覚意をもつこともあります。変化は漠然としていて，本人も周囲も病気として認識するのが難しいことが多いです。

2）急性期

　急性期は比較的本人も周囲の人も気がつきやすいような，それまでにはなかったような状態を呈します。幻聴や妄想が生じ，現実的に物事が判断できなくなり，幻聴に言われるままに行動してしまうことも起きます。頭が冴えたような状態になり，周囲の音や人が話す内容，動きに非常に敏感になります。イライラしてときに興奮したり，衝動的な行動をとったり，固まって動けなくなるような状態にもなってしまいます。症状が激しい場合には入院が必要になる場合もあります。

　急性期に見られる陽性症状は薬物療法が効果的です。過活動状態になった脳を休ませる効果があります。

　なお，**表3-3**のようなときには，入院での治療が必要となります。

表3-3　統合失調症の急性期で入院が必要な状態

・生命を維持するための基本的な行動ができない
　　─食事がとれない，排泄ができない
・本人や他者の安全が守れない
　　─自傷・自殺行為，暴力，失踪
・急性期の治療を拒否する
　　─内服薬を拒む

3）休息期

　急性期に薬物療法で陽性症状が落ち着いてくると，休息期と呼ばれる時期になります。急性期で消耗した分を取り戻すようによく眠り，日中の活動も少なめの状態，エコモードのような状態になります。周囲に関心もあまり向けず，ぼんやりした日々が続きます。不安や抑うつの症状を伴うこともあります。

4）回復期

　休息期から徐々に日常生活で自発的に行動を起こすことが増えてきます。家の家事を手伝ったり，テレビや雑誌を見るようになったりします。友人と連絡をとったり，仕事や学校のことなどを考え始めたりします。回復のスピードはゆっくりで，止まったり進んだりしながら，少しずつ以前の生活を取り戻していきます。

　この時期は激しい陽性症状は見られませんが，陰性症状や認知機能障がい

による生活への影響が見られるようになります。薬物療法を続けながら，リハビリテーションに重点を置く時期となります。

　統合失調症は，特に再燃を繰り返すと幻覚妄想などの症状が慢性的に残ったり，陰性症状や認知機能障がいが顕著になり，生活に大きく影響を及ぼすようになります。

（5）治療

　慢性的な疾患である統合失調症の治療は，症状の完全な消退をめざすのではなく，図3-1のように薬物療法と心理・社会的な治療をそのときどきの状況に合わせてバランスよく行うことにより，症状による日常生活や社会生活における困難さを軽減していくことを目標とします。

図3-1　統合失調症の治療

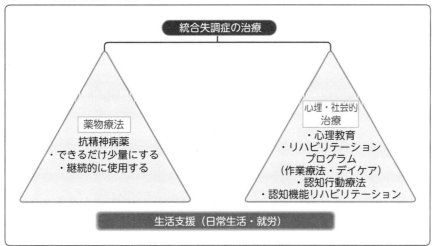

1）薬物療法

　薬物療法には主に**抗精神病薬**が用いられます。抗精神病薬は主に幻聴や妄想，興奮や緊張などの陽性症状に対して効果があります。また症状が見られなくなっても飲み続けることで症状のぶり返し（再燃）を防ぐ効果もあります。治療薬としては抗精神病薬のほかに，睡眠薬，抗不安薬や抗うつ薬，感情調整薬などを併用して使う場合もあります。

➡抗精神病薬
　p.120参照

　現在の抗精神病薬を中心とする薬物療法は，症状の緩和はできますが統合失調症を完全に治す効果はありません。症状をとにかく消すために薬の量をどんどん増やしても症状が消えない場合もありますし，陰性症状や認知機能障がいなどには薬の効果はあまりありません。むしろ薬の量を増やすことによって副作用が出やすくなります。薬物療法はその効果と副作用を考え，生活のなかでなるべく負担が少なくなるようなバランスをとることが大事で

す。

　できるだけ少ない種類と量の処方をめざすようにするためには，生活のなかで症状によるつらさや困難さをできるだけ減らせるよう，心理・社会的な治療と組み合わせることが重要です。

2）心理・社会的な治療

　心理・社会的な治療とは，統合失調症によって引き起こされた生活上の困難点についてのさまざまな解決法を学び，トレーニングする治療です。作業療法やデイケアなど精神科のリハビリテーションはこのなかに含まれます。

　心理・社会的な治療の効果が得られると，薬物療法の減量の可能性が広がります。困難さが減り，安心感や自信をもって生活ができるようになることで，さらに症状の影響が少なくなるようなよい循環が得られることがあります。

　心理・社会的な治療には，以下のようなものがあります。

❶心理教育

　病気の特徴や治療について学び，病気についてわからないという不安感を減らし，症状への対処についての知識を習得して，症状による負担を減らします。利用者に対してだけでなく，家族など生活のなかでの身近な人にも受けてもらう場合もあります。

❷作業療法

　日常生活で行われる作業を通じて楽しみを感じたり，家事や人間関係など今後の生活に必要なスキルを身につけたり，集中力をのばしたりする治療法です。

❸デイケア

　通所タイプのリハビリテーションプログラムで，定期的に通所することで生活リズムを整え，他の利用者との交流をとおして対人関係の練習を行い，就労や就学などそれぞれ目標とする社会参加をめざします。プログラムの内容は，心理教育や認知行動療法，作業療法，レクリエーションなどを組み合わせています。

❹認知行動療法

　認知行動療法（Cognitive Behavior Therapy：CBT）は，生活のなかで起こる事柄についてのとらえ方の幅を広げ，ストレスの少ないとらえ方を選択できるようになる「認知療法」と，症状や生活上の問題に対して具体的な対処行動を考え対処する「行動療法」をあわせたものです。SST（社会技能訓練）も認知行動療法の１つの形になります。

❺認知機能リハビリテーション

　認知機能障がいの症状に対しての治療で，「認知適応法」と「認知矯正法」

があります。

　認知適応法は，認知機能の低下によって起こる問題を補う行動や環境調整を行い，機能低下の部分を補う方法です。たとえば，覚えておくことをボイスレコーダーに録音する，大事な掲示物の情報を携帯のカメラで撮って忘れないようにする，薬を飲む時間をアラームで知らせるようにするなどです。

　認知矯正法は，脳トレのようなゲームを使ってトレーニングを行う方法になります。

② 気分障がい

（1）気分障がいとは

　気分障がいとは，落ち込みや気分の高揚などの気分の変動が激しくなり，日常生活に影響を及ぼす状態が一定期間以上続く状態をいいます。明確な原因と発症のメカニズムは解明されていません。

（2）気分障がいの分類

　気分障がいの分類は，**表3-4**のように主にうつ状態，もしくは躁状態だけが見られる単極性気分障がいと，躁，うつ両方の症状が一度でも見られた場合には双極性の気分障がいといいます。

　単極性の場合，躁病の発症は極めて少なく，代表的な疾患はうつ病，大うつ病性障がいとなります。双極性障がいの場合には，ある程度重い躁，うつ症状を繰り返す双極性気分障がいⅠ型と，うつが遷延しやすく軽躁状態を伴うⅡ型が多く見られます。

表3-4　気分障がいの分類

- ・単極性障がい
  - 躁病エピソード
  - うつ病エピソード
  - （うつ病/大うつ病性障がい）
  - 反復性うつ病：うつ状態を繰り返す
  - 気分変調症：軽い慢性的なうつ
- ・双極性障がい
  - 双極Ⅰ型：躁もうつも重い
  - 双極Ⅱ型：躁が比較的軽い
  - 気分循環症：うつも躁も軽いが慢性的

（3）うつ病エピソード（うつ病/大うつ病性障がい）

1）疫学

　日本におけるうつ病の生涯有病率は約3％とされ，若年者と中高年者両方に発症のピークがあります。女性の発症率のほうがやや高く，近年発症率は増加傾向にあります。

2）うつ病の特徴

　うつ病では**表3-5**のような症状が見られます。症状は持続的で，活動性の低下については特に午前中に強く見られます。これらの症状のほかに頭痛，頭重感，動悸，めまい，胃不快感，便秘，ほてり，四肢の冷えなど，さまざまな身体症状を伴うことがあります。

　また，うつ病は軽症，中等症，重症の3段階の重症度に分けられることが

あります。軽症の場合の主な症状は抑うつ感や不安です。中等症になるとエネルギー低下で精神運動制止が見られる，焦燥感などで落ち着かない状態となり日常生活行動がとりづらいなど，生活への影響が見られます。重症となると，罪業（自分は罪深い人である），貧困，無価値観（生きていてもしかたない）などの妄想を伴い，希死念慮が見られることもあり，注意が必要です。

　うつ病は75％が適切な薬物療法で回復しますが，一度発症すると再燃しやすい病気です。治療により急性期の状態が改善しても，その後約1年間は再燃しやすく，再燃防止に向けての取り組みが必要になります。約90％が薬物療法と再発防止のための心理療法の併用で回復しますが，約10％が難治性（症状が持続）となります。

表 3－5　躁状態，うつ状態の症状

躁状態	うつ状態
・気分が高揚した状態が続く ・誇大的な考えや万能感 ・浪費など無計画，衝動的な行動 ・活動性の亢進 ・多弁 ・注意散漫，転導性の亢進 ・睡眠欲求の低下	・気分が落ち込み，さえない ・無価値感，または過剰な罪悪感 ・集中力が低下し，意志決断ができない ・従来楽しめていたことに興味を失う ・疲れやすい，気力が出ない ・焦燥感があったり，動きが止まるような感じがある ・睡眠障がいまたは過眠 ・死にたい気持ちが生じる（希死念慮） ・食欲減退

＊これらのうち，いくつかの症状が一定期間見られる

（4）双極性障がい

1）疫学

　双極性障がいの発症率は約1％で，男女差は特にありません。好発年齢は20〜40代の若年です。

2）双極性障がいの特徴

　症状は**表3-5**の抑うつ，躁状態の症状が交代しながら繰り返し見られます。うつ状態のときにはうつ病と同じような症状を呈します。Ⅰ型の場合には中等症から重症うつ病に見られるような症状を呈することが多く，Ⅱ型の場合には不機嫌さや気分の浮き沈み，過眠，過食などの症状を呈しやすいです。一方，躁状態時には浪費や対人トラブルなど社会的な問題が生じる場合があり，入院による行動制限などで本人の不利益を減らすことが必要になる場合もあります。

　ときに躁，うつ両方の症状が混在するもしくは急速に交代する混合状態を呈する場合もあり，不安や混乱の強い状態となり，自殺のリスクが高くなり

ます。

（5）治療

　気分障がいの治療も，**薬物療法**と心理・社会的な治療法の両方をバランスよくとりいれることで，症状の安定化や再燃を防ぎます。

➡精神科薬物療法
　p.120参照

　急性期の治療は，薬物療法と休息が重要になります。また，希死念慮や強い焦燥感，混迷や興奮，幻覚妄想症状が生活に影響しているときには，入院での治療が必要となります。

　入院治療は**表3-6**のように急性期以外にも，休息や電気けいれん療法など入院治療でしかできない治療を受けるためにすることもあります。

　電気けいれん療法は，薬物療法だけでは特にうつ状態のコントロールが不十分な場合，また希死念慮が切迫している，制止が強く拒絶的で低栄養状態など，精神症状，身体状態とも切迫した状態のときに用いられます。

　心理・社会的療法は，主に，再燃を防ぐために病気について理解し，再燃の引き金となるストレスの調整を図るストレスマネジメントについて学ぶ心理教育や，ストレスを抱えやすい思考・行動パターンを認識し，対処パターンの幅を広げることにより，生活上のストレスを減少させる認知行動療法（CBT）などがあります。

　また，近年ではうつ病の療養から復職に向けてのリハビリテーションとしてリワークプログラムが導入されるようになっています（**表3-7**）。

表3-6　入院治療について

・激しい症状がある場合
　―死にたい気持ちが高まる
　―動きが止まってしまう
　―焦燥感が強く衝動的な行動をとってしまう
　　　→　救急病棟
・休息の場所の確保が必要な場合
　　　→　ストレスケア病棟など
・入院が必要な治療（電気けいれん療法等）を用いる場合
　　　→　電気けいれん療法が可能な施設

**表3-7　うつ病に対するリハビリテーション
　　　　―リワーク（復職支援）プログラム**

休息中心の療養生活から，生活の活性化が重要
・精神科デイケアを利用した復職支援プログラムが多い
・3～6か月の通所プログラム
・心理教育や認知行動療法も含め，通勤の練習や，集団のなかで作業を行うことなどの段階的な訓練などを行う総合的なプログラム
・当事者の自助グループによる効果もあり

③ 依存症（薬物性精神障がい）

（1）依存症とは

　依存症とは，中枢神経に作用する物質または行動の長期間の使用により家庭または社会生活において問題（**表3-8**）が生じ，身体および精神

表3-8　依存に関係する社会的な問題

・攻撃的な言動（暴言・暴力）
・危険な自動車の運転
・経済的な破たん（失職，借金）
・交友関係の破たん（離婚，孤立）
・虐待，子どもの成長に対する影響

的な健康に影響を及ぼす状況に至り，その使用をやめようとしてもコントロールが効かない状態になる病気です。依存の対象物質として代表的なものは，アルコール，覚醒剤，大麻，コカイン，危険ドラッグ，鎮痛薬などの市販薬，抗不安薬などの処方薬，ニコチン，カフェインなどがあり，最近では行動に対する依存（嗜癖性障がい）として，ギャンブル，インターネットゲームなども依存症として注目されはじめています。

依存のプロセスは**図3-2**のようなメカニズムで発生し，気がつかないうちに自分でコントロールが効かない状態に陥り，生活全体が依存の対象に支配されているような状況となります。また依存は離脱症状のつらさや，酒や薬物の使用により逃避していた現実的な問題に直面することへの不安，また社会的な偏見への不安から自分の依存に対して過小評価をする傾向が見られます。

依存の中心的な症状を**表3-9**に示します。これらのほかに，精神面においてさまざまな問題を引き起こします。症状としては，抑うつ，不安感，睡眠障がい，希死念慮・自殺企図，幻覚妄想などが生じる場合があります。

図3-2 依存のメカニズム

① 脳に直接働きかける物質の作用によって多幸感が生じたり，苦痛がやわらげられる。

② 常習的な使用やさらなる効果を求めて使用量が増え，耐性が生まれる。

③ 以前と同じ効果を得るのに使用量が増える。
使用しないときの不快感が生じる。

④ 使用のコントロールが困難となる。

⑤ 身体的・社会的な問題などの影響がみられても止められない。

表3-9 依存症の行動・症状の特徴

・何をしていてもお酒・薬物のことが頭から離れない
・使用量の増加，減量の困難
・酒・薬物の効果が切れてくるといらいらする，また使いたくなる（離脱症状）

（2）アルコール依存症

アルコール依存症は，日本における依存症のなかでも代表的なものです。

1）疫学

日本におけるアルコール依存症の生涯罹患率は約1％前後で，女性0.2％，男性1.9％と男性のほうが高いです。飲酒により誰でもアルコール依存症になりえますが，その人のもつアルコール依存症に対してのなりやすさ，なりにくさによって依存症を発症するかどうかが決まります。

2）アルコール依存症で見られやすい身体的・精神的な問題

アルコール依存症は，**表3-10**に示すようなさまざまな身体疾患や，精神症状・疾患の併存の可能性があります。依存症の治療では，これらの併存する症状に対しても治療を行う必要があります。特に抑うつや不安は，アル

COLUMN

飲酒は不眠に効果がある？

　お酒を飲むと寝つきがよくなることはありますが，アルコールの使用は眠りが浅くなったり早朝覚醒が見られたりと，長期の使用で睡眠の質を悪化させます。不眠の解消にアルコールを使用することは逆効果となります。

コールの頻回使用により症状が出現するだけでなく，もともとうつ病や不安障がいなどの精神疾患をもつ人がアルコール依存症を併発することもあります。

（3）依存症の治療

　依存症の治療は依存対象となっている物質（酒・違法薬物など）の使用をやめるという目標のほかに，最

表3−10　アルコール依存症で生じやすい身体的・精神的な問題

身体的な問題	精神的な問題
・肝機能障がい ・アルコール性肝炎・肝硬変 ・膵炎 　悪性腫瘍 ・胃がん，食道がん，肝がん，すい臓がんなど ・糖尿病	・睡眠障がい ・抑うつ ・不安 ・希死念慮・自殺企図 ・離脱時のせん妄

近ではハームリダクションという考え方も取り入れられるようになっています。ハームリダクションは必ずしもその依存薬物の使用量は減ることがなくても，使用によって生じる健康問題や人間関係の破綻や失職など社会的・経済的な損失（害＝ハーム）を減少（リダクション）させることを主な目的とするプログラムや取り組みを指します。依存物質の使用中止もハームリダクションも，その目標とするところは本人の健康の回復や社会的な損失の減少であり，本人に合ったアプローチを選択できるという意味では，治療の選択が広がったとも考えられます。

1）心理療法

　依存症に対する治療で最も多く使われる治療法は心理療法です。現在，依存物質に支配された思考・行動パターンを理解し，それに対する対処を学ぶ認知行動療法をはじめ，ソーシャルスキルトレーニングやマインドフルネスなど，さまざまな手法の心理療法が用いられます。また，同じ問題を抱える人とのグループセラピーなどもあります。

　AA（アルコールのための自助グループ）やダルク（DARC，薬物依存のための自助グループ）など，自助グループの活動への参加も効果的です。

> ### COLUMN
> # 「スリップ」とは？
>
> 　スリップとは，いったんやめることができていた酒・薬物の使用が再開してしまうことです。スリップは依存症の治療の過程でよく見られることであり，治療の失敗ではありません。そこから断酒・断薬に必要なことを学ぶチャンスもあります。

2）薬物療法

　依存の病態に対して直接的に効果のある薬物療法はありません。日本ではアルコールの再使用防止を目的とする抗酒薬，飲酒欲求軽減薬などが数種類ありますが，あくまでも心理療法と併用して補完的に使用するものです。

　また，酒や薬物使用により生じた精神症状に対して，**抗うつ薬**や**抗不安薬**などの薬物療法を行うこともあります。

➡抗うつ薬
　p.127参照

➡抗不安薬
　p.131参照

④ 発達障がい

（1）発達障がいとは

　発達障がいは，脳の発達上の問題により幼少時から脳の機能の一部に障がいが生じるもので，代表的なものとして自閉症スペクトラム障がい，注意欠陥・多動性障がい（ADHD），限局性学習障がいなどがあげられますが，吃音などのコミュニケーション障がいや，チック症なども広い意味での発達障がいに含まれます。これらの障がいは，**図3-3**にあるように1つの障がいだけでなく，複数の障がいが併存することもあります。

　ここでは，発達障がいの中で代表的な自閉症スペクトラム障がいと，注意欠陥・多動性障がいについて解説します。

（2）自閉症スペクトラム障がい

1）自閉症スペクトラム障がいとは

　自閉症スペクトラム障がいは，対人関係の障がい，コミュニケーションの障がい，パターン化した興味や活動の3つの特徴があり，**図3-4**にあるように知的障がいの有無や障がいの程度によって，知的障がいを伴う自閉症（狭義での自閉症），知的な遅れが少ない，もしくはない高機能自閉症・アスペルガー症候群に分類されます。自閉症は全体の半数以上を占め，高機能自閉症やアスペルガー症候群は3割程度といわれています。自閉症の発症率は

図 3 - 3　発達障がいの種類

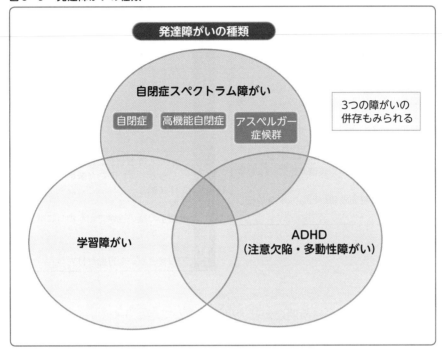

図 3 - 4　自閉症スペクトラム障がいの分類

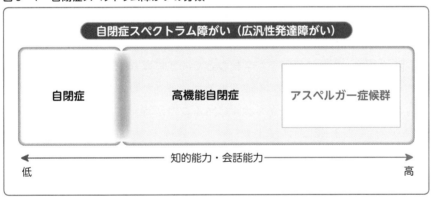

約 1 ％で，男性は女性の約 4 倍高いです。

2）アスペルガー症候群とは

　アスペルガー症候群は，自閉症スペクトラム障がいのなかの 1 つのタイプ
で，言語の遅れがなく知的障がいを伴わないのが特徴です。発症率は約
0.025％で男性に多く見られます。幼少時に発見されず，学童期以降もしく
は青年期になってようやく障がいが見つかる場合もあります。

　アスペルガー症候群の特徴を**表 3 −11**に示しました。自閉症スペクトラム
障がいで見られる 3 つの特徴のうち，対人関係の障がい，パターン化した興

表 3-11　アスペルガー症候群の特徴

- ・自分のルールにこだわる
- ・興味の対象が独特で過度に集中してしまう
- ・場の空気を読まずに不適切な発言をしてしまう
- ・慣習のような暗黙のルールがわからない
- ・細かいことにこだわり，ものごとを最後まで遂行できない
- ・感覚に対する過敏さや鈍感さがある（肌触りを気にする，音に過敏でイライラする）
- ・視線があいにくい，表情が乏しい，しぐさや所作が独特
- ・過去の嫌な場面を思い出し，イライラしやすい

表 3-12　注意欠陥・多動性障がい（ADHD）の特徴

不注意優勢型	・不注意による間違いが多い ・忘れ物，なくしものが多い ・会議で集中が続かないなど注意の持続が困難 ・仕事の優先順位がつけられず，仕事をため込んでしまう ・気が散りやすい ・約束を忘れる ・遅刻が多い
多動・衝動性優勢型	・いつも落ち着かない感じがあり ・じっとしているのが苦手 ・体を動かしていることが多い ・待つことが苦手 ・相手の話の途中でだしぬけに発言してしまう ・熟慮せずに発言や行動をしてしまう ・おせっかいな行動が目立つ

味や活動によりこれらの問題が社会生活のなかで起こりやすいです。

（3）注意欠陥・多動性障がい（ADHD）

　注意欠陥・多動性障がい（以下，ADHD）は，年齢や発達に不相応な不注意や多動，衝動性などが見られ，生活に影響を及ぼす障がいです。幼少時は約5％の子どもにこの障がいが見られるといわれています。ADHDは「多動・衝動性優勢型」「不注意優勢型」「混合型」の3つに分類されます。幼少時は多動・衝動性優勢型が学校などで問題になりやすくスクリーニングされることが多いのに対し，不注意優勢型は目立たないため，成長して社会生活のなかでトラブルが目立ち診断に至ることが時々あります。それぞれの症状の特徴を**表3-12**に示しました。

（4）2次障がいについて

　発達障がいを抱えた生活ではさまざまな問題が生じやすく，また症状が本人の努力の問題と思われるなど周囲の無理解なども影響し，自信をなくしたり抑うつ的になったり，自分の問題を周囲に理解してもらえず孤立しひきこもったりなど，2次的に他の精神症状を併発することがあります。

（5）治療

　発達障がいの治療は，障がいの特徴を抱えた生活での対処技能の獲得と，環境調整が主になります。SSTなど対人関係を構築するための訓練や，カウンセリングなどで生活のなかでの問題の解決方法を一緒に検討していくことを繰り返します。環境調整では，たとえばADHDの不注意に対しては，用件を思い出せるように，スマートフォンなどのリマインダー機能を使ったり，会社での指示を簡潔に少しずつ出してもらったりなど，周りへの協力を

依頼することも必要になってきます。

　薬物療法は，ADHDの治療薬としてメチルフェニデート塩酸塩，アトモキセチン塩酸塩などを使うことがあります。また，2次障がいとして抑うつ，不眠，イライラなどに対して**抗うつ薬**，**抗精神病薬**などを使用することもあります。

➡抗うつ薬
　p.127参照

➡抗精神病薬
　p.120参照

⑤ パーソナリティー障がい

（1）パーソナリティー障がいとは

　パーソナリティー障がいは，青年期・成人前期までにあらわれる，認知（物事のとらえ方），感情，衝動制御，対人関係の著しい偏りから生じる障がいです。この疾患名の「パーソナリティー」は一般的に使われる「性格」とは少しとらえ方が違い，「パーソナリティー障がい＝性格が悪い」という意味ではありません。

　発症のメカニズムはまだ不明なところが多く，いくつかの障がいにおいては学的な特性や，幼少期からの発達期における不十分な養育環境やつらい体験などが影響することもあるともいわれています。

（2）パーソナリティー障がいの分類

　パーソナリティー障がいは，**図3-5**のように大きく3つのグループ（クラスター）に分けられます。それぞれのクラスターは**表3-13**のようにいくつかの種類の障がいがあります。

　パーソナリティー障がいの代表的なものの1つが境界性パーソナリティー障がい（情緒不安定性パーソナリティー障がい）です。若い女性が頻回の自傷や自殺企図などの衝動制御の困難で医療機関を受診することが多く，慢性的な抑うつ感など感情調整の困難，低い自己評価，見捨てられ不安などがあり，不安定な対人関係が特徴です。拒食や過食，物質乱用などを伴うこともあります。

図3-5　パーソナリティー障がいの類型

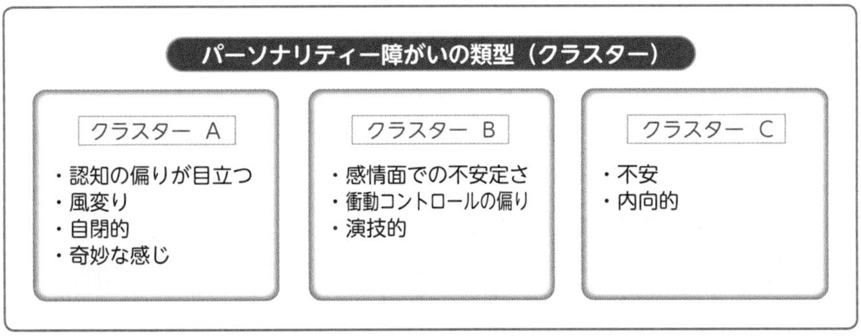

表 3 -13　クラスターごとのパーソナリティー障がい

クラスターA	妄想性パーソナリティー障がい	・対人関係上，広範囲に不信感が強く猜疑的 ・判断が自己中心的で偏りがあり，訂正することが困難 ＊統合失調症や妄想性障害の発症に至ることあり
	統合失調質パーソナリティー障がい	・他者への関心が薄く非社交的，孤立しやすい ・特定の領域に没頭する傾向あり ＊自閉症スペクトラムとの鑑別が困難
	統合失調型パーソナリティー障がい	・認知の偏りがあり，非現実的な思考が見られることがある ・奇妙で風変わりな言動が見られる ・感情の幅が乏しい ＊統合失調症の発症に至ることあり
クラスターB	境界性パーソナリティー障がい（情緒不安定性パーソナリティー障がい）	・感情や対人関係上の不安定さ ・衝動的 ・見捨てられ不安 ・自傷，自殺企図などの自己破壊的行動をとりやすい
	自己愛性パーソナリティー障がい	・傲慢，尊大な態度をとりやすい ・他者からの評価にこだわりやすい
	演技性パーソナリティー障がい	・注目を集めるような外見や，大げさな言動で他者の注目を集めようとする ・自己顕示性が高い
	反社会性パーソナリティー障がい	・自己中心的で無責任 ・衝動的で，社会的ルールに従わない ・他者に対して冷淡で共感性に欠ける
クラスターC	回避性パーソナリティー障がい	・自己評価が低く劣等感が強い ・恥じることに敏感で傷つきやすい ・失敗を恐れ，失敗が生じる環境を回避する ＊社交不安障害との合併が多い
	依存性パーソナリティー障がい	・他者に対する過度の依存傾向 ・自己決定を避ける他者の支持を求める傾向あり
	強迫性パーソナリティー障がい	・規則を守り秩序を保つことに対して固執する ・几帳面で融通が利かない ・完璧主義，過度の正義感を示す

（3）パーソナリティー障がいの特徴

パーソナリティー障がいには，次の3つの特徴が見られます。

1）ほかの精神疾患と区別しにくい

統合失調質パーソナリティー障がいは自閉症スペクトラム障がいとの鑑別が難しく，境界性パーソナリティー障がいは双極性障がいやADHDとの鑑別を要することがある。

2）ほかの精神疾患に移行することがある

妄想性パーソナリティー障がいや統合失調型パーソナリティー障がいは，統合失調症などに移行することがある。

3）ほかの精神疾患を合併しやすい

境界性，反社会性パーソナリティー障がいは薬物依存と，自己愛性，依存性パーソナリティー障がいはうつ病と，また回避性パーソナリティー障がい

はうつ病や社交不安との合併が多く見られる。

（4）治療

　パーソナリティー障がいの治療の中心は心理的療法です。さまざまなパーソナリティーの傾向を抱えながらの生活のなかで起きる問題について確認をし，その対策についていっしょに検討していくことを続けることが大切です。本人が積極的にこのプロセスに取り組む動機づけや，比較的長い治療を続けられるようにサポートしていきます。

　心理療法のなかでも，一般的な精神療法のほかに認知行動療法も導入されるようになり，特に境界型パーソナリティー障がいに対して「弁証法的行動療法」などが頻回の自傷行為に効果的であり，近年日本でも少しずつ導入されてきています。

　薬物療法としては，感情調整薬や**抗うつ薬**，**抗精神病薬**などが対処的に使用されることがあり，また併存する精神疾患に対しての薬物療法を行うことがあります。

➡抗うつ薬
　p.127参照
➡抗精神病薬
　p.120参照

⑥ 不安障がい

（1）不安障がいとは

　不安障がいとは，誰もが日常感じる脅威や危機に対する不安や反応が過度に出現する状態から，それを過剰に予防・対処しようとするようになり，日常生活に影響を及ぼす状態になるものです。DSM-5では，不安障がいには，分離不安障がい，選択性緘黙，限局性恐怖症，社交不安障がい，パニック障がい，広場恐怖症，全般性不安障がいなどいくつかの種類があげられています。

（2）疫学

　発症率はそれぞれの疾患で多少の違いはありますが，約5％程度で女性のほうが多い傾向が見られます。幼少期から思春期での発症が多いですが，全般性不安障がいは発症がほかの疾患に比べ高い傾向にあります。

（3）発症のメカニズム

　パニック障がいの発症のメカニズムを**図3-6**に示しました。まず，パニック障がいでは「予期しない発作」が出現し，それが繰り返されます。予期しない発作とは，特に具体的な危機に瀕していない状態で起こるパニックで，「死んでしまうのではないか」というような強い不安とともに動悸やめまいなどの身体症状が出現します。繰り返される発作のなかで，「またあの発作が起こるのではないか」という予期不安が生じ，以前発作を生じた場所や条件（会議や人前で話すなど）を避けるようになり，パニック障がいという状態に至ります。

図 3-6　パニック障がいのメカニズム

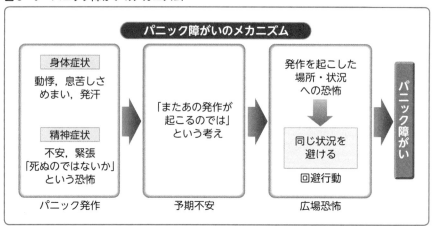

(4)代表的な不安障がい

1) パニック障がい

　理由もなく突然起きるパニック発作と，「発作がまた起こるのではないか」という予期不安が見られ，発作を繰り返すことにより予期不安が強まり，その結果，発作を避けようとして慣れない場所に行ったりするのを避けるようになります。

　パニック発作は動悸，めまい，息苦しさなどの身体症状を伴うことから，身体疾患と思い込み，身体的な問題はないといわれても納得できず，精神科での治療につながりにくいこともあります。

2) 社交不安障がい

　対人交流において，他者から否定的な評価を受けることに対して極端に不安や恐怖を感じ，苦手とする対人場面（たとえば，会議などでプレゼンをする，スピーチをする，会食など）で，パニック障がいに見られるような身体症状や強い不安感，対人場面に対する予期不安などがあらわれ，生活上の制限やひきこもり，不登校などに至ることもあります。

3) 全般性不安障がい

　生活上のさまざまな出来事（仕事，人間関係，健康，経済状況など）について，持続的に不安感を抱え，パニック障がいのように強い発作のような状態は見られませんが，動悸や発汗，口の渇きなどの身体症状と，漠然とした不安感が遷延し，緊張状態が続き不眠や震え，肩こりなどの筋肉の緊張などが見られます。

(5)治療

　治療は薬物療法や心理療法，またそれらの併用が推奨されています。

COLUMN

不安障がいの人にどう対応するか?

　不安障がいの症状は,一般的に誰もが脅威に対して感じるものと変わらないため,不安からくる苦痛や生活上の困難が他者にはなかなか理解してもらえず,「頑張りなさい」と叱咤激励されたりすることが多くあります。

　不安障がいの人との関係性づくりには,まずその人の症状から生じる苦労や困難に共感するメッセージを伝えることが大切です。

1) 薬物療法

　SSRI・SNRIといった**抗うつ薬**が不安のコントロールに対して有効です。**抗不安薬**を併用する場合もあります。

2) 心理療法

　心理療法としては,認知行動療法がパニック障がいに対して効果的であるといわれています。

➡抗うつ薬
　p.127参照
➡抗不安薬
　p.131参照

2 アセスメントのポイント

　精神科訪問看護では,利用者の地域生活を支えるために,疾患・症状や利用者の生活,家族との関係性などさまざまな角度からアセスメントを行い,支援を行います。そして,利用者の状態は変化することから,定期的にアセスメントを行い,訪問頻度や訪問時間,電話連絡の内容や頻度を検討することが重要です。ここではアセスメントの際におさえておきたいポイントとアセスメントツールの紹介をしていきます。

➡精神科訪問看護
　に必要なアセス
　メント
　p.21参照

① 疾患・症状のアセスメント (入院歴を含む)

　疾患・症状のアセスメントを行う際は,**インテーク**情報をより詳細に把握することが重要ですが,特に過去の入院に至るまでの状況はなるべく正確に把握したほうがよいといえます。今後支援を行っていくうえで,入院の経緯等は重要な観察ポイントとなります。

　クライシスプランを立案するときも,「自分の調子が悪くなる前はどうであったか」ということを利用者と共有して,項目を作成していきます。これは,利用者自身が過去に調子を崩したときのことを想起することで,症状が悪

➡相談
　p.32参照

➡クライシスプラ
　ンの活用
　p.99参照

化していく前にどのような状態になるのかを知っておくことを目的としています。看護師も症状の悪化や入院に至るまでの経緯を聞くことができます。

　筆者が所属する訪問看護ステーションでは，**表3-14**の精神疾患領域のアセスメントシートを用いて，契約時とその後は年に1回，精神症状のアセスメントを行っています。このシートは看護計画に反映するための項目になっており，電子カルテの項目にも活用できるよう連動性をもたせています。

② 生活史（趣味や職業）のアセスメント

（1）生活史

　過去の体験を背景に，利用者が不安や症状の悪化を訴えるケースがあるため，生活史や趣味なども知っておくことが重要です。

　ある利用者は，20年以上前に，大工として家の建設にかかわった際，その建設依頼主に対して恐怖や不安を感じながら仕事をした体験から，いまでも症状が不安定になると「依頼主が外から家の中を見ている」と話します。過去のつらい体験がそのまま症状悪化の訴えとして出てくるケースもあります。

（2）趣味など

　症状が悪化すると利用者の趣味，特技，社会的な交流などにも変化が生じます。本人なりに頑張ってとりつくろおうとしても，集中力が続かない，周囲の人との関係が不良になってくる，いつもの場所に行くことができず欠席する，作業を中断するなど，言動の変化が現れます。本人の趣味や楽しみ，関心ごとは再発を食い止めるための目標として活用できるという側面もあるため，こうした変化には注意したほうがよいでしょう。

③ 服薬や病状のアセスメント

（1）服薬

➡服薬状況の把握
　p.144参照

　服薬状況の把握は，再発予防のうえでとても重要ですが，過去に副作用で苦しんだ経験や，入院生活での苦い経験があると，利用者が医療に不信感を抱いている場合があります。そのため，服薬の確認は慎重に行います。特に，**薬の副作用**については利用者の関心は高く，日々の生活をすごすうえで重要な話題といえます。

➡服薬による作用・副作用の観察と支援
　p.146参照

（2）病状

　病状の把握は，本人だけでなく，家族や兄弟，前任の訪問看護担当者，関係機関の担当者，医療機関の医師や精神保健福祉士などからも情報を集めながら，現在の利用者の調子の良し悪しについて把握をしていきます。

　日ごろから再発に関する話を利用者とできるようになると，その話のなかから体調がよいときとそうでないときの感じ方の違いや，薬の効き具合など

表 3-14 （参考）アセスメントシート

精神状態のアセスメント

記載日　　　年　　月　　日

氏名　　　　　　　　様　記載者

観察項目	観察の視点	主要精神症状	利用者の状態
意識	意識の覚醒レベル 意識の変容	意識混濁 失神，せん妄 もうろう状態 アメンチア	
知能	知能障がい	知能能力障がい，認知症	
記憶	記憶障がい	記銘力障がい 健忘症候群	
見当識	見当識障がい	時間的見当識障がい 場所的見当識障がい 人物見当識障がい	
知覚	知覚異常	幻覚 　幻視，幻聴，幻臭 　幻触，幻味	
思考	思考障がい 　思考の流れの障がい 　思考の論理性の障がい 　思考内容の障がい	思考奔逸，思考制止 滅裂思考，連合弛緩 妄想 　妄想気分，妄想知覚 　妄想着想	
感情	感情障がい 　不安・感情の不安定 　抑うつ・躁	不安焦燥状態 感情易変性，感情失禁 抑うつ状態 躁状態,感情鈍麻,多幸症	
意欲	意欲の障がい	精神運動興奮，多動 行動抑制，無為・自閉 緊張病症状群	
自我意識	自我意識障がい ①　能動性の意識 ②　単一性の意識 ③　同一性の意識 ④　外界と他人に対する 　　自我意識	離人症体験・作為体験 二重自我・二重思考 来歴否認症候群 思考吹入・思考奪取 考想伝播・考想察知	

※本シートは株式会社円グループで使用しているもの（一部改変）ですが，改定中です。
※本シート中の項目等は，担当する事業所が利用者に応じて，適宜調整して使用します。
※本シートは，田中美恵子編著：精神看護学　学生―患者のストーリーで綴る実習展開，第 2 版，医歯薬出版，
　2015. を参考に作成しました。

を把握することができます。再発予防を意識した訪問看護を実践していくことはとても重要です。

④ 主治医との関係性についてのアセスメント

精神科外来に定期的に通院している利用者であっても，おおぜいの外来患者が待つなかで，待つことに疲れ，ほかの患者や医師に遠慮して「あまり時間をとってはいけない」と考え，自分の状況や困っていること，使用している薬の副作用などをきちんと医師に伝えることができていない場合があります。誰にも相談できずに悩んでいることもあるため，受診時に困っていることがないか確認することも重要です。

なお，訪問看護指示書を出す主治医や関係機関との日ごろからの関係づくりはとても重要です。訪問看護師の立場から，利用者の自宅での生活状況や薬の副作用，家族との関係性などを主治医に伝え，診察室では把握できない情報を共有することで，今後のよりよい支援にもつなげていけるはずです。

⑤ 家族背景と関係性のアセスメント

➡家族との関係性
構築
p.60参照

初回訪問時に本人や家族に関する基本的な情報収集を行いますが，**家族と本人の関係性**や，本人に対する母親や父親，兄弟姉妹の想いなどは，限られた時間ですべてを把握することは難しく，時間をかけて少しずつわかっていく情報といえます。

母親，父親，兄弟姉妹で本人との関係性がそれぞれ違うため，見え方・考え方が異なります。訪問看護のときには，その点も意識して家族と話をすることが重要です。

家族との関係性が構築されると，広く情報を収集することができるようになります。たとえば，母親が熱心に病気の子どもにかかわることができるのは，過去に義母の介護を一人で献身的に行った経験があるからであったり，父親はふだんは子どもにあまり関心がないが「入院」という決断は父親が行うなど，家族の考え方をよりよく知っていくと，訪問看護のかかわり方も変わってくるはずです。本人と家族の情報を集めるということは，継続して積み重ね収集していくものといえます。

⑥ アセスメントツールの活用

筆者が所属する訪問看護ステーションでは，看護計画の立案から観察，看護展開，報告書の作成に至るまで，さまざまなアセスメントツールを活用しています。ここでは，そのアセスメントツールを掲載しますので，参考にしてください。

（1）セルフケア　アセスメントシート（表3-15）

契約時に用いるアセスメントシートで，訪問看護の観察項目，看護計画，報告書に反映するように連動性をもたせているのが特徴です。ドロセア・E・オレムのセルフケア理論を精神科看護分野に応用し，「オレム・アンダーウッドモデル」を構築したパトリシア・R・アンダーウッドの理論を導入した考え方に基づくシートです。各項目で当てはまるものに丸をつけ，利用者の状況を記載し，看護計画の観察支援項目の立案につなげます。

▶セルフケア項目に沿った日常生活の支援のポイント p.174参照

（2）フィジカルアセスメント（表3-16）

精神科訪問看護では，どうしても精神症状を中心とした観察と支援に偏りがちですが，身体もしっかりと観察をしていくことが重要です。本シートはフィジカルアセスメントを行う際に使用するもので，筆者が所属する訪問看護ステーションでは年1回，利用者に対して実施しています。

（3）生活の満足度（表3-17）

本シートは，新潟県谷野呉山病院の地域支援活動チームが使用していたものを，筆者が所属する訪問看護ステーションでも活用しているものです。

このシートの利点は，現在の生活満足度を点数化でき，その人の希望が直接確認できることです。どのような生活をし，どのようなことができるようになると，点数が上がるのか把握しやすいものとなっています。訪問看護師がいっしょにその点数や希望を共有できるという点でも，非常に有効なツールです。筆者が所属する訪問看護ステーションでは年1回，利用者に対して実施しています。

実際にこのシートを用いて「②今の生活の満足度」を聞いてみると，「○％」「○点」「20〜30点」「－20点」など利用者はさまざまな回答をします。点数はなるべく明確になるように努めたほうがよいですが，「なんとなくこの点数」ということでもよく，本人が言った点数をそのままつけるようにします。そして，この点数の理由と，どんなことがあれば，あるいはどんなことができればこの点数が少しでも上がるのかを聞くと，訪問看護師の支援の方向性がより具体的になります。目標設定や利用者とのコミュニケーションツールとして使用していくことができます。

（4）GAF尺度の活用

利用者の精神症状の重症度を示す尺度として，**GAF尺度**（Global Assessment of Functioning）があります。この尺度を用いて機能の全体的評定を測ります。

▶GAF尺度を活用した症状評価 p.24参照

（①佐竹 直子，②原子 英樹）

【参考文献】
・日本語版用語監修：日本精神神経学会，監訳：高橋三郎・大野裕，訳：染矢俊幸・神庭重信・尾崎紀夫・三村將・村井俊哉『DSM-5 精神疾患の診断・統計マニュアル』医学書院，2014.

表3-15　（参考）セルフケア　アセスメントシート

セルフケア　アセスメントシート

記載日　　　年　　月　　日

氏名　　　　　　　　　　　　様　記載者

空気（薬）・水・食物	利用者の状況
1）服薬状況 　　服薬忘れ　拒薬傾向　飲酒の習慣　薬物の乱用 2）呼吸状況 　　喫煙　呼吸器疾患　咳嗽　痰 3）水分摂取 　　口渇　多飲 4）食習慣 　　食習慣の乱れ　食欲　偏食　拒食　過食　体重増減 　　栄養状態不良　咀嚼困難　嚥下困難　誤嚥の危険 その他（　　　　　　　　　　　　　　　　　　）	
アセスメントとセルフケアレベル【　　　】	
排泄	利用者の状況
1）排泄習慣 　　排尿習慣　失禁　頻尿 　　排便習慣　便秘・下痢　下剤調整不良 2）嘔吐 3）月経 　　月経不順 その他（　　　　　　　　　　　　　　　　　　）	
アセスメントとセルフケアレベル【　　　】	
個人衛生	利用者の状況
1）清潔の保持　洗面　歯磨き　入浴 2）整容　身だしなみ　爪切・髭剃り・整髪 3）身辺整理　掃除・整理　洗濯　掃除　ヘルパー支援 4）衣類調節　TPOに合わせた服装 5）強迫行為　不潔恐怖 6）感冒・発熱予防行動 その他（　　　　　　　　　　　　　　　　　　）	
アセスメントとセルフケアレベル【　　　】	
活動と休息	利用者の状況
1）活動状況 　　生活パターン　自閉的・過活動・多弁 　　生活リズムの乱れ 　　日中活動　趣味活動　気分転換　就労　家事 2）金銭管理 　　浪費　金銭トラブル 3）睡眠状況 　　入眠困難・早朝覚醒　昼夜逆転　睡眠リズムの乱れ その他（　　　　　　　　　　　　　　　　　　）	
アセスメントとセルフケアレベル【　　　】	

孤独とつきあい	利用者の状況
1）他者との関係 　　被害的・依存的・操作的・攻撃的・過干渉　無関心 　　友人とのつきあい 2）家族関係 3）異性とのつきあい その他（　　　　　　　　　　　　　　　　　　　）	
アセスメントとセルフケアレベル【　　　　】	

安全を保つ能力	利用者の状況
1）希死念慮　自殺企図　自傷行為 2）自己コントロール感（衝動行為） 3）他者への暴力等の危険 　　不穏な行動（暴言・怒声） 4）自分についての表現 　　自尊感情の低下・自己の過剰評価 5）性的逸脱行為 6）注意力の低下 その他（　　　　　　　　　　　　　　　　　　　）	
アセスメントとセルフケアレベル【　　　　】	

各項目の中で当てはまるものに○をつけ，利用者の状況を記載する。
アセスメントを記載した後，♯1立案　♯2立案　と記載し看護計画の【短期目標】につなげる。
セルフケアレベル
1：全介助　　2：部分介助　　3：声掛け指導　　4：教育指導・支持　　5：自立

※本シートは株式会社円グループで使用しているもの（一部改変）ですが，改定中です。
※本シート中の項目等は，担当する事業所が利用者に応じて，適宜調整して使用します。
※本シートは，次の書籍を参考にオリジナルアセスメントシートとして作成しました。
・田中美恵子編著：精神看護学　学生一患者のストーリーで綴る実習展開，第2版. 医歯薬出版，2015.
・南裕子編著：アクティブ・ナーシング　実践オレム—アンダーウッド理論　こころを癒す. 講談社，2005.

表 3 –16　（参考）フィジカルアセスメント

フィジカルアセスメント

記載日　　年　　月　　日

氏名　　　　　　　　　　様　記載者

項目	疾患・既往	確認項目	アセスメント
呼吸		呼吸数　　　回／分 肺雑音　あり・なし エア入り　弱め・良好 呼吸苦　あり・なし 咳嗽　あり・なし 痰　あり・なし SpO2　　　％	
循環器		脈拍数　　　回／分 リズム　　正常・不整 脈の強弱　あり・なし 胸苦しさ・胸の不快感　あり・なし チアノーゼ　あり・なし	
神経系		意識の状態　クリア・Ⅰ・Ⅱ・Ⅲ 見当識の異常　あり・なし 瞳孔反射　あり・なし 視力障がい　あり・なし 味覚障がい　あり・なし 聴覚障がい　あり・なし 嗅覚障がい　あり・なし	
皮膚		皮膚の状態の異常　あり・なし 搔痒感　あり・なし（部位　　　　） 傷　　　あり・なし（部位　　　　） 不快感　あり・なし（部位　　　　） 浮腫　　あり・なし（部位　　　　）	
骨筋肉		歩行状態　安定・不安定 ADLの低下　あり・なし 関節可動域の異常　あり・なし （　　　　　）	

項目	疾患・既往	確認項目	アセスメント
消化器系		食事摂取　食事内容 食欲　あり・なし 嚥下状態　良好・不良 歯の状態　虫歯・義歯　あり・なし 排便　　回／日　下剤の使用　あり・なし 便の状態　（　　　　　　　　　　） 腸蠕動音　良好・微弱・金属音 腹部膨満　あり・なし	
泌尿 生殖器		排尿　　回／日　色 膀胱緊満感　あり・なし 膣・尿道の分泌物　あり・なし 乳房の違和感　あり・なし 性器の違和感　あり・なし	
その他		身長　　　　cm 体重　　　　kg 　体重増減　あり・なし（　　kg）	

※本シートは株式会社円グループで使用しているもの（一部改変）ですが，改定中です。
※本シート中の項目等は，担当する事業所が利用者に応じて，適宜調整して使用します。

表 3 –17　（参考）生活の満足度シート

私の振り返りシート　　　　　　　　　　　　　年　　月　　日
　　　　　　　　　　　　　　　　　　　　名　前

① 私 の 希 望

　　　..

　　　..

② 今の生活の満足度

満足できない　　　　　　　どちらともいえない　　　　　　　とても満足

その理由は？

③ よりよい生活を送るために

　　　..

　　　..

④ 訪問看護に対する希望・意見・不満

　　　..

　　　..

※本シートは，新潟県谷野呉山病院の地域支援活動チームが使用しているものを掲載しています。

医療継続支援

1 はじめに

　本節では，統合失調症，うつ病，重症の精神障がいや薬物依存症といった
さまざまな精神疾患を抱える人たちが医療機関を退院した後，外来通院をす
るなかで，医療（治療）を継続しながらその人らしい生活が地域のなかでで
きるよう支援するにはどのようなことに留意すべきかについて，医療者との
かかわり・地域社会とのかかわり等，事例をとおして具体的に解説していき
ます。

2 利用者・家族と信頼関係を築くことの大切さ

　精神科訪問看護における訪問看護師の役割は，**表3-18**にあげたようにさ
まざまなものがありますが，最も重要なのは，利用者と信頼関係を築くこと
です。精神疾患をもつ人たちにとって，医療（治療）を継続することは非常
に重要ですが，その多くが長期にわたるため，医療機関を受診し，薬剤を服
用し，自身の病気と向き合いながら生活することに，不安や疑問，悩みを抱
えている人たちはけっして少なくありません。利用者は複雑で不安な思いを
日々抱えながら医療を受けているという事実を，訪問看護師はまず心に留め
ておく必要があります。

➡利用者との信頼
　関係構築，対人
　関係の援助
　p.55参照

① 利用者および家族からの信頼を得る

　日々の訪問看護を丁寧に行い，利用者が些細なことも話してくれる関係に
なってはじめて，訪問看護師はさまざまな情報を得ることができます。主治
医との関係や主治医に対する本心（医師に相談や質問をしても聞き流されて
しまう，薬の相談をしたいが忙しそうなので切り出せない，主治医と相性が
合わないなど），服薬を続けながらの生活に対する不安やつらさ，実は薬を
飲んでいないなど，家族にも言えない悩みや事実を，頼りになる訪問看護師
にだけ相談できたとしたら，それは症状悪化を食い止める重要なポイントに
なります。

　そして，その家族と良好な関係を保っていることも，利用者が医療を継続

表 3–18　精神科訪問看護における訪問看護師の役割
問題解決志向型からの発想転換が必要。リカバリー・ストレングスモデルの視点でかかわる

訪問看護師の役割	内　　容
①信頼関係の構築 　　（対人関係の支援）	・ドアを開けてもらうことから始まる（待つ・見守る） ・人とつながること―生活支援の基礎となる
②日常生活の支援 　　（セルフケアの支援） 　　生活技能の獲得・拡大	・ストレングスモデルに基づく視点（良さ，強み，できること）でかかわる ・買物，料理，洗濯，掃除，ごみ捨て等の支援 ・お金に対する思いの確認
③自己決定の力（強さを育む） 　　自助能力の向上と自信の 　　獲得 　　回復への支援（リカバリー）	・ストレングスモデルのアセスメントを行い，認めることから始める ・利用者とともに考え，利用者が納得し，選択し行動することを支持する元気になるための支援 ・利用者の思い・希望・願望を引き出し支援する
④精神症状・身体症状の悪化 　や増悪を防ぐ 　　服薬支援（副作用）	・医療継続の支援　　　・医療アセスメント ・薬の飲みごごち・効き方・主治医とのコミュニケーション 　服薬コンプライアンス―服薬アドヒアランスへ ・病状悪化の予測と早期支援 ・自分を知り病を知る・自分で自分を助ける支援
⑤危機介入	・危機介入を起こさないことが重要―クライシスプラン作成 ・利用者，主治医と病状悪化のサインを共有する ・問題が起きたときがチャンスととらえる ・サービスの密度，個別性を確保 ・福祉，医療のネットワークで支える
⑥家族関係の調整・支援	・多問題家族は，世帯全体を支援する（家族分離支援等） ・家族のストレス軽減（相談・助言・ねぎらい） ・病気，障がいに対する知識の提供 ・家族会や地域の資源の活用
⑦入院～退院～定着支援	・入院中から退院準備から関わる　継続看護 ・精神科病院との連携 ・退院後の定着支援
⑧社会資源・社会活動参加への支援	・地域の関係機関との連携（顔の見える関係をつくる） ・多機関を紹介するときは，丁寧につなぐ ・利用者の思い・希望・願望を社会につなげていく

（寺田悦子作成）

していくうえでは大切です。なぜなら，毎日いっしょに暮らしている家族は，日ごろの何気ない会話から，利用者の医療に対する思いや，服薬状況，受診の考え方（主体的か否か）等を把握できる環境にいるからです。長くいっしょに暮らしている家族だからこそ，予測できるパターンというものもあります。それを利用者および家族と訪問看護師が共有できるかどうかは，信頼関係の有無によります。

（1）事例：主治医に本心を話すことができなかったAさん

> **事例紹介**　●Aさん　●50代女性　●統合失調症
>
> 　利用者のAさんは，出産を控えた娘のことが気がかりでしかたがありませんでした。出産前後は，娘に母親らしいことをしてあげた

いが，主治医から「娘の世話はせずに，自宅で療養するように」と言われていました。しかし，多少身体の具合が悪くても，産前産後の1か月間は娘のそばにいてあげたいと考えており悩んでいました。

　　そこで訪問看護師はAさんの気持ちに寄り添い傾聴することで，Aさんは自分の本当の思いを主治医に話すことができました。

（2）事例の考察

　このように，診察の場面では一応納得したものの，やはりどうしても諦めきれないという思いを抱えている利用者は少なくありません。納得できないまま主治医の言葉に従う結果になったら，あとあとまでAさんは後悔するでしょう。そして主治医も，納得して帰ったはずのAさんが，まさか思い直して深く悩んでいるとは思っていないでしょう。

　Aさんは訪問看護師を信頼し本心を吐露してくれました。Aさんの気持ちが表出されて開放でき，症状の悪化を防ぎながら出産の手伝いができる方策はないか，主治医を含めてあらためて考えることができました。

② 医療の継続も信頼関係が左右する

　利用者が「医療を継続していく」という意思をもつことは，本人が治療の必要性を自覚していないと難しいものがあります。

　消極的な気持ちで受診している利用者は，自分にとって優先順位の高いものが見つかると，医療機関に足を運ばなくなりがちです。「1回くらい休んでもいいだろう」「来週に延ばしても構わないだろう」という安易な考えが出てきてしまうと，気づいたときには薬が切れていたという事態にもなりかねません。

　そのときどきの事情で，定期的な受診が無理な場合もあるかもしれませんが，訪問看護師は，「利用者の生活には『診察を受ける』ことが重要である」という意識をしっかりともってもらうよう，働きかけを怠ってはなりません。また，その言葉を納得・遵守してもらう関係を築いていることが大事なのです。

③ 医療継続の動機づけは　背景にあるリカバリーといっしょに考える

　リカバリーという言葉が，精神疾患を有する人やその支援者たちの間でよく聞かれるようになりました。

➡利用者のリカバリーとは
p.10参照

　専門職の多くは，長期間医療を受けている利用者を前にすると，つい悲観的な見立てをする傾向になりがちで，リカバリーを信じて支援することに困難を感じるものです。しかし訪問看護師は，直接細かに利用者に支援を提供する立場にあります。その支援者のネガティブな思考や態度は，利用者にとって障壁となるものです。仮に，利用者のチャレンジ目標が明確であるにもかかわらず，途中で病状が再発したり，不安定な症状に陥ったとしても，それは「リカバリーの旅を一時休止しただけ」と考えてみましょう。そのためには，医療継続の動機づけを背景にあるリカバリーといっしょに考えることが重要です。そして，利用者本人に，自分は医療を受け身ではなく，上手に活用していると考えてもらうことで，モチベーションが変わります。

（1）事例：主治医とうまく関係が築けず，定期的な受診ができなかったBさん

> **事例紹介**　●Bさん　●20代後半男性　●統合失調症
>
> 　利用者のBさんは，ひきこもり歴が6年でした。医療継続はどうにか7年間できていますが，定期的な受診ではありません。薬も飲んだり飲まなかったりで，夜間はしっかり寝たいので寝つけないときだけ睡眠薬に頼るという感じで医療とつきあっていました。そのBさんが，突然「僕は仕事がしたい」と訪問看護師に言い出したのです。
>
> 　Bさんは長い間，ずっと人目を避けて生活をしており，仕事歴は高校卒業後すぐの2年弱です。周囲の人の言動を自分の悪口だと思ったり，イライラすると近くの人に文句を言ったり，壁を蹴ったりするような衝動がありました。人込みのなかや対人関係に恐怖心がありました。それでもBさんは「社会復帰とは仕事をすることだと思うので，可能ならば福祉の仕事に就いて自分のように困っている人の手伝いをしたい」ということでした。訪問看護師は仕事をするうえでのリスクを具体的に伝えましたが，それでも翻意がなかったので，Bさんの気持ちは本気であると理解し，彼なら仕事ができるかもしれないと考えました。
>
> 　そこで，訪問看護師はBさんに次の3点を提案しました。
> ①　生活のリズムを整えるために薬は有効であるということ。イライラを予防できるし，イライラしたときに効く薬もあるため，必ず服用すること。
> ②　受診は定期的に行うこと。
> ③　①②が大丈夫ならば，仕事に対する熱意を自分で主治医に伝え

➡睡眠薬
　p.131参照

ること。
　その結果，主治医は「調子が悪くなったら休めばいいので頑張っ
てみたら」と，応援してくれることになりました。そこでBさんは
就労継続支援A型事業所で週20時間の勤務から始めることにし，目
標は週30時間勤務としました。

➡就労継続支援A
型
p.217参照

　すると，今まで不定期だったBさんの受診が定期的になり，しか
も診察のある日は早退させてもらうなど，勤務上の配慮を自ら事業
所に願い出ることができるようになったのです。主治医にも仕事に
慣れるまで緊張緩和のために，頓服を処方してもらうなど，診察を
うまく活用できるようになりました。
　実はBさんと主治医との関係はあまりよくありませんでした。以
前「あまり眠れない」と主治医に伝えたところ，「入院して，薬の
調整をしましょう」と言われたことがあり，うかつなことは言えな
いと用心していたのです。それが今回は「まず仕事を始めてみま
しょう。もしだめだったとしても，またそのときに相談しましょ
う」と言ってくれたことで，気持ちが軽くなったとのことでした。
それ以降，主治医には何でも話ができるというように心境が変わっ
たようです。

（2）事例の考察

　本事例では，主治医との関係も変化しましたが，診察に積極的に臨み，そ
こで相談をすることで自分の不安が軽減していくという主治医とのよい関係
づくりを身につけたことが大きな成果です。
　このように，自分に役立つように主治医という資源を上手に活用している
という実感を得ることが大切です。利用者本人が確かな手ごたえを感じるこ
とが，医療継続にとって最高のモチベーションになります。よりよいリカバ
リーのためにも，再発を予防するためにも，医療の継続は重要です。

④ 医療継続のための利用者との関係性の構築

　前述したように，利用者と訪問看護師の関係性は大切です。両者の関係性
が構築されないままトラブルに陥ると，たとえば医療者への不信感がもとも
と利用者にあった場合，訪問看護師が医療者側の人間とみなされてしまう
と，医療不信と訪問看護不信が同時に起こり得ます。訪問看護師が支援者で
はなく自分たちを管理する者として認識されてしまうと，訪問看護は支援が
難しくなります。

　支援者として，診察中，利用者がより充実できるようにともに考え工夫することは，訪問看護師の腕の見せどころです。そして利用者には，自分の言葉で主治医とコミュニケーションがとれるスキルを身につけるよう，働きかけていきましょう。

（1）事例：主治医に自分の想いがうまく伝えられなかったＣさん

> **事例紹介**　●Ｃさん　●40代男性　●統合失調症
>
> 　Ｃさんは，訪問看護の翌日が定期受診日に当たるため，いつもよく悩んでいます。「明日の診察ではどんな話をしたらよいのか不安」「不眠のつらさ，幻聴のつらさをどう伝えたらよいかわからない」「診察室の前で控えているときは話す内容を覚えているが，いざ主治医の前に座ると頭が真っ白になる」「あっという間に診察が終わるので，症状や悩みがあってもうまく伝えられない」「次の人が控えているので時間が気になる」といった内容です。
>
> 　そこで訪問看護師は，「診察時に主治医に伝えたいことは前もってメモ書きをしておいて読む」「主治医に意見を聞きたいことについてメモを書いておく」と提案しました。受診日前日の訪問看護のときに，Ｃさんといっしょに作戦を練ったり，メモ書きの準備をしました。そして，目標は主治医のペースで診察が終わるのではなく，自分のペースで診察が終わることにしました。
>
> 　Ｃさんはメモを使うことで会話がスムーズになり，緊張感も少し和らぎました。自分から主治医に話すスキルも少しずつ身につけています。Ｃさんからの一生懸命な問いかけに，主治医がきちんと応えてくれるので，「時間がないから主治医の話を聞くことに重きをおいて，自分が話してはいけない」「聞いても返事をもらえない」といった思いが変化し，信頼感が育ちつつあります。

（2）事例の考察

　訪問看護師はその関係性のなかで主治医の思いを利用者に代弁することもありますが，訪問看護時のやりとりのなかで，利用者が主治医への信頼感を強められるよう支援していくことが大切です。

⑤ 病状悪化の早期発見とその対応

① 病状変化の早期発見のポイント

　訪問看護師が利用者の病状悪化を早期に発見し，適切な対応をとることは，利用者が地域生活を継続していくために非常に重要です。次のような点に注意して，病状変化の早期発見に努めましょう。

（1）家族等からの情報

　「いつもと変わりがないような気もするが，何かが違う気がする」という違和感がある場合は，家族からの情報が決め手になることがあります。そのためにも日ごろから利用者をよく知っている家族と情報交換をしておくことが大切です。加えて，通所事業所やヘルパーの人たちからの情報など，幅広い関係者から情報を得られるように配慮をしておきましょう。

（2）精神症状の確認

　精神症状の変化を確認します。表情，会話，動作の違いといったものに着眼し，服薬状況や通院履歴の把握，金銭管理，整理整頓，室内の掃除，睡眠や食事といった生活リズムがきちんとできているか聞いてみたりして，精神症状の変化をみてみましょう。**薬の副作用**も考えます。

➡ 服薬による作用・副作用の観察と支援 p.146参照

（3）身体的変化の確認

　身体的変化の確認を行います。血圧・体温・便秘といった体調の変化，頭痛や歯痛などの痛みの有無，**合併症**の有無などを確認します。身体疾患が精神状態に影響を与えている場合もあります。精神症状の悪化から生活に変化が起こることもあります。

➡ 身体合併症 p.156参照

　以前，「髪を切りすぎた」「整髪がうまくいかなかった」などがイライラの原因となり，幻聴が増えていった利用者もいました。変化の原因はどこにあるのか，いろいろな視点で観察をすることが重要です。

② 病状の小さな変化に気づくための仕組みづくり

（1）クライシスプランの活用

　本人の小さな違和感や病状悪化の前兆を見逃さないための仕組みとして，クライシスプランの作成が有効です（**図3-7**）。

　クライシスプランとは，再発の早期徴候や再発を防止するのに有効であった対応，再発時に有効であった治療，再発の危険が認められた場合の連絡先などについて，あらかじめ決めておき，状態に応じた対応策を記した危機管理計画書です[1]。また，こんな対応や声かけはやめてほしいなどの本人の希望も「出来れば避けたいこと」に書き，まとめていきます。

図 3-7　（参考）クライシスプラン

クライシスプラン　「	」と思った時に
日付：令和　年　月　日　　名前：　　　　　　担当者：	

私の調子が悪くなる前は （サインは）	

サインかなと思ったら　（@_@）　（複数ある場合は枠を作りましょう）

私のすること	
周りの人にして欲しいこと	
出来れば避けたいこと	

緊急電話番号　＿＿＿＿＿＿＿＿＿＿＿　　その他　＿＿＿＿＿＿＿＿＿＿＿

※本様式は株式会社円グループで使用しているものを例として掲載しています。
※様式中の項目等は，担当する事業所が利用者に応じて，適宜調整して使用します。

（2）クライシスプランの留意点

　クライシスプランは，過去の自分の病状悪化を冷静に振り返り，悪化のきっかけ（サイン）を探していく作業になります。そのため，本人が調子のよいときに作成することが望ましいでしょう。また，自分の調子が崩れるときの前兆を考えていく作業になるため，クライシスプランの作成過程は再発予防にも効果があるという側面をもっています。

　クライシスプランを記入する際には，本人の言葉で，誰もが具体的にすぐにイメージできるようにします。そして，作成したプランを定期的に見直し，内容面の追加や修正，悪化しないための工夫の変化などをわかるようにしておくと，より実用的なものになります。

　クライシスプランは作成のプロセスがとても重要です。本人にとって「出来れば避けたいこと」を把握し，訪問看護師や周囲の関係者が配慮するポイントが明確になると，危機的状況になったとしても本人の気持ちを尊重した支援を行うことができ，信頼関係が崩れることを防ぐことにもつながります。

（3）事例：突然うつ状態に陥るＤさんへの支援

> 事例紹介　●Ｄさん　●60代女性　●統合失調感情障がい
>
> 　Ｄさんは，突然うつ状態に陥ります。前回の訪問時は元気だったのに，次の訪問ではうつ状態になっていたりします。うつ状態にな

るきっかけがつかめれば，訪問の回数を増やしたり，ヘルパーと連携してタイムリーな受診や処方調整等も可能になりますが，気づいたらうつ状態になっている状態で，このつらい状況が何日も続くようなら死んだほうがましと訴えます。これではふたたびDさんが危機的状況（クライシス）に陥ったときに，迅速で適切な対応をとることは不可能です。そこでDさんと「クライシスプラン」（利用者と支援者があらかじめ話し合って立てておく計画）の作成ができないかと考えました。

　まず，健康なとき，調子がよいときの朝起きてから寝るまでの自分の行動をDさんにあげてもらい，そこからポイントとなる項目を選んでもらいました。そして，これより先に症状が進んだら受診もできなくなるという項目の1つ手前にポイントを設け，その際にはいっしょに臨時受診をするようにしました。結果的には，様式にまとめる形での具体的なクライシスプランの作成までは行うことができませんでしたが，Dさんといっしょにうつのレベルの分析を行ったことで，うつ状態に陥る前の早期発見に活かすことができました（図3−8）。

図3−8　Dさんと行ったうつのレベルの分析

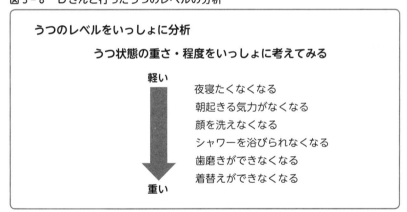

（4）事例の考察

　クライシスプランの利点は，利用者，家族，他の支援者との連携体制が組めるということです。クライシスプランがあれば，訪問にあたるスタッフが初対面であってもおおまかな全体像と支援方法がわかります。事例のように具体的なクライシスプランの作成はできなかったとしても，利用者の希望にそった対応ができるようにクライシスプランの作成に取り組むことは，支援に熟練した専門職にとっても，訪問看護にあまり慣れていない看護師にとっ

ても有用です。いわば，利用者の取扱い説明書として，さまざまな支援者が連携して活用できるものといえます。

6 クライシスプランの作成とSOSを発信するスキル

　利用者が訪問看護からの卒業を考えるために必要なスキルが，「SOSを発信できること」と「SOSを発信できる相手がいること」です。

　SOSを発信できるスキルは非常に重要で，病状が変化している，悪化するかもしれないという感覚を自覚できたとしても，自覚しただけで実際にSOSを発信できなければ役に立ちません。SOSを発信できる相手がいれば，クライシスを乗り越えることができます。SOSは早ければ早いほどよく，SOSを発信できるスキルは訪問看護の支援や地域生活を続けていくうえで重要です。

　クライシスプランの下にはSOS先の電話番号を記入します。第一SOSの連絡先は訪問看護ステーションの24時間電話の番号にしているのが一般的ですが，家族や医療機関の個人名の場合もあります。また，発信方法は電話が圧倒的に多いと考えられますが，ショートメールにしている人もいます。

7 医療継続支援における困難

①受診拒否

　利用者が地域で自分らしい生活をしていくには，受診と服薬は症状を安定させるうえで重要です。一部の利用者のなかには，医療不信や入院させられるという不安から「診察には行きません」と受診を拒否する人がいますが，拒否は本人の気持ちの表出であるため，利用者の不安を取り除く作業をいっしょに行っていきます。

　また，妄想や幻聴により不安要素が増大している場合もあります。不安が少ない状態での診察が可能であれば，その対応を医療機関といっしょに考えることになります。

　待合室で待つ時間が苦痛，１対１での診察が不安，医療機関まで一人で行くことができない，主治医の説明が不足していて不信感がある等の場合は，医療機関に配慮をお願いすることになります。

②拒薬

➡利用者に合わせた服薬支援 p.147参照

　薬を飲みたくない，もう飲まないと言う場合，なぜそう考えるに至ったか理由を知る必要があります。服薬をやめると副作用も消失するため，身体や

頭が軽く感じ，一時的に病気が治ったかのような爽快感を得られると話す利用者もいます。

　訪問看護を行うなかで，何かにチャレンジしたいという明確な目標を聞くことができたら，それを実現していくためには，拒薬による再発が起こったらもったいないことを伝えると効果があるかもしれません。たとえば「料理教室に通いたい」「楽しく通うのであれば薬を飲んでよいコンディションで通いましょう」「再発して料理教室が中断してはもったいないし，せっかくできた仲間や自分のペースでの生活から一時的に離れてしまうかもしれない」などと伝えてもよいでしょう。その一方で，拒薬により今後出現する可能性がある症状を伝え，その情報を共有することも大切です。

　拒薬していても，利用者が訪問看護を受け続けていることが大切で，利用者との関係が継続していれば，変化も期待できます。服薬したくないという

図 3-9　医療継続支援における困難

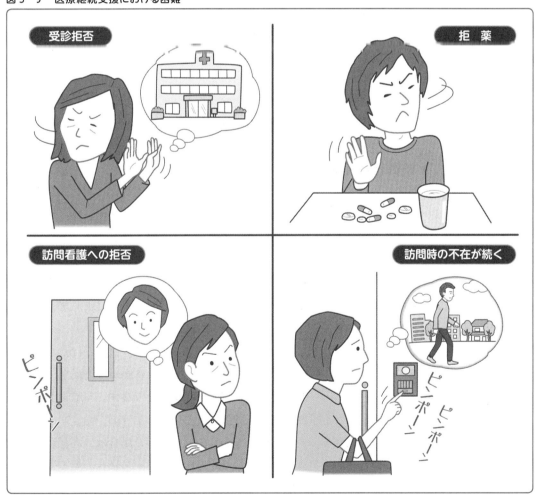

思いを大切にしながら，服薬する・しないにとらわれるより，生活に不自由がないか，困っていることは何かを共有できるとよいでしょう。気長にかかわるという視点で接し，けっして焦らないことです。これは，受診拒否への対応にも通じる視点で，利用者の思いを粘り強く聴きながら，安心感を与え続ける姿勢が大切です。

　看護師によっては，こんな状況で自分は何もできないと感じるかもしれませんが，チームで協力しながら支援を継続することが重要です。訪問看護師は困ったときに相談にのってもらえる支援者だということを利用者に理解してもらいましょう。

③訪問看護への拒否

　訪問看護を拒否する場合，他の関係機関との連絡や交流ができているのか情報収集を行います。そして，家族に現在の状況を尋ねたり，訪問拒否の理由を本人に聞いてもらうなどして対処方法を考えます。

　背景に医療不信があり，訪問看護の情報も主治医に筒抜けになると考える人も少なくありません。症状悪化の場合もあります。その場合，利用者が安心して話ができている相手とコンタクトをとることで，本人の正直な思いを知ることが可能になります。こちらは常に心配をしているという発信を怠らず，本人が会ってくれるまで待つ姿勢を保ちましょう。担当者の変更が可能であれば，担当者を変えることを提案してみてもよいでしょう。

④訪問時の不在が続く

　訪問しても，利用者が家にいない場合があります。逆に，明らかに自宅にいるのはわかっていても顔を出してくれない場合もあります。多くの場合は不在のケースなので，なぜ訪問時に不在なのかを考えましょう。急な用事が入ってしまい出かけたのか，訪問の約束の時間を忘れているのか。もしかしたら誰も気づかないだけで自宅で倒れているケースがあるかもしれません。その場合は緊急を要します。職場で決められている対応策に準じて行動をとることになります。

　しかし在宅か否かわからない状況のときには，電話を直接かけたり（固定電話，携帯電話），手紙を書く，家族に連絡をとり家族から電話を入れてもらうなどし，主治医・関係機関への報告が必要になります。自転車もしくは車があるかどうかを事前に把握しておくとよいでしょう。

　訪問時に不在が多い人で偶然にも会うことができた場合は，不都合が生じていないかどうかを聞きとり，できるだけ相手のペースに合わせて工夫して実施できる方法を提案してみます。また，常に気にかけていることを伝える

ことが大切です。逆に，あまり来てほしくないという場合には，落としどころを探り，たとえば訪問時間を短くする，訪問回数を減らすなどの工夫をしていきます。

　しかし最終的には，利用者の意見をふまえて，主治医と相談することになります。訪問看護師としては細く・長く，訪問看護が継続できる方法を考えたいものです。

8 電話対応

①「訪問」と「電話」は訪問看護師の武器

　緊急電話への対応には，緊急といいながらも頻回電話になっていたり，長々と話をする利用者もいるので難しい場合があります。

　まず，筆者は訪問看護にとっての「訪問」と「電話」は，訪問看護師の武器だと考えています。したがって，電話をかける・電話を受けるという行為も立派な支援と位置づけます。ただし，「24時間電話」については，臨時訪問をしなければならない緊急の判断だけではなく，本人や他者の身の安全を守る必要がある場合，電話で薬をうながしても行動に移せない場合，電話の様子で利用者が動くことができないと感じた場合，医療機関からすぐ受診してくださいといわれた場合など，実際に訪問して必要な支援を行ったり，話を直接聴くことで利用者が安心感を得られると考えられる場合も，当該事業所の所長の判断が必要になるため，職場のルールに照らし合わせた対応となります。

② 夜間の電話への対応

　利用者が夜間に電話をかけてくる場合，その背景はさまざまです。不安が増強していたり，眠れない状況になっていたり，家族や友人との関係を引きずっていたら深夜になっていた，引っ越しをした，大切な人が亡くなったなど，利用者をとりまく環境に変化が生じた場合も多いため，丁寧に話を聴き，不安を理解する姿勢で対応することが大切です。興奮していて一気に話が噴き出すような場合には，ひととおり話を聴くと，こちらの声かけが耳に入る余裕ができます。丁寧に話を聴いていること，この電話でいっしょに考えていること，翌日または次の訪問看護時にあらためてゆっくり話をすることを告げ，内容を交通整理する必要があります。

　基本的に，夜間の電話は長くなるとよけいに眠れなくなる傾向があるので，安心して眠ってもらえるような声かけが必要です。安心感を与えることや，話の終わりどころを探す必要があります。次に示すような体調が悪化し

ないための工夫を伝えることもよい方策です。

・夜間は横になって眠る

・寝つけないときに頓服の指示がある場合はその薬を飲む

・クライシスプランに不眠時・不安時などの対応がある場合はそれを試してみる

　緊急の訪問看護が必要ないと判断した場合は，継続して翌日の担当者にしっかりと伝え，担当者から翌日折り返し電話が入るように約束するなど，その日電話したことで利用者の安心が得られるような対応をします。状況によっては，緊急の電話を担当者から折り返し入れてもらいます。

　なかには，寂しさから電話をかけてくる人もいます。夜はいつも寂しくなるため，寝るまでの間に「24時間電話」にかけてみたというような場合は，訪問看護時に日中のすごし方を話題にしてもらい，緊急電話の回数を減らすように工夫する必要があります。

③ 頻回の電話への対応

　何度も繰り返し電話をかけてくる人に対しても，訪問看護時に電話の使い方について十分に話し合うことが必要です。何度も電話をかけてくる利用者に対しては所長もしくは担当者が相手になるなど，窓口を限定するなどの対応をすることもあります。

④「死にたい」「これから自傷する」という電話への対応

　前述した緊急性の高い電話の場合，臨時訪問の可能性が高いケースもあるでしょうし，逆に衝動性や切迫性に問題がある場合もあります。

　たとえば，「死にたい」という内容の電話であれば，つらいなか，電話をかけてくれたことにまず感謝します。いきなり励ましたり説得したりするのではなく，話を聴く，追い込まれているつらさを理解するような聴き方や相づちをうつことが大切です。そして，つらいなかで出した結論がベストではない可能性もあるので，いっしょに考えていきましょうという姿勢を示していきます。

　これから自傷する，過量服薬するという電話に対しても，それらの行為に至るほどつらいことがあることを受け止めて接しましょう。なお，これらの状況を主治医と共有し，主治医からの指示を記録に残すようにします。

➡ パーソナリティー障がい
p.79参照**パーソナリティー障がい**などのように，つらいことを理解してほしいという想いから自分で自分の身体を傷つけたり，自殺をほのめかしたりするケースもありますが，個人の生活背景を理解したうえで，チームとして一貫した対応をとる必要があり，そのためには話し合いと情報の共有が大切です。話

がずれてきたら現実的な話に戻す必要があり，こちらに決定を委ねるような話をしてくる場合でも，本人の自己決定を尊重する態度を示します。見捨てる，突き放すということではなく，自分自身で頑張ってみましょうという返し方をします。

⑤ 職員への配慮

夜間の緊急電話，土日の緊急電話とも，担当職員への負担が大きいという点は注意が必要です。陰性感情をもつこともあるかもしれません。配慮と工夫が必要なので，利用者への対応や電話での応対の仕方を職場内で話し合うことが大切になります。

利用者の話の内容によっては，緊急電話で取り扱う種類ではないことを伝える必要もあるでしょう。ただ，その場合は，関係性の良好な担当者が行うか，事業所の代表が直接説明するほうが望ましいと思われます。ほかに，契約時にしっかり説明をすることも必要です。

9　入院時・入院中の支援

① 入院時の支援

訪問看護を続けていると，症状が再燃して入院したり，精神疾患以外の原因で入院するケースがあります。

➡入院形態
p.258参照

自立度の高い利用者は，任意入院の場合，本人が病院に出向くことができますが，医療保護入院には同意書が必要です。その際，利用者が家族や兄弟姉妹に迷惑をかけると気づかうケースもあるため，本人や家族には十分な安心感を与え，不安を覚えずに準備ができるよう情報を共有しておくことが望まれます。

身体的な治療が原因で入院する場合は不安が伴うため，入院直前までサポートが必要になる場合もあります。また，検査入院であれば検査を正確に実施できるよう，充分な説明と確認が必要な利用者もいます。

単身者の入院の場合は，訪問看護師が同行する場合があります。入院に対する不安は避けられないため，安心できる人がそばにいることは安心感につながります。訪問看護師以外に関係機関職員や，生活保護受給者の場合は役所の担当者が同行することもあります。

② 関係機関との連携

支援者間で情報の共有を行うときは，タイムリーに動ける人や，利用者と関係性の良好な担当者が付き添うことで，安心感が得られます。

　そのとき，または後日にでも医療関係者と話をして，退院の予定を聞き，退院前にカンファレンスを実施して情報を共有しておくとよいかもしれません。家族にも，忘れずにねぎらいの言葉をかけます。

　入院時に提出する書類は看護要約（サマリー）を代用することなどの工夫をすることができます。本人の同意が必要ですが，利用者が入院中に困らないように医療機関の看護師と引き継ぎをしっかり行ううえでも情報提供書を活用しましょう。

③入院中の支援

　入院中の支援は，治療への影響もあるため，医療機関と十分な相談のうえで行います。入院中に面会に行くことは，退院後の継続訪問の視点からも必要です。遠く離れた場所への入院になるかもしれませんが，面会が可能な場合は積極的に行うことを推奨します。

　電話連絡は，症状が落ち着いたころに行うほうがよいでしょう。入院先の医療機関から訪問看護ステーションへの連絡はなくても，入院中の本人には退院の打診が行われていることもあります。

🔟 退院直後の訪問看護

　退院が決まると，退院後の初回訪問の日程を組むことになります。聞きたいことはたくさんあると思いますが，まずは退院してきてくれたことを喜び，情報を共有し，訪問を再開しましょう。

　徐々に，どうして今回の入院に至ったのか，入院中に何を考えていたのかを聞いていきましょう。再発を防止する視点や自分で再発を予防できる工夫を話し合うためには，入院がよい機会になるととらえます。この機会を有効に活用できたら，次からよりよい訪問看護を提供することができるからです。そして，医療機関からの入院中の情報と本人からの情報をすり合わせることにより，治療内容やその効果を理解することにつながります。

　訪問看護という仕事の究極の目的は，利用者本人が，再発を避けるような行動をとる力をつけること，そして自分の夢や目標に向かって，生活ができるように導くことです。そのために，訪問のどのタイミングでも利用者が自分の疾病管理ができるような支援をしています。不幸にして入院をしてしまっても，そこはチャンスと考え，再発予防を自らの力でできるような支援を行うことが，精神科訪問看護の重要な役割であり使命だと考えます。

（原子 英樹）

危機介入

1 はじめに

　症状の再燃や悪化があると，これまで本人のペースで営んできた日常生活が崩れ，食事や水分の摂取，排泄，身体の清潔，活動や睡眠，休息，人間関係，自分の安全など，生活を営むための基本的要素が保てなくなり，危機状態に陥ります。この状態になると，本人だけでなく家族や周囲の関係者も含めて注意深く観察していく必要があります。

　本人や家族，支援関係者はみな，危機的状況を回避し，可能な限り安定した状態で本人が望む生活が継続してほしいと考えるものです。しかし，地域で生活していくには，家族や周囲との関係，健康を維持していくための行動，ストレスとの向き合い方など，乗り越えなければならないことが多くあります。また，健康的な生活が順調に続いていたとしても，病気への意識が薄れ，服薬が不定期になり症状の再燃に至るということもあります。

　精神科訪問看護では，症状の再燃や危機的状況にならないように注意しながら，本人の希望やチャレンジが前進していくことを支援していかなればなりません。

2 早期発見とアセスメントの重要性

　精神科訪問看護では，本人のいつもと違う小さな違和感を感じとることが，症状の悪化の早期発見ともいえ，崩れ始めた状態を早期に元の状態に戻すことにもつながります。危機介入を事前に防ぐためにも，日々のアセスメントを丁寧に行い，小さな違和感を見逃さないことが大切です。

①周囲の人の気づきが早期発見につながる

　孤立した状態や誰とも接触をもたない状態では，症状の悪化を自分一人で体験しつづける状況となってしまいます。

　まずは，本人が周囲の誰かと，なんらかの形でつながっていることが重要です。つながりがあると，「周りの人が自分を見ていてくれる」「何かあれば声をかけてくれる」「周囲の人と協力して，これからのことを考えられるか

もしれない」など，安心感をもつことができます。ときには，周囲の人が本人よりも早く変化に気づくことがあるかもしれません。

② セルフモニタリングと自身を助ける力の向上

　利用者は，1週間のなかで限られた時間しか訪問看護とかかわることはなく，それ以外の多くの時間を家族や他の関係機関，友人，そして一人ですごしています。そのため訪問看護では，本人のセルフモニタリング能力向上の支援を行うことが重要です。

　クライシスプランの作成も重要です。この作成過程で，ふだんの健康的な生活のときにどうであったかを自分で理解してもらい，調子の変化や悪化の兆候が現れた際に，自分で気づき，修正や対処を行うことができるかを考えてもらいます。難しい場合は，その変化に対してどう対処したらよいかを訪問看護師もいっしょに考えていきましょう。最終的には，自身でセルフモニタリングを行い，病状の変化に対処して，危機を乗り越えられるようになることが理想といえます。

➡ クライシスプランの活用
　　p.99参照

3 病状悪化時のアセスメントと対応時の共有化

　病状の悪化が起こり始めたクライシス（危機）状況では，早期に医療機関や関係機関との情報共有を行い，利用者にかける言葉やたがいの役割を明確にして支援を行うことが重要です。

① 病状悪化のアセスメント

　事前にクライシスプランを作成しておくと，病状悪化時の前兆が明確になっていますが，調子を崩していると，本人もその前兆に気がつくことができない場合があります。クライシスプランを元に，訪問看護師も前兆に気づくことができるように心がけるようにしましょう。

（1）事例：クライシスプランを有効活用して地域で生活するＥさん

> **事例紹介**　●Ｅさん　●40代男性　●統合失調症
>
> 　Ｅさんは，病識がまったくありません。安定して仕事を行うことができることもあり，職場に病気のことは特に話さず，夜勤の警備の仕事をしていました。
> 　Ｅさんが仕事を決める際に，「いつもの自分，健康的な自分」はどんな自分かということについて，時間をかけていっしょに話し合いました。Ｅさんには「絶対に精神科には入院したくない」という

強い思いがあり，話し合いはとてもスムーズに進みました。

○Eさんが考える「自分らしく，健康的な自分」

・好きな音楽を毎日数曲聴くということを日課にしている

・ストレスがあるときも，好きな音楽を聴きリラックスできる

・毎週ラジオで放送されるヒットチャート上位の曲ではなく，これから売れるかもしれないと自分が感じたアーティストの曲を聴く。

・CDを買うことに関心がある

　Eさんは職場に病気のことは話さず，しかも夜勤の仕事をするということで，訪問看護師は再発を心配していました。そこで，仕事が長く続くために健康管理について考えることを提案し，「自分で行う健康管理」のクライシスプランを作成しました。ただし，妄想があっても，Eさんのなかではそれは妄想ではなく事実としてとらえられているため，その部分には焦点を当てることはしませんでした。

　調子のよいときも，逆にストレスを感じリラックスしたいときも音楽を聴くということで，クライシスプランには，次の内容を書き出し，共有をしました。

○クライシスプランの主な内容

・音楽を毎日聴いているのか，聴いていないのか

・今はどんな曲を聴いているのか

・気に入った曲をいっしょに聴く

　訪問看護の場では，音楽の話をしたり，職場の苦労話なども聞いたりしながら，適宜クライシスプランを見直しています。

　退院前カンファレンスの際に主治医からは，Eさんは病識もなく，いつ再発してもおかしくない状態，これまで措置入院を繰り返しているので，症状が悪化したらいつでも入院を考えますと言われました。しかし，クライシスプランを有効に活用し，地域で5年以上暮らすことができています。

（2）事例の考察

　クライシスプランから，病状の悪化についてアセスメントすることが可能でした。さらに訪問看護では直接自宅に行くため，自宅環境の変化や，本人の**セルフケア**のアセスメント（食事や水分の摂取，排泄，身体の清潔，活動や睡眠，休息，人間関係，自分の安全を保つ）という視点からも，小さな変化を見逃さないように観察をしていました。

➡セルフケア項目に沿った日常生活の支援のポイント p.174参照

　このほかにも，長い時間いっしょにいる家族や，日中活動に行っている場合は活動先の職員と情報共有を行い，Ｅさんの情報を集めることで支援に活かしました。

② 病状悪化時の対応と共有化

　利用者の明らかな病状の変化を察知した場合は，病状の安定に努めるとともに，家族および関係機関との情報共有を行います。訪問看護師はできるだけ入院を避けるということを意識し，訪問頻度を増やし，さまざまなアプローチを行っていきます。

（1）不安の把握と生活支援

　セルフケアの視点から十分ではない部分を観察し，支援を行います。たとえば，睡眠がうまくとれないと本人が悩んでいる場合は，安心して眠るために不安に思っていることを聞き，その不安を除去するための方法をいっしょに考えます。睡眠がとりやすいように環境面の工夫や見直しも行います。支援を継続していくと本人に起こっている課題が睡眠や不安だけではないことも見えてくるかもしれないので，調子が悪くなっているときこそチャンスととらえ，利用者のさまざまな思いに対し寄り添い，いっしょに考えるという姿勢が大切になります。

　訪問看護ステーションの24時間365日の支援体制は，利用者や家族にとってとても心強いものです。訪問看護師側は一人で抱え込まず，チームで情報を共有して対応していくようにしましょう。

（2）他職種や家族との連携

　利用者が抱える不安に対して，関係性や職種の役割を踏まえて効果的な「声かけ」を行うことも重要です。

> 【声をかける職種，家族等の例】
> ・睡眠薬の工夫や，つらいときに飲む薬の選択，薬の変更
> 　→主治医
> ・金銭的な不安への相談
> 　→家族，信頼している親戚や兄弟姉妹，関係機関の支援者，生活保護
> 　　受給者であれば自治体の生活保護担当職員　　など
> ・健康面の不安
> 　→訪問看護師，病院の外来看護師，栄養相談の栄養士　　など

　不安の内容と，声かけをする人と利用者との関係性に配慮したうえで，訪問看護師は関係者を総動員するくらいの広い視野をもって，支援方法を利用

者と共に考えます。医療や地域の福祉ネットワークを駆使して，サポートができるとよいでしょう。

（3）気分転換や不調時の支援

1）相手の話を十分に聴く

　少しでも本人の不安を軽減し，落ち着いてもらうために，訪問看護師は「十分に相手の話を聴く」ことが大切です。関係性が構築されていれば，「そばにいてくれるだけで落ち着く」と言われることもありますが，まずは話をじっくり聴くという時間を大切にしましょう。

▶話を聴く姿勢と質問の具体的な工夫
p.59参照

　話を聴くといっても，多くの場合，幻聴や妄想，気分の浮き沈みといった話につきあうことになりますが，そのときの看護師の姿勢や言葉は本人にとってとても重要です。利用者が，自分を受け入れてくれていると感じる聴き方や話し方，相づちを打つタイミングも考えなければなりません。相手が話をしている途中で割り込んで話したり，うつの気分でいるときに，こちらが必要以上に陽気な口調で話をしたりするのは避けるべきでしょう。

　利用者は「よく看護師は『気のせいですよ』『そんなの無視すればいいですよ』と言うが，それができないからつらいんだ」と話します。また，すぐに「頓服を飲んでください」「それは診察のときに先生に聞いてください」と言われてしまい，相談してもあまり聞いてくれないという声も聞きます。本人たちからすれば，「まずは自分たちの訴えを親身になって聴いてほしい」ということではないかと思います。

2）いっしょの時間を共有する支援

　本人のつらさを理解する姿勢，苦しさを分かち合う姿勢が看護師には重要です。そのため，関係性が良好であるならば，利用者といっしょに散歩に出かけたり，音楽を聴いたり，ときには食事をしてもいいかもしれません。いっしょの時間を共有し，安心を感じてもらえると，気分転換になり，本人にとって貴重な時間となります。

　なお，気持ちを落ち着かせるためには**服薬支援**も重要となりますが，本人の服薬に対する想いをしっかりと聴いてから，支援を行うほうがよいでしょう。

▶利用者に合わせた服薬支援
p.147参照

（4）身体症状の観察と支援

　危機的状況のときこそ忘れてはいけないのが，**身体症状**の観察です。危機的状況が起こると，利用者の言動や周囲に起こる変化に注目してしまいがちですが，実は，調子の変化が起こると主治医は薬の処方の変更を行うため，副作用のリスクが高い状態となっていることがあります。副作用の影響が出ていないか，症状悪化の一因ではないかという視点を頭の片隅に入れておくようにします。

▶身体合併症
p.156参照

➡ドパミンに関連
した副作用
p.122参照

　薬の副作用でもある**錐体外路症状**（extra pyramidal symptom：EPS）
は，利用者の生活の質を大きく低下させるもので，イライラの原因になった
り，急に服薬をやめることによる症状の悪化も起こりえます。

　注意しなければならないのは，状態悪化と同時にイライラが増したり，寝
たきりになると，症状やうつ状態が悪化したと勘違いしてしまうことです。
よくよく話を聞いてみると，便秘や腹痛，頭痛がイライラや寝たきりの原因
であったという場合もあります。以前，ある利用者のイライラの原因は，空
腹と虫歯による歯痛ということもありました。さらに，飲酒が関係している
ということもあります。危機対応においては，十分な観察とコミュニケー
ションを図り，身体的な状況の変化を見落とすことなく，適切な治療を受け
られるように支援を考えていくようにしましょう。

　なお，本人の調子が悪いと受診が難しくなります。診察の順番が待てな
い，周囲の目が気になるということに加え，場合によっては受診同行の検討
も行います。同行するのは訪問看護師，家族，関係機関の支援者などが考え
られますが，そのときの状況に応じた，本人が安心感を得られる選択肢を提
案します。診察する医師に事前に配慮をお願いしておくことができると，ス
ムーズに受診することができるかもしれません。

４ 危機介入のタイミングと検討

①入院に至らないようにするための支援

　症状が悪化した際には，症状安定のための支援と並行して，入院するかど
うかの決断と入院までのプロセスを考えるようにします。

　危機介入の結果が入院治療になるとしても，全力で地域生活を継続するた
めの支援を行っていきます。まずは，入院という状況を避けるためにも積極
的に治療を受け入れることが今の最善の選択肢であることを誠意をもって説
明し，絶対に私たちは見放さないというメッセージを伝えることが重要で
す。

　入院を避けるために，服薬支援と周囲との人間関係が良好な状態を維持で
きるように支援を行います。状態が悪化し，本人の行動や発言，暴言などで
周囲が疲弊してしまうと，地域生活の継続が難しくなることも考えられ，最
悪，住居からの退去を迫られることにもなりかねません。

②入院が必要になった場合

　本人が入院はしたくないと希望していても，地域生活の維持がどうしても
難しい場合，入院治療を受けるように説明と説得を行うことがあります。入

院が必要と考えられる場合として，**表3-19**のようなタイミングがあります。事前に入院が必要になるラインを医療機関と決めておき，家族とも共有しておくことが重要です。

　措置入院になるような警察介入や民間救急を使った入院，**医療保護入院**は避けたほうがよいといえます。本人の自発的な入院となることをめざして，本人との関係性も考慮のうえ，説得や提案を行っていきます。

　なお，入院は家族にとっても重要なものであるため，入院のタイミングや自宅での生活の限界を家族といっしょに考えておくようにします。

表3-19　入院に向けた説明や説得を行うタイミング

・家族が疲弊して入院しかないと決断したとき
・近隣への迷惑や影響を感じたとき
・自傷他害のリスクが高まったとき
・暴力行為
・健康を著しく害するような状況が続いているとき　　など

➡入院形態
p.258参照

（1）事例：家族にくり返し暴力を振るうFさんの措置入院

> **事例紹介**　●Fさん　●40代男性　●統合失調症
>
> 　Fさんは症状が悪化していたことから，受診先の主治医や精神保健福祉士と頻回に連絡をとり，状況の共有と家族の希望も伝え，次の受診時に対応をしてもらえるように備えていました。
>
> 　しかし，家族に暴力を振るってしまい，家族が警察に通報をしたことで，Fさんはそのまま措置入院となりました。訪問看護師は病院の精神保健福祉士と家族から連絡があり，入院したことを知りました。事前の説得やかかわりが功を奏さず，地域生活の継続もできなかったことから，訪問看護師にとってとてもつらい経験となりました。

➡精神保健福祉士
p.214参照

（2）事例の考察

　訪問看護師は危機介入後の本人の生活や周囲との関係性，仮に入院した場合には退院後のことも考えながら支援を行っていきます。本人の苦労やつらさに共感しながらも，本人のためを考え，つらいことも言わなければならないということを理解してもらいながら，危機介入を進めていく必要があります。

5　家族支援と家族の苦労・疲弊

　訪問看護において家族との関係性は重要です。関係性が良好であれば利用者の情報も得られ，家族の思いも聴くことができます。その家族の思いが，入院や退院に大きな影響を与えます。

➡精神疾患をもつ
人の家族
p.188参照

① 家族にとっての訪問看護

利用者の病状の変化や悪化には，家族も神経をすり減らします。緊張しながら自分の子どもに接したり，腫れ物に触るような対応になったり，ときには怒りを感じながらいっしょに暮らしていることもあります。

そのため，訪問看護が家族にとっても役に立つと実感してもらえるように，家族にも見えるような形で，本人に家族の心配や訪問看護でどんなことをしていくのかを伝えていけると，家族も安心感を得ることができます。

ただし，訪問看護の支援が見えるようにするとしても，利用者にとって家族に知られたくないこともあるはずです。この場合は，利用者の意思を尊重するか，内容によっては家族に相談するか，慎重に判断します。

以前，利用者の家族から「正しいことだけが訪問看護の仕事ではない」と言われたことが心に残っています。一番本人を知っているのは家族であり，細かな変化や予測の正確さも家族のほうが気がつくことが多いです。家族はいっしょに支援をしていく仲間であり，利用者の影響を直接受ける立場でもあることをよく認識しておきましょう。

② 家族の苦悩

家族はさまざまな想いや悩みを抱えていますが，なかでも医療に対する不信感をもっている家族は多いでしょう。たとえば，病院に入院すると，衛生環境の悪さや個室ではない点が気になったり，他の入院患者を見て自分の子どものことを心配したり，鍵がかかる場所に本人が閉じ込められていたり，面会に行ったら手足を縛られている光景を見たことなどが理由にあります。また，特に初回の入院の場合，他の身体的疾患と同じように「治って帰ってくる」と考えていることもあり，再入院となると，どうして入院治療をしたのに治っていないのかと驚く家族もいます。

このほかにも，再発を繰り返して入院が多いことに悩んでいたり，問題行動で苦しんでいる家族もいます。自身の高齢化に伴い，子どもの将来を心配する人も多いでしょう。

危機的状況かどうかに限らず，家族に対する十分な情報提供と支援を行うことも訪問看護では重要で，利用者の安定にもつながります。

③ 家族の限界を知る

家族は調子を崩した利用者を一生懸命に支えますが，その家族にも限界があります。利用者と同じように疲労し，疲れ切った状態になり，限界まで頑張ったあげく入院になるということは避けなければなりません。

➡ 家族のリカバリー
p.196参照

訪問看護では，家族だけで抱え込まないように**家族会**を紹介したり，支援

機関のパンフレット等を渡すなど，情報提供等を行います（**表3-20**）。

表3-20　家族の支援に有用なもの
・家族会 ・医療機関が行う家族教室 ・保健所や市町村の窓口 ・地域活動支援センター　　　など

また，入院という決断に至ってしまった場合，家族が入院をさせてしまい申し訳ないという気持ちや，退院してからまた責められるのではないかという心配，金銭的負担などから，家族の負担はとても大きいものです。利用者の入院後は，まずは家族にも十分に休息をとってもらうことも必要です。

訪問看護師は，家族の慰労をかねた訪問をしたり，休息がとれているかを電話で確認します。これまで利用者の世話が生活の中心であったという家族は多く，入院後は時間がぽっかりと空いてしまい，何をしたらいいかわからないという人もいます。そのため，家族にとって，社会との接点をもつ活動や友人関係，趣味がある場合はそれを継続してもらうように伝えています。本人だけではなく，家族にも配慮しながら，入院中の不安や退院後についていっしょに考えていくことが重要です。

（原子 英樹）

【引用文献】

1）藤井千代：在宅医療（訪問診療・往診）．日本精神保健福祉士養成校協会編集：新・精神保健福祉士養成講座1　精神疾患とその治療，第2版．p.275，中央法規出版，2016.

第 **4** 章

精神科薬物療法の援助

本章の概要

精神科疾患の治療法にはさまざまなものがありますが，その主流の1つとなるのが薬物療法です。薬物療法を受ける利用者に訪問看護師としてかかわる際，服薬状況を把握したうえで，薬剤の作用・副作用の有無の観察や対応を行うことだけでなく，服薬に対する本人の思いを知り，他職種等と共有しつつ，効果的な治療が進むよう支援をすることも求められます。

この章では，精神科薬物療法の基本として，主な薬剤に関する作用・副作用をはじめとした概要と，服薬時の観察のポイント，また，精神科薬物療法を受ける利用者に対する援助として訪問看護師が知っておくべき内容について述べます。

精神科薬物療法

1 精神科薬物療法の概要

　精神科の治療は，主に薬物療法をはじめとする身体的治療（電気けいれん療法や反復経頭蓋磁気刺激療法などを含む）と，精神療法や精神科リハビリテーション（デイケアや作業療法など）の**心理・社会的治療**に分けることができます（**図4−1**）。薬物療法はそのなかでも症状の緩和や再発を予防する効果がわかっているため，精神科治療の基本となります。

➡心理・社会的な
治療
p.70参照

　精神科で使われる薬剤には，「メジャートランキライザー」という呼び名でも知られている抗精神病薬や，「マイナートランキライザー」といわれる抗不安薬や睡眠薬，さらに抗うつ薬や気分安定薬，抗てんかん薬，精神刺激薬などがあり，これら精神活動に作用する薬剤を総称して「向精神薬」と呼びます。

図4−1　精神科治療

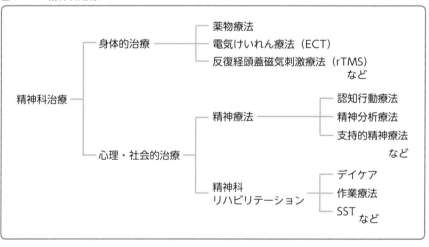

2 抗精神病薬

①適応と効果

　主に統合失調症に用いられる薬剤です。最近では双極性障がいやうつ病で

使われることもあります。

　いずれの薬剤も幻覚や妄想といった精神病症状を軽減します。ほかにも興奮を抑えたり，考えがまとまらない，意欲がわかないなどの症状を改善したり，また再発を防ぐ効果もあります。

　ほとんどの薬剤が，脳内のドパミン神経の活動を整えることで効果を発揮すると考えられています。というのも，統合失調症の場合には脳内のドパミンが過剰になり，ドパミン D_2 受容体に働くことで幻覚や妄想が出てくると考えられています（**図4-2a**）。抗精神病薬はその D_2 受容体をブロックし，ドパミンが作用するのを邪魔することで，幻覚や妄想を出す刺激が伝わらないようにしています（**図4-2b**）。

図4-2　抗精神病薬の働き

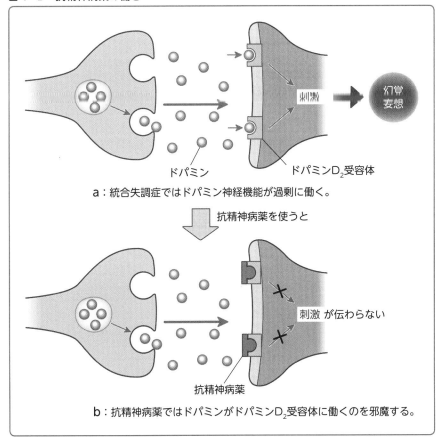

ドパミン

ドパミン D_2 受容体

刺激

幻覚
妄想

a：統合失調症ではドパミン神経機能が過剰に働く。

抗精神病薬を使うと

刺激 が伝わらない

抗精神病薬

b：抗精神病薬ではドパミンがドパミン D_2 受容体に働くのを邪魔する。

②主な副作用

　抗精神病薬はドパミン D_2 受容体以外にもいろいろな受容体に作用します。それによって，効果だけではなく副作用も生じます。なかでも，悪性症候群と糖尿病については特に注意が必要です。

（1）悪性症候群

　副作用のなかで最も重篤であり，生命にかかわるため，必ず念頭においておかなくてはなりません。特に，高熱・発汗・筋固縮などがみられたら抗精神病薬の副作用を第一に考えておきたいものです。**表4-1**に診断基準を載せておきます[1]。

　悪性症候群の症状を発見したら，ただちに医療機関での治療が必要です。全身状態があまりよくない場合（栄養不良や脱水，高齢者，身体疾患を併存しているなど）に特に起こりやすいとされています。

表4-1　Caroffらによる悪性症候群の診断基準

1　発症前7日以内の抗精神病薬の使用の既往 　　（デポ剤の場合，発症の2～4週前の使用の既往） 2　高熱：38℃以上 3　筋固縮 4　以下のうち5項目 　　・意識障害　・頻脈　・呼吸促進あるいは低酸素症　・発汗あるいは流涎　・振戦 　　・尿失禁　・CPK（クレアチンフォスフォキナーゼ）の上昇あるいはミオグロビン 　　尿　・白血球増加　・代謝性アシドーシス 5　他の薬物性，全身性，精神神経疾患の除外 上記の診断基準の1～5を満たす

（Caroff, S. N. and Mann, S. C. : Neuroleptic malignant syndrome. Med. Clin. North Am., 77 : pp.185-202, 1993. より引用。筆者訳）

（2）糖尿病・メタボリックシンドローム

　新しい作用機序をもつ新規非定型抗精神病薬で，特に問題になりました。高血糖からケトアシドーシスに至って死亡するケースもあるので，一部の薬剤では禁忌となり，禁忌でない薬剤でも注意は必要です。自身に糖尿病があることや，家系内血縁者に糖尿病がある（糖尿病家族歴）ことがわかった場合は，医師に伝えておく必要があります。

　体重の増減が急激に生じたり，やたらとのどが渇く，清涼飲料水をたくさん飲む，排尿の量（/回）・回数が増えた，などが出現したら糖尿病を疑いましょう。

　非定型抗精神病薬の副作用は糖尿病だけでなく脂質代謝異常や高血圧などのメタボリックシンドロームが起こりやすいといわれています。食生活や運動習慣には気をつけなければなりません。

（3）ドパミンに関連した副作用

　錐体外路症状（extrapyramidal symptoms：EPS）と呼ばれます（**図4-3**）。定型抗精神病薬で主に問題となりますが，非定型抗精神病薬でも生じます。

図 4 - 3 　錐体外路障害とは

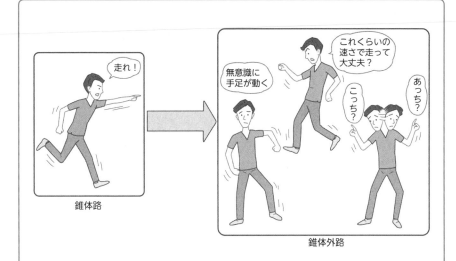

運動神経には「錐体路」と「錐体外路」の 2 種類がある。いわゆる錐体路という "太い道路" から "細い道路" の錐体外路に「走れ！」などの指令を出すと，錐体外路は筋肉を収縮させたりしながらその速さや方向を調整して動きを滑らかにする。
　錐体外路障害が起こると，運動過多，便秘，不眠，認知機能障害などの錐体外路症状を引き起こす。

1）アカシジア

　比較的初期（投与後数週間）に多い副作用で，じっとしていられない，落ち着かない，むずむずする，といった症状です。座っているよりも歩いているほうが楽でそわそわと動き回る特徴があるため，「静座不能」と訳すこともあります。

2）ジストニア

　投与してから速やかに（数時間～数日）出ることが多い副作用です。首や舌がつっぱる，眼球が上転する（**図 4 - 4**），身体が傾くなど，筋肉の緊張が目立ちます。本人の苦痛も強い副作用です。

図 4 - 4 　急性ジストニア眼球上転

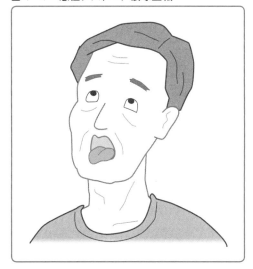

3）パーキンソニズム

　投与して 2 週以降，4 ～ 10 週に最も多く出る副作用です。無動・筋固縮（からだが

うまく動かない）・振戦（手が震える），前傾姿勢（からだが前かがみになる），小刻み歩行になるなど，いわゆるパーキンソン症状（＝パーキンソニズム）です。両側に出やすいのがパーキンソン病と異なるといわれています。

4）遅発性ジスキネジア

投与して半年以降に出やすい副作用です。異常な不随意運動（＝無意識の動き）が口周囲や体幹を中心に出現します。動きは不規則であることが特徴で，口をもぐもぐさせていたり，舌が動いていたり，ということからわかることがあります。本人はそれほど苦痛と感じず，自覚がないことも多いのですが，一度起こると治りにくいので，早期に治療することが大切です。

（4）高プロラクチン血症

乳汁分泌・月経不順など，女性が嫌がる副作用で，プロラクチンの過剰分泌により起こります。男性でも女性化乳房や性機能不全などが見られます。

（5）抗コリン作用による副作用

口の渇き，目のかすみ，尿が出にくい，便秘，頻脈が主な症状です。これらの副作用が強い薬剤は，狭隅角緑内障や前立腺肥大，麻痺性イレウスなどには禁忌とされています。

口渇に対しては，たとえば水を多めに飲んだり，口をすすいだり，あるいは氷やキャンディなどをなめたりするのも一つの対処法です。便秘に対しては，水分と食物繊維を摂り，運動を心がけるだけでもずいぶんと改善されます。酸化マグネシウムなどの乳様薬や緩下薬を使うのも一つの手です。かすみ目も，点眼薬などで少しは改善されるといわれています。

（6）抗ヒスタミン (H$_1$受容体) 作用による副作用

眠気や体重増加が大きな問題となります。利用者が特に嫌がる副作用といえます。ただし眠気のほうはうまく使えばよく眠れることになります。日中に眠いと困っている利用者の場合は，医師に伝えて夜間の服用に変えてもらうなど調整してもよいでしょう。

（7）抗α$_1$作用による副作用

起立性低血圧，いわゆる立ちくらみが起きます。転倒などが起こる前に対処したい症状の一つです。日常的な対処法としては，立ち上がる前に少し足をぶらぶらさせたり，ゆっくり立ち上がったりすることが勧められています。

（8）その他

一部の薬剤はキニジン様作用を有するので，心電図でQT延長の可能性があります。放置しておくと致死的となるので，注意が必要です。QT延長以外にも，循環器系に影響を与えることがあります。

表4-2　抗精神病薬の代表的な薬剤と副作用

副作用＼薬剤名	ハロペリドール（セレネース）	アリピプラゾール（エビリファイ）	クロザピン（クロザリル）	オランザピン（ジプレキサ）	パリペリドン（インヴェガ）	クエチアピンフマル酸塩（セロクエル）	リスペリドン（リスパダール）
アカシジア／パーキンソニズム	＋＋＋	＋	0	0／(＋)	0／＋＋	0／(＋)	0／＋＋
遅発性ジスキネジア	＋＋＋	(＋)	0	(＋)	(＋)	？	(＋)
けいれん	＋	(＋)	＋＋	0	0	0	0
QT延長	＋	(＋)	(＋)	(＋)	(＋)	(＋)	(＋)
糖代謝異常	(＋)	0	＋＋＋	＋＋＋	＋＋	＋＋	＋＋
脂質異常	(＋)	0	＋＋＋	＋＋＋	＋＋	＋＋	＋＋
便秘	＋	0	＋＋＋	＋＋	＋＋	＋	＋＋
低血圧	＋＋	＋	(＋)	(＋)	＋＋	＋＋	＋＋
無顆粒球症	0／(＋)	0／(＋)	＋	0／(＋)	0／(＋)	0／(＋)	0／(＋)
体重増加	＋	(＋)	＋＋＋	＋＋＋	＋＋	＋＋	＋＋
プロラクチン上昇	＋＋＋	0	0	(＋)	＋＋	(＋)	＋＋
乳汁漏出	＋＋	0	0	＋	＋＋	0	＋＋
月経困難	＋＋	0	0	＋	＋＋	(＋)	＋＋
鎮静	＋	0	＋＋＋	＋／＋＋	＋	＋＋	＋
悪性症候群	＋	(＋)	(＋)	(＋)	(＋)	(＋)	(＋)

0＝リスクなし　(＋)＝ときおり，プラセボとの差異に乏しい　＋＝軽度（1％未満）　＋＋＝ときどき（10％未満）　＋＋＋＝しばしば（10％以上）　？＝データ不足により言及なし　6-10週の体重増加：＋＝低（0-1.5kg）；＋＋＝中（1.5-3kg）；＋＋＋＝高（3kg以上）
(WFSBP Guidelines, in The World Journal of Biological Psychiathy. 14：pp.334-385, 2013. 筆者訳)

③ 種類と特徴

　前述したように，抗精神病薬には効用と副作用があるのですが，薬剤によって多少作用する仕組みが異なります。その機序によって，定型抗精神病薬と非定型抗精神病薬に分けられますが，開発された時期から，第一世代・第二世代抗精神病薬といったりもします。厳密には多少分類される薬剤は異なりますが，「定型≒第一世代」「非定型≒第二世代」と考えてかまいません。

　個々の特徴については以下で触れますが，代表的な薬剤について**表4-2**に示しました[2]。

(1)非定型抗精神病薬

　比較的新しい作用機序の薬剤です。抗精神病薬は，上述のとおり，基本的にはドパミンの働きを邪魔することで効果を出すのですが，それだけではドパミンの必要な働きも邪魔することになります。そのため，セロトニンなど別の神経伝達物質が関連する場所の働きを抑えることで，ドパミン遮断によって生じる副作用を出にくくしています。

　ドパミンに関係する副作用は出にくくなったのですが，先に述べたようなメタボリックシンドロームに関連する副作用には気をつけなければいけません。特に糖尿病は高血糖からケトアシドーシスに至って死亡するケースもあるので，一部の薬剤では禁忌となります。

　また，最近発売されたドパミン・パーシャルアゴニスト（ドパミン部分作動薬）と呼ばれる薬剤は，**図4-2**で示したドパミンD_2受容体をブロックする作用がやや特殊です。同じようにブロックはするのですが，一部の刺激は

伝わるような特徴をもっています。それによって，必要なドパミンの働きを維持することで，パーキンソニズムなどは起こりにくくなります。

【代表的な薬剤】

1）リスペリドン（リスパダール）

液剤や持続性注射剤など剤形が豊富で，急性期に第一選択薬として用いられることが多い薬剤です。錐体外路症状はハロペリドール（セレネース）よりは出にくいものの，高用量になると同様に出現します。高プロラクチン血症になりやすい薬剤です。

2）オランザピン（ジプレキサ），クエチアピンフマル酸塩（セロクエル）

糖尿病の人には禁忌であり，体重増加・高血糖が問題となります。錐体外路症状は比較的出にくく，鎮静効果があり，眠気が見られます。気分障がいの人にも用いられることがあります。

3）アリピプラゾール（エビリファイ），ブレクスピプラゾール（レキサルティ）

先に述べたドパミン・パーシャルアゴニストの作用をもちます。錐体外路症状は出にくく，また鎮静も少ないため用いやすい薬剤です。副作用は少ないものの，アカシジアには注意が必要です。

4）クロザピン（クロザリル）

抗精神病効果はどの薬剤よりも高く，難治性の統合失調症に用いられます。その一方で，無顆粒球症になる可能性があり，他にも心筋炎や高血糖などを生じうるため，わが国では使用に厳格なルールが決められています。服用開始は入院で観察し血液検査を定期的に行わなければならず，その後も最低2週間に1回は外来受診で検査をする必要があります。また処方できる医療機関は限られています。

5）その他

アセナピンマレイン酸塩（シクレスト）：舌下錠という抗精神病薬のなかでは珍しい薬剤です。鎮静作用がある薬剤のなかでは糖尿病に禁忌になっていないことが特徴的です。

ブロナンセリン（ロナセン）：貼付剤があるのが特徴です。

（2）定型抗精神病薬

非定型抗精神病薬が発売される前からある薬剤です。ドパミン関連の副作用が多くなります。

【代表的な薬剤】

1）ハロペリドール（セレネース）

錠剤，液剤，注射薬と剤形が豊富です。適応外でせん妄などの治療に使われることも少なくありませんが，錐体外路症状も強く，使用には注意が必要

です。

２）レボメプロマジン（レボトミン，ヒルナミン），クロルプロマジン（コントミン）

ハロペリドール（セレネース）と比べて錐体外路症状は少なく，その一方で鎮静作用が強く，睡眠薬や抗不安薬の代わりに使うこともあります。注射剤があることも特徴的です。レボトミンはLP，コントミンはCPなどともいわれます。

３）スルピリド（ドグマチール）

力価の弱い薬で，もとは胃潰瘍薬として開発されました。低用量で抗うつ薬効果を有する特徴的な薬剤です。食欲が出て，体重増加があります。また高プロラクチン血症をきたしやすく，乳汁分泌が見られます。

3 抗うつ薬

① 適応と効果

主にうつ病に用いられる薬剤です。最近では双極性障がいのうつ状態にはなるべく用いないほうがよいとされています。

いずれの薬剤も，抑うつ気分や意欲低下などのうつ症状を軽減します。ほかにも不安を和らげたり，睡眠の質を向上させたりする効果をもつものもあります。

ほとんどの薬剤がセロトニンやノルアドレナリンといった神経伝達物質に関連することで効果を発揮します。というのも，うつ病ではセロトニンやノルアドレナリンに関連した機能が低下して，神経細胞の間での情報がスムーズに伝わりにくくなると考えられているからです。抗うつ薬は，脳内の神経細胞から放出されたセロトニンやノルアドレナリンが，再び神経細胞に取り込まれる（「再取込み」という）のを阻害して，神経シナプスの間のセロトニンやノルアドレナリンが増えるように働きます（**図4-5a**）。さらに，神経細胞の枝葉の部分（「樹状突起」という）に作用して（**図4-5b**），結果的に意欲や気分を活性化する刺激がうまく伝達できるようになります。

ただし効果が発現するまでに，一般的には2〜4週間かかると考えられています。それまで服用し続けられるよう，副作用をきちんと理解してもらい，継続できるように支援することが必要です。

② 主な副作用

副作用は，抗精神病薬と同じものも少なくありません。というのも，さまざまな受容体に作用することに変わりはないからです。そのため，同じよう

図4-5　抗うつ薬の働き

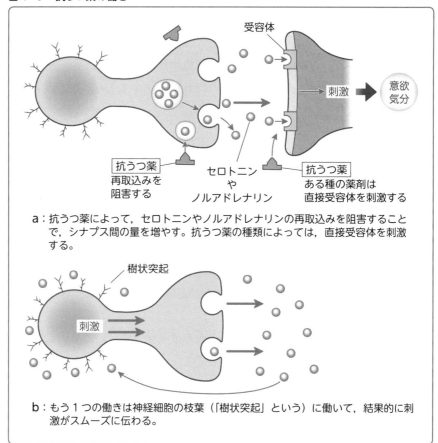

a：抗うつ薬によって，セロトニンやノルアドレナリンの再取込みを阻害することで，シナプス間の量を増やす。抗うつ薬の種類によっては，直接受容体を刺激する。

b：もう1つの働きは神経細胞の枝葉（「樹状突起」という）に働いて，結果的に刺激がスムーズに伝わる。

に抗コリン・抗ヒスタミン・抗α_1の副作用が生じます。その一覧を**表4-3**に示しましたので，参考にしてください。

　それ以外の副作用では，最近の薬剤では嘔気や下痢などの消化器症状，不眠や焦燥，性機能障がいなどが目立ちます。いずれもセロトニンに関連した副作用と考えられています。

（1）消化器症状

　セロトニン5-HT$_3$受容体という部位を刺激することで，嘔気や下痢などが出現します。特に服用開始〜2週間くらいまで続くことが多い副作用です。

（2）性機能障がい

　薬剤によっては高率に出現します。勃起障がいや射精障がい，欲求の減退などがあります。患者が医療関係者に言いにくい副作用の1つですので，気に留めておく必要があるでしょう。

（3）賦活症候群

　アクティベーション・シンドローム（activation syndrome）ともいいます。服用直後に出現し，不安や焦燥，不眠などが見られます。自殺企図や衝

表 4 - 3　抗うつ薬における主な副作用

薬剤名 ＼ 副作用	抗コリン作用	胃腸症状	過鎮静	不眠/焦燥	性機能障害	起立性低血圧	体重増加	特定の副作用	過量での致死性
アミトリプチリン塩酸塩（トリプタノール）	+++	−	+++	−	+	+++	+++	ECG変化,けいれん閾値低下	高
イミプラミン塩酸塩（トフラニール）	++	−	+	++	+	++	++	ECG変化,けいれん閾値低下	高
クロミプラミン塩酸塩（アナフラニール）	+++	+	+	+	++	++	++	ECG変化,けいれん閾値低下	中
ノルトリプチリン塩酸塩（ノリトレン）	+	−	+	−	+	+	+	ECG変化,けいれん閾値低下	高
アモキサピン（アモキサン）	+++	−	+	++	+	−	+	高プロラクチン血症	高
マプロチリン塩酸塩（ルジオミール）	++	−	++	−	+	++	++	てんかんの危険性増大	高
ミアンセリン塩酸塩（テトラミド）	+	−	++	−	−	+	+	血液疾患（まれに）	低
トラゾドン塩酸塩（レスリン/デジレル）	−	+	++	−	++	+	−	持続性勃起症（まれに）	低
エスシタロプラムシュウ酸塩（レクサプロ）	−	++	−	++	++	−	−		低
フルボキサミンマレイン酸塩（ルボックス/デプロメール）	+	+++	−	+	+	−	−		低
パロキセチン塩酸塩水和物（パキシル）	+	++	−	++	++	−	+	CYP2D6阻害効果	低
塩酸セルトラリン（ジェイゾロフト）	−	++	−	++	++	−	−		低
ミルナシプラン塩酸塩（トレドミン）	−	++	−	++	++	−	−		低
デュロキセチン塩酸塩（サインバルタ）	−	++	−	++	+	−	−		低
ベンラファキシン塩酸塩（イフェクサー）	−	++	−	++	++	−	−	高血圧	低
ミルタザピン（リフレックス/レメロン）			++	−	−	+	++		低

（WFSBP Guidelines, in The World Journal of Biological Psychiatry. 14：pp.334-385, 2013. 筆者訳）

動行為につながる可能性のある副作用です。若年者では特に注意が必要で，あらかじめこの副作用が生じうることを伝えておく必要があります。

（4）中断症状

これは厳密には副作用というものではありませんが，服用していた薬剤を急にやめると出てくる症状です。インフルエンザやかぜのような症状といわれ，悪寒や筋肉痛，頭痛，嘔気，不眠感などの増加などが見られます。ほかにもめまいや不安感，発汗などが生じることもあります。

（5）その他

肝機能障がいや出血傾向となることが知られています。特に消炎鎮痛薬などを常用している場合には消化管出血をきたしやすくなるので，あらかじめ医師に伝えておくとよいでしょう。

また，抗うつ薬の場合には他の薬剤との相互作用に注意が必要です。シトクロム P450（CYP）と呼ばれる肝臓の代謝酵素が関係して，特にパロキセチン塩酸塩水和物（パキシル）やフルボキサミンマレイン酸塩（ルボックス/デプロメール）では強く阻害するので，ワーファリンや抗不整脈薬などの併用は血中濃度を著しく高める可能性があるため避けなければなりません。

③ 種類と特徴

　古くは三環系抗うつ薬や四環系抗うつ薬が中心でしたが，過量服薬した際に心毒性をもつものが多く，徐々にSSRI（選択的セロトニン再取込み阻害薬）やSNRI（セロトニン・ノルアドレナリン再取込み阻害薬）といった新規抗うつ薬が処方されることが多くなってきました。ほかにもNaSSA（ノルアドレナリン作動性・特異的セロトニン作動性抗うつ薬）と呼ばれる薬剤も使用されています。

（1）新規抗うつ薬

　従来の三環系などと比べて過量服薬した際の安全性が向上した薬剤です。抗うつ効果だけでなく抗不安効果も期待され，不安症に適応がある薬剤も少なくありません。

【代表的な薬剤】

❶エスシタロプラムシュウ酸塩（レクサプロ），塩酸セルトラリン（ジェイゾロフト）

　代表的なSSRIで，効果と副作用のバランスがよい薬剤です。エスシタロプラムシュウ酸塩（レクサプロ）ではQT延長に注意が必要です。

❷パロキセチン塩酸塩水和物（パキシル），フルボキサミンマレイン酸塩（ルボックス/デプロメール）

　SSRIのなかでは早い時期に発売されたため，使用している利用者も少なくありません。先に述べたように，相互作用には特に注意が必要です。

❸デュロキセチン塩酸塩（サインバルタ），ベンラファキシン塩酸塩（イフェクサー SR），ミルナシプラン塩酸塩（トレドミン）

　代表的なSNRIです。セロトニンだけでなくノルアドレナリンの再取込み阻害作用があるため，交感神経が優位に働く可能性があります。血圧上昇や排尿障がいには注意が必要です。デュロキセチン塩酸塩（サインバルタ）は疼痛にも効果があることがわかっています。またミルナシプラン塩酸塩（トレドミン）はCYPの代謝阻害作用がないため，併用薬を使用している利用者に使われることがあります。

❹ミルタザピン（リフレックス/レメロン）

　NaSSAという種類の薬剤です。鎮静効果が強く，眠気が出ます。体重増加もあるため，食欲低下の患者さんに使われることもあります。

❺ボルチオキセチン臭化水素酸塩（トリンテリックス）

　セロトニン再取込み阻害・セロトニン受容体調節薬という，SSRIとNaSSAの特徴を併せもっている新しい薬剤です。認知機能の改善が期待されており，また性機能障がいが少ないと報告されています。

（2）その他の抗うつ薬

　三環系抗うつ薬や四環系抗うつ薬などがあります。SSRIやSNRIで治療効果が得られない利用者に使ったり，睡眠作用を期待して併用したりすることがあります。

【代表的な薬剤】

❶ノルトリプチリン塩酸塩（ノリトレン），アモキサピン（アモキサン）

　三環系抗うつ薬のなかでも比較的新しい薬剤です。SSRIなどと比べて重症の利用者では効果が高いという報告もあります。

❷ミアンセリン塩酸塩（テトラミド），トラゾドン塩酸塩（レスリン）

　テトラミドは四環系，トラゾドン塩酸塩（レスリン）は厳密にはセロトニン２Ａ受容体アンタゴニスト/再取込み阻害薬というやや特殊な薬剤です。睡眠のステージを深める作用があります。

4 抗不安薬・睡眠薬

　抗不安薬や睡眠薬は，現在用いられているほとんどの薬剤がベンゾジアゼピン受容体作動薬と呼ばれるものです。本稿ではベンゾジアゼピン受容体作動薬を中心に記載し，最後にそれ以外の薬剤について説明します。

① 適応と効果

　ベンゾジアゼピン受容体作動薬は，抗不安，鎮静・催眠作用がある効果発現の早い薬剤であり，主に不安症や不眠症に用いられます。それ以外の統合失調症や双極性障がい，うつ病でも使用されることが多く，不安時や不眠時といった頓用薬としても使われるので，よく目にすると思います。その他，抗けいれん作用や筋弛緩作用があるため，てんかんの治療にも使用されることがあります。

　ただし，後述しますが，長期に使用することでの弊害も生じるため，てんかん以外の長期の連用は本来避けるべきです。

② 主な副作用

（1）過鎮静・記憶障がい・認知機能障がい

　用量が多くなればなるほど鎮静が強くなり，眠気や，健忘などの記憶障がいが生じて認知機能の低下をきたします。特に高齢者では認知症の発症リスクを高めるという報告もあり，長期使用は避けなければなりません。

（2）奇異反応

　本来の作用とは反対に，不安や緊張が高まり，ときに興奮や攻撃性をもた

131

らします。発生する頻度は0.2 ～ 0.7 ％といわれています。

（3）筋弛緩

　筋肉の弛緩作用があり，重症筋無力症での使用は禁忌です。また高齢者では，眠気などと相まって転倒する危険性が高くなるため注意しなければなりません。

（4）呼吸抑制

　呼吸がしにくくなることがあります。これは呼吸筋の弛緩作用だけでなく，中枢神経にも影響することがあるためと報告されており，呼吸器疾患をもつ患者や呼吸状態のよくない高齢者への使用は避けるべきです。

（5）依存・離脱症状・耐性

　薬剤を強く欲するような精神的依存をベンゾジアゼピン作動薬では認めることがあります。また薬剤を中止すると，不安・不眠・振戦・発汗・動悸・口渇・けいれんなどの離脱症状をきたす身体依存も生じることがあります。さらに，特に長期に連用すると徐々に薬剤の効果が乏しくなっていく耐性も生じます。

③ 種類と特徴

　ベンゾジアゼピン受容体作動薬のなかには，一般に非ベンゾジアゼピン系睡眠薬といわれているものがありますが，「非」となっているものの，副作用などは共通のものがほとんどなので，本稿ではひとまとめにしています。ベンゾジアゼピン受容体作動薬以外の抗不安薬としてはセロトニン 5 -HT₁A 受容体アゴニストが，睡眠薬ではメラトニン受容体アゴニストやオレキシン受容体アンタゴニストが承認されています。

　ベンゾジアゼピン受容体作動薬は，血中半減期を目安として短時間・中時間・長時間に分けるのが便利です。それぞれのメリットとデメリットを述べておきます。

（1）短時間型（エチゾラム（デパス），クロチアゼパム（リーゼ），トリアゾラム（ハルシオン），ブロチゾラム（レンドルミン），ゾルピデム酒石酸塩（マイスリー），エスゾピクロン（ルネスタ）など）

　服用後，すばやく血中濃度が上昇し，効果が早期に出現します。睡眠薬であれば，睡眠導入時に効果を発揮します。そして速やかに血中濃度が下がるので，長時間引きずることはありません。頓服薬として使用されることが多い薬剤です。

　しかし，使用後にリバウンドが起こることがあります（反跳性不安・反跳性不眠）。使用する前よりもかえって不安になったり（反跳性不安），睡眠薬を連用した後，急に使用を中断すると，不眠になります（反跳性不眠）。

（ 2 ）中時間型（アルプラゾラム（コンスタン），ロラゼパム（ワイパックス），ブロマゼパム（レキソタン），エスタゾラム（ユーロジン），ニトラゼパム（ベンザリン））

短時間と長時間の中間です。いずれのメリットもデメリットも軽度に有します。ただ，代謝や排泄に支障がある場合には蓄積するため，注意が必要です。

（ 3 ）長時間型（ジアゼパム（セルシン），ロフラゼプ酸エチル（メイラックス），クロナゼパム（リボトリール），クアゼパム（ドラール）など）

急に中断しても反跳性不安や反跳性不眠は起こりにくいとされています。また，抗不安薬であれば 1 日 1 回の投与で済むのも利点です。

しかし連用すると，血中濃度が完全に下がりきらないうちに次の投与がされることになるため，体内に蓄積されてしまう可能性があります（「持ち越し効果」という）。それにより副作用が増強されるので，注意しなくてはなりません。特に，めまい，ふらつきなどが見られやすくなります。

（ 4 ）その他

❶ タンドスピロンクエン酸塩（セディール）

セロトニン 5-HT$_{1A}$ 受容体アゴニストであり，ベンゾジアゼピン受容体作動薬でみられる筋弛緩や鎮静作用がなく，依存も生じません。ただし効果発現までには 1 ～ 2 週間以上の時間が必要で，速効性には欠けます。

❷ ラメルテオン（ロゼレム）

メラトニン受容体アゴニストという睡眠薬です。メラトニンを介した睡眠作用で，より自然な睡眠に近いという特徴があります。睡眠の相がずれてしまった場合などにも効果があります。

❸ スボレキサント（ベルソムラ）

オレキシン受容体アンタゴニストという睡眠薬です。ラメルテオン（ロゼレム）と同様，これまでのベンゾジアゼピン系作動薬でみられた筋弛緩や依存は生じず，高齢者でも用量に気をつければ比較的安全に使用することができます。

5 気分安定薬

① 適応と効果

主に双極性障がいに用いられます。躁状態・うつ状態のいずれのときでも使用することがあり，うつ病の増強療法として用いられることも少なくありませんが，適応が認可されていないものもあります。

効果としては，躁症状やうつ状態の改善といった短期効果から，病状を安

定させて再発を予防する効果もあります。

　気分安定薬に分類される薬剤は，ラモトリギン（ラミクタール），バルプロ酸ナトリウム（デパケン），カルバマゼピン（テグレトール）といった抗てんかん薬と炭酸リチウム（リーマス）です。それ以外にも，オランザピン（ジプレキサ），クエチアピンフマル酸塩（セロクエル），アリピプラゾール（エビリファイ），リスペリドン（リスパダール）などの抗精神病薬が気分安定効果をもちますが，本稿では気分安定薬としては分類していません。

② **各薬剤の特徴**

　薬剤によって特徴が大きく異なるため，それぞれについて以下に記します。

（1）炭酸リチウム（リーマス）

　気分安定薬として最も代表的な薬剤です。躁状態とうつ状態両方への治療効果があります。また，再発予防効果も確立しています。

　この薬剤は特に，定期的に採血して，血中濃度を確認する必要があります。高濃度となると，リチウム中毒の症状を呈してしまい，運動失調や構音障がい，不整脈，意識障がいなどが出現し，血液透析を要することがあります。生命にもかかわる病態のため，すみやかな処置が必要です。消炎鎮痛薬を使用すると血中濃度が上昇することがわかっており，併用は避けなければなりません。

　ほかにも，副作用として振戦や多尿，口渇などがあります。また，甲状腺機能や副甲状腺の異常，腎障がいなどに注意する必要があります。けいれん誘発作用もあり，てんかんの人には禁忌です。催奇形性があるので，妊娠を考慮している場合には薬剤の変更が必要です。

（2）ラモトリギン（ラミクタール）

　特にうつ症状の再発防止に効果があることが報告されています。ただし副作用として，スティーブンス・ジョンソン症候群（Stevens-Johnson syndrome）などの重い皮膚障がいをきたすことがあります。特に急激に増量すると生じるため，近年は増量スケジュールが厳格に決められています。

（3）バルプロ酸ナトリウム（デパケン），カルバマゼピン（テグレトール）

　いずれも抗てんかん薬として長く用いられてきた薬剤です。催奇形性が問題となり，さらにバルプロ酸ナトリウム（デパケン）では多嚢胞性卵巣症候群をきたすこともわかっているため，若年女性では避けたほうがよいでしょう。カルバマゼピン（テグレトール）はラモトリギン（ラミクタール）と同様，重い皮膚障がいが出ることがあります。

6　まとめ

　向精神薬のうち，比較的使用する頻度の高い薬剤について紹介しました。これらの薬剤の多くは単剤で使用することが基本的原則で，患者による急な減量や中止は避けなければなりません。主治医との相談のもとで用法や用量を決めていくことが必要です。「薬剤は，使い方しだいで薬にも毒にもなりうる」という原則を忘れないようにしなければいけません。

（菊地　俊暁）

【引用文献】
1 ）Caroff, SN. and Mann, S. C. : Neuroleptic malignant syndrome. Med, Clin. North Am., 77 : pp.185-202, 1993.
2 ）WFSBP Guidelines, in The World Journal of Biological Psychiatry. 14：pp.334-385, 2013.

【参考文献】
・浦部晶夫，島田和幸，川合眞一編：今日の治療薬 2020，南江堂，2020.

参考　精神科で使われている代表的な薬

一般名	商品名	ジェネリック医薬品
抗精神病薬		
非定型抗精神病薬		
リスペリドン	リスパダール，リスパダールコンスタ	リスペリドン
パリペリドン	インヴェガ	
パリペリドンパルミチン酸エステル	ゼプリオン	
ペロスピロン塩酸塩水和物	ルーラン	ペロスピロン塩酸塩
ブロナンセリン	ロナセン	
クロザピン	クロザリル	
オランザピン	ジプレキサ	オランザピン
クエチアピンフマル酸塩	セロクエル	クエチアピン
アリピプラゾール	エビリファイ	アリピプラゾール
アセナピンマレイン酸塩	シクレスト	
ブレクスピプラゾール	レキサルティ	
定型抗精神病薬		
フルフェナジン	フルメジン，フルデカシン	
ペルフェナジン	ピーゼットシー，トリラホン	
クロルプロマジン	ウインタミン，コントミン	
レボメプロマジン	ヒルナミン，レボトミン	レボメプロマジン
プロペリシアジン	ニューレプチル	
ハロペリドール	セレネース	ハロペリドール
ハロペリドールデカン酸エステル	ハロマンス，ネオペリドール	
スルピリド	ドグマチール，アビリット	スルピリド
チアプリド塩酸塩	グラマリール	チアプリド，チアプリド塩酸塩
ネモナプリド	エミレース	
ゾテピン	ロドピン	ゾテピン
オキシペルチン	ホーリット	
抗うつ薬		
三環系抗うつ薬		
クロミプラミン塩酸塩	アナフラニール	
ノルトリプチリン塩酸塩	ノリトレン	
アミトリプチリン塩酸塩	トリプタノール	アミトリプチリン塩酸塩
アモキサピン	アモキサン	
イミプラミン塩酸塩	トフラニール，イミドール	
ロフェプラミン塩酸塩	アンプリット	
ドスレピン塩酸塩	プロチアデン	
四環系抗うつ薬		
ミアンセリン塩酸塩	テトラミド	
マプロチリン塩酸塩	ルジオミール	マプロチリン塩酸塩
セチプチリンマレイン酸塩	テシプール	セチプチリンマレイン酸塩
選択的セロトニン再取込み阻害薬（SSRI）		
パロキセチン塩酸塩水和物	パキシル，パキシルCR	パロキセチン
塩酸セルトラリン	ジェイゾロフト	セルトラリン
エスシタロプラムシュウ酸塩	レクサプロ	
フルボキサミンマレイン酸塩	デプロメール，ルボックス	フルボキサミンマレイン酸塩
セロトニン・ノルアドレナリン再取込み阻害薬（SNRI）		
デュロキセチン塩酸塩	サインバルタ	
ベンラファキシン塩酸塩	イフェクサーSR	
ミルナシプラン塩酸塩	トレドミン	ミルナシプラン塩酸塩
ノルアドレナリン作動性・特異的セロトニン作動性抗うつ薬（NaSSA）		
ミルタザピン	リフレックス，レメロン	ミルタザピン
セロトニン再取込み/セロトニン受容体モジュレーター（S-RIM）		
ボルチオキセチン臭化水素酸塩	トリンテリックス	
その他の抗うつ薬		
トラゾドン塩酸塩	デジレル，レスリン	トラゾドン塩酸塩
気分安定薬（抗躁作用，抗うつ作用及び維持効果をもつ抗てんかん薬含む）		
炭酸リチウム	リーマス	炭酸リチウム
クエチアピンフマル酸塩	ビプレッソ	
カルバマゼピン	テグレトール	カルバマゼピン
バルプロ酸ナトリウム	デパケン	バレリン，バルプロ酸ナトリウム
ラモトリギン	ラミクタール	ラモトリギン

一般名	商品名	ジェネリック医薬品
抗不安薬		
ベンゾジアゼピン系抗不安薬		
（短時間型）		
クロチアゼパム	リーゼ	クロチアゼパム
エチゾラム	デパス	エチゾラム
フルタゾラム	コレミナール	
（中間型）		
アルプラゾラム	コンスタン，ソラナックス	アルプラゾラム
ロラゼパム	ワイパックス	ロラゼパム
ブロマゼパム	セニラン，レキソタン	
（長時間型）		
ジアゼパム	セルシン，ホリゾン	ジアゼパム，ジアパックス
クロキサゾラム	セパゾン	
フルジアゼパム	エリスパン	
クロルジアゼポキシド	コントール，バランス	
オキサゾラム	セレナール	
メダゼパム	レスミット	メダゼパム
メキサゾラム	メレックス	
クロラゼプ酸二カリウム	メンドン	
（超長時間型）		
フルトプラゼパム	レスタス	
ロフラゼプ酸エチル	メイラックス	ロフラゼプ酸エチル
非ベンゾジアゼピン系抗不安薬		
タンドスピロンクエン酸塩	セディール	タンドスピロンクエン酸塩
ヒドロキシジン	アタラックス，アタラックスP	ヒドロキシジンパモ酸塩
睡眠薬		
ベンゾジアゼピン系睡眠薬		
（超短時間型）		
トリアゾラム	ハルシオン	トリアゾラム，ハルラック
（短時間型）		
ブロチゾラム	レンドルミン	ブロチゾラム
リルマザホン塩酸塩水和物	リスミー	塩酸リルマザホン
ロルメタゼパム	エバミール，ロラメット	
（中時間型）		
フルニトラゼパム	サイレース	フルニトラゼパム
エスタゾラム	ユーロジン	エスタゾラム
ニトラゼパム	ネルボン，ベンザリン	ニトラゼパム
（長時間型）		
クアゼパム	ドラール	クアゼパム
フルラゼパム塩酸塩	ダルメート	
ハロキサゾラム	ソメリン	
非ベンゾジアゼピン系睡眠薬（超短時間型）		
ゾルピデム酒石酸塩	マイスリー	ゾルピデム酒石酸塩
ゾピクロン	アモバン	ゾピクロン，アモバンテス
エスゾピクロン	ルネスタ	
バルビツール酸系睡眠薬		
ペントバルビタールカルシウム	ラボナ	
アモバルビタール	イソミタール	
その他		
ラメルテオン	ロゼレム	
抱水クロラール	エスクレ	
ブロモバレリル尿素	ブロバリン，ブロムワレリル尿素，ブロモバレリル尿素	
トリクロホスナトリウム	トリクロリール	
スボレキサント	ベルソムラ	
アルコール依存症治療薬		
シアナミド	シアナマイド	
ジスルフィラム	ノックビン	
アカンプロサートカルシウム	レグテクト	
ナルメフェン塩酸塩水和物	セリンクロ	
精神刺激薬		
モダフィニル	モディオダール	

一般名	商品名	ジェネリック医薬品
ペモリン	ベタナミン	
ADHD治療薬		
メチルフェニデート塩酸塩	リタリン，コンサータ	
アトモキセチン塩酸塩	ストラテラ	
グアンファシン塩酸塩	インチュニブ	
パーキンソン病治療薬		
レボドパ含有製剤		
レボドパ	ドパストン，ドパゾール	
レボドパ・カルビドパ（10：1）配合	ネオドパストン，メネシット	カルコーパ，ドパコール，パーキストン，レプリントン
レボドパ・カルビドパ水和物配合	デュオドーパ	
レボドパ・ベンセラジド（4：1）配合	マドパー，イーシー・ドパール，ネオドパゾール	
レボドパ・カルビドパ水和物・エンタカポン配合	スタレボ	
モノアミン酸化酵素（MAO-B）阻害薬		
セレギリン塩酸塩	エフピー	セレギリン塩酸塩
ラサギリンメシル酸塩	アジレクト	
カテコール-O メチルトランスフェラーゼ（COMT）阻害薬		
エンタカポン	コムタン	エンタカポン
ドパミン受容体刺激（作動）薬（アゴニスト）		
ブロモクリプチンメシル酸塩	パーロデル	パドパリン，ブロモクリプチン，ブロモクリプチンメシル酸塩
ペルゴリドメシル酸塩	ペルマックス	ペルゴリド，ペルゴリン顆粒，メシル酸ペルゴリド
カベルゴリン	カバサール	カベルゴリン
タリペキソール塩酸塩	ドミン	
プラミペキソール塩酸塩水和物	ビ・シフロール，ミラペックス	プラミペキソール塩酸塩，プラミペキソール塩酸塩LA
ロピニロール塩酸塩	レキップ	ロピニロール
ロチゴチン	ニュープロ	
アポモルヒネ塩酸塩水和物	アポカイン	
アデノシンA$_{2A}$受容体拮抗薬		
イストラデフィリン	ノウリアスト	
副交感神経遮断（抗コリン）薬		
トリヘキシフェニジル塩酸塩	アーテン	トリヘキシフェニジル塩酸塩，パキソナール
ビペリデン	アキネトン	乳酸ビペリデン，ビペリデン塩酸塩
ピロヘプチン塩酸塩	トリモール	
マザチコール塩酸塩水和物	ペントナ	
ドパミン遊離促進薬		
アマンタジン塩酸塩	シンメトレル	アマンタジン塩酸塩，塩酸アマンタジン
ノルアドレナリン前駆物質		
ドロキシドパ	ドプス	ドロキシドパ
レボドパ賦活薬		
ゾニサミド	トレリーフ	
レストレスレッグス症候群治療薬		
ガバペンチン　エナカルビル	レグナイト	
抗てんかん薬		
バルビツール酸系		
プリミドン	プリミドン	
フェノバルビタール	フェノバール，フェノバルビタール	
フェノバルビタールナトリウム	ノーベルバール，ワコビタール，ルピアール	
ベンゾジアゼピン系		
クロナゼパム	リボトリール，ランドセン	
ジアゼパム	ダイアップ	
クロバザム	マイスタン	
ミダゾラム	ミダフレッサ	
ロラゼパム	ロラピタ	
主にNaチャネル阻害		
フェニトイン	アレビアチン，ヒダントール	
ホスフェニトインナトリウム水和物	ホストイン	

一般名	商品名	ジェネリック医薬品
エトトイン	アクセノン	
カルバマゼピン	テグレトール	カルバマゼピン
ラモトリギン	ラミクタール	ラモトリギン
ラコサミド	ビムパット	
主にCaチャネル阻害		
エトスクシミド	エピレオプチマル，ザロンチン	
主にNa/Caチャネル阻害		
ゾニサミド	エクセグラン	ゾニサミド
トピラマート	トピナ	トピラマート
複合作用		
バルプロ酸ナトリウム	デパケン	バレリン，バルプロ酸Na，バルプロ酸ナトリウム
バルプロ酸ナトリウム徐放剤	デパケンR，セレニカR	バルプロ酸Na，バルプロ酸ナトリウム顆粒，バルプロ酸ナトリウムSR
ガバペンチン	ガバペン	
主にSV2A結合		
レベチラセタム	イーケプラ	
AMPA受容体拮抗		
ペランパネル水和物	フィコンパ	
その他		
トリメタジオン	ミノアレ	
スルチアム	オスポロット	
アセチルフェネトライド	クランポール	
Dravet症候群治療薬		
スチリペントール	ディアコミット	
Lennox-Gastaut症候群治療薬		
ルフィナミド	イノベロン	
点頭てんかん治療薬		
ビガバトリン	サブリル	
抗認知症薬		
抗認知症薬（コリンエステラーゼ阻害薬）		
ドネペジル塩酸塩	アリセプト	ドネペジル塩酸塩
ガランタミン臭化水素酸塩	レミニール	
リバスチグミン	イクセロン，リバスタッチ	
抗認知症薬（NMDA受容体アンタゴニスト）		
メマンチン塩酸塩	メマリー	

精神科薬物療法を
受ける人への援助

　本節ではまず，精神障がい（こころの病）とは何か，精神科薬物療法は何をめざし，看護としてどのように位置づけるかをおさえたうえで，その詳細について考え，解説をしていきます。

1 精神障がいとは何か

① 症候群としての精神障がい

　精神障がいには疾患であるものと，そうでないものがあるということをおさえておくことは，精神科薬物療法においては重要です。脳科学が発達した今では，脳科学者は "あらゆる精神障がいは脳の疾患である" と主張するかもしれません。さかのぼること，シュナイダーは『臨床精神病理学』[1)]の冒頭で「心的異常には，心のあり方の異常変種としてのものと，疾患（および奇形）の結果としてのものがある」と述べています。精神疾患の診断はこの2つの間を揺れ動いてきたといってもいいかもしれません。

　疾患とは，身体医学に共通する概念で「身体（器官）の異常に原因があるもの」をさしています。疾患には原因が明らかであるものと，そうでないものがあり，原因が明らかなものを「種」，原因が明らかでないものを「類型（症候群）」といいます。診断学的には精神障がいは「種」と「類型」の区別を明言していません。「ICD（国際疾病分類）」「DSM（精神障害の診断と統計のマニュアル）」いずれの分類も疾患（disease）の定義を避け，障がい（disorder）という水準で分類体系をまとめています。また診断基準は治療の指針ともなりますが，統計分類を目的としていることも特徴的です。

② 「種」と「類型」との薬の関係

　DSM-5ではさらに症（disorder）やスペクトラム（spectrum）といった分類を採用しています。つまり「種」と「類型」が混在し，連続体的に存在することを前提としているといえます。さらに，今日においても原因が科学的に確定されていない精神障がいにおいて，実臨床では一診断ではなく併存症はしばしばあることが認められています。また，経年において診断が変化することも認識されています。薬物療法的には，「種」と「類型」の混在の

なかで、薬剤は「種」であればその原因が明確であり、原因に対する治療薬としての効果が期待できるものがありますが、「類型」としてのこころのあり方の偏りという精神障がいの多くに対して、薬は対症療法的となるということであり、薬が有効ではないものがあるということです。

DSM-5では、そこに示されるすべての疾患のすべての側面をとらえることのできる定義はないが、次の各要素が必要であると記しています。

> 精神疾患とは、精神機能の基盤となる心理的、生物学的、または発達過程の機能障害によってもたらされた、個人の認知、情動制御、または行動における臨床的に意味のある障害によって特徴づけられる症候群である。精神疾患は通常、社会的、職業的、または他の重要な活動における著しい苦痛または機能低下と関連する。よくあるストレス因や喪失、例えば、愛する人との死別に対する予測可能な、もしくは文化的に許容された反応は精神疾患ではない。社会的に逸脱した行動（例：政治的、宗教的、性的に）や、主として個人と社会との間の葛藤も、上記のようにその逸脱や葛藤が個人の機能障害の結果でなければ精神疾患ではない。[2]

③ 精神疾患の定義と看護ケア

DSM-5では、前記を精神疾患の定義として、症候群（臨床的に意味のある行動または心理的症候群）だけではなく、苦痛（心の苦痛を伴う症状）、能力低下（重要な領域での機能の障がい）、機能不全（行動的、心理的または生物学的機能の不全）、偏った行動（制御不能、柔軟性欠如、正常範囲からの逸脱）などが診断には含まれています。そして精神疾患のなかには症候群や心痛だけで定義されているもの（たとえば、うつ病、強迫症）、少しだけ脳の構造変化がわかってきたもの（たとえば、統合失調症）、病理やマーカーまで解明されたもの（たとえば、認知症）などが混在しているのです。薬では治療できない側面があるということです。つまり看護師によるケアが重要になります。

2 精神科薬物療法は何を改善するか

① 不明瞭な精神障がいの全容

現代の精神科薬物療法は神経生理学に基づいた化学的神経伝達や、脳科学による脳機能の解明により、精神障がいをある種の脳神経伝達系の疾患として、精神薬理学に則った、より確からしい仮説により想定される治療をめざ

しています。しかし，いまだ精神障がいはその全容において原因が科学的に解明されていないものが多いといわざるを得ません。

②向精神薬と看護

　「向精神薬」とは，WHO（世界保健機関）の定義によれば「その主要な作用が精神機能，行動，経験に影響を与える薬物」とされています。精神科における薬物療法は治療において重要な位置を占めているとはいえ，向精神薬のほとんどは脳の化学的神経伝達に関与しているのであって，生活状況までを改善するものではありません。ましてや利用者の性格や人格を変えるためのものではありません。利用者が抱える生きにくさと生きづらさは，向精神薬のみで解決する問題ではなく，看護においては，その効果に過剰に期待しないように気をつけなければなりません。利用者の抱える苦痛，能力低下，機能不全，偏った行動といった障がいがあることを理解し，そのような障がいがありながらも地域のなかで生活していけるような支援が必要となります。

③精神科薬物療法における看護の役割と機能

　看護は利用者の特性を理解して生活にかかわることを役割とし，利用者と社会との間で起きている生きづらさの解消に向けてケアし，利用者の生きにくさに寄り添うことを機能とします。与薬が役割で，飲ませることや確認することが機能ではありません。

3 精神科薬物療法における看護の役割

①生活にかかわり寄り添う

　精神症状は脳の疾患としての症状と，その利用者の置かれた，社会的，心理的，教育的背景に，自身の身体的・感情的な状況に影響を受けて，こころのあり方の偏りとなり，それがベースとなって表出されるものがあります。どのようにその利用者が社会のなかでサポートされてきたか，あるいは疎外されてきたかが，またその利用者自身の認識が影響するということです。医療においては利用者—医療者関係が重要な影響因子となります。そのなかで可能なかぎりの良好な関係をベースとして，精神障がいにおいて解明されている多くの化学的神経伝達の基礎を理解し，必要適切な用量での薬物で最大限の効果を得られるよう寄り添い支援することが期待されます。

② 神経症を例に

　ここで，古典的な「神経症」について考えてみます。今では，不安障がい，身体表現性障がい，解離性障がい，適応障がい，ストレス関連障がいなどに分類されるものです。

　まず神経症とは，非器質性で心因性の心身の機能障がいであると考えられます。機能障がいとは一般的には，ある物が本来備えているはたらきが，うまくはたらいていないといったような意味ですが，うまくはたらいていないというのは，きわめて曖昧であり，どのように測定すればよいのかわかりませんし，判断はその人の価値観に左右されます。次に心因性とは，ある決まった行動や症状を引き起こすその人の内部にある特性として説明されますが，実際には行動は個体のもつ特性とそこに影響を及ぼす状況との組み合わせのため，相互作用の結果として，生じているということです。つまり心因性の概念もまた，曖昧にならざるを得ないということです。非器質性とは，何らかの身体的な原因によらない，特に脳の器質的な疾患によらないということです。古典的な「神経症」は，脳に異常はないと想定されていたので，ある状況が心因（個体の特性）に作用し，行動や症状に現れる，つまりある程度了解可能な反応ととらえ，このプロセスに心理学的な介入が有効であるとする考えです。その後，DSM に見られるように神経症の類型の多くは不安障がいにくくられ，かつては抗不安薬が第一選択でしたが，今では抗うつ薬が有効であることがわかり，その治療も変わってきています。しかしながら，個体の反応というプロセスを無視して治療ケアをすることはできません。とりわけ日常生活にかかわる看護師はこの点を忘れてはならないのです。

③ 精神科薬物療法における看護の方向性

　精神科における薬物療法は，その前提として利用者の疾病教育，生活習慣の改善，心理的なケアの構築，そして語りの場の提供が欠かせません。たとえばストレスとのつきあい方，睡眠のとり方，気分や認知のとらえ方など，これらへの介入は看護の役割であり機能といえます。

　さらに精神障がいは，知的能力，感情的な反応，現実を認識する能力，他者との情報伝達や関係性の構築能力などが障がいされていることを考えると，そのような障がいがあることを前提としての反応を考慮し，介入方法を構築しなければなりません。それは医療者としての当然とるべき合理的な配慮であり，個々の障がいの特性によるニーズを理解し，介入する能力が求められます。また，それなくして効果的な薬物療法は実臨床では成立しません。この意味では看護師が薬物療法の成否を決めるといっても過言ではあり

➡ストレングスモ
デルとは
p.11参照

ません。現代においては障がいの「社会モデル（social model）」や「**ストレ
ングスモデル**」に立脚した，あるいは「トラウマインフォームドケア」を基
盤とした，利用者─医療者関係を構築し実践することが薬物の効果を最大限
に引き出すことになると考えられます。

4 服薬状況の把握

①双方向を重視した利用者主体の訪問看護

　訪問看護をしている看護師に，「世間話や利用者本位の話をする前に睡眠
や服薬，食事はどうかという職業柄の質問を気づかぬうちに挟んでいません
か」と質問すると，多くの人がそのようなことがよくあると答えます。そこ
には主役の利用者はいません。利用者は薬を飲んでいないかもしれないとい
う看護師自身の不安と，とりあえず確認するという業務があるだけです。は
たして，単に薬を飲んでいるかと聞くことでその状況を把握することはでき
るでしょうか。また聞くことが，その利用者の服薬行動につながり，地域生
活の継続に，そして本人自身の夢や目標に向かうことにつながるでしょう
か。

②アドヒアランスの現状

　趙らの「統合失調症治療における服薬状況の MEMS（Medication Event
Monitoring System）多施設研究」では，「対象50症例において，服薬良好
群（調査期間における総服薬率75％以上）は全体の64％，服薬不良群（総服
薬率75％未満）は12％であり，24％が調査期間中に脱落した。服薬率の低下
が特に目立つのは，退院直後の１週間から１ヵ月にかけてであり，この時
点ですでに20％の対象者が服薬遵守不良を示した。また，服薬不良群におい
ては，定められた服薬時間からのズレが大きく，日ごとのばらつき具合も大
きいことがわかった」と報告しています[3]。また，Byerly らは，ノンアドヒ
アランスの定義を処方薬の服薬率が７割以下としたときに，その率は57％で
あったとし，統合失調症患者の服薬アドヒアランスは非常に悪く，患者自身
の認識，そして医療者側からみた**アドヒアランス**と実際には相違があること
がわかりました。患者と処方者の両方が，服薬アドヒアランスを著しく過大
評価したことも報告しています[4]。

➡アドヒアランス
p.152参照

　筆者の臨床的な感覚からいっても，服薬の遵守が不良もしくは脱落し医療
につながらなくなる利用者も少なくありません。服薬が現在良好であって
も，多くの利用者が自分で調節したり，止めてみたりした経験があると答え
ます。前述の趙らの研究ではさらに「アドヒアランスを維持するためには，

退院直後から当事者への積極的な関わりやさまざまな工夫をチーム医療の現場で重ねていくことが重要であることが示唆された」としていますが，アドヒアランスの維持には退院直後からではなく，入院そのものから，そして入院における強制治療や疾病教育のあり方から考える必要があります。

③ 服薬を確認することの意味

　服薬は重要であり，服薬遵守率が高いほど再入院率が低いとされていますが[5)][6)]，実際には，「いつ」「どこで」「どのように」薬を飲むかという日常的な判断は，利用者自身にゆだねられています。利用者が入院しているときには「飲まされる」こともあるかもしれません。しかし，利用者の意に反して薬を「飲ませる」ことはできません。訪問し，利用者に「薬を飲み忘れていませんか」「薬をきちんと飲めていますか」という質問をしたとして，その答えが正しいとは限りませんし，聞いたからといってその事実が変わるわけでもありません。「きちんと飲むように指導するための情報として意味がある」という人もいるかもしれませんが，かえって利用者の訪問看護師に対する懸念，「やっぱりこの人は自分を信用していないんだ……」という思いを強めてしまうだけになるかもしれません。利用者が地域で暮らしているということは，処方しないことで飲ませないことはできても，飲ませることはできない。その事実に看護師は，まずは向き合わなければはなりません。

④ 服薬状況を把握するという看護の方向性

　服薬状況の把握とは，飲んでいるか，飲んでいないかではありません。本人がどういういきさつで薬を飲んでいて，それをどのように思い，何のために飲んでいるのか，あるいは本当は飲みたくないのか，その飲み心地や，効果をどのように感じているのか，という対話が重要です。

　しかし，疾患や服薬している薬物に関する情報や教育が，入院中の利用者に十分に提供されていないのが現状です。自分が，なぜこんなにも生きにくさや生きづらさがあるのか，そのようなときどのように対処すればよいのか，薬はどのように役立ちどのような副作用があるのかといった心理教育を受けていない利用者が多いのです。そのような状況を把握しケアするなかで，利用者が自身の夢や目標に向かうための1つの方法として薬の必要性を感じ，自らの意思で薬を選択し，飲むようになること，それが私たち看護師が服薬状況を把握するという看護の方向性です。

5 服薬による作用・副作用の観察と支援

① 利用者との対話がポイント

　利用者が必要な用量を飲んでいても，飲んでいなくても，その状態で出てくる症状の悪化らしきものは真に精神症状なのか，ストレスによるものなのか，薬による副作用なのか，頓服が必要な状態なのか，あるいは増薬の必要な状態なのか，はたまた様子を見てよい状態なのか……を判断しなければならないことがあります。そのためには，訪問看護師が「何があったのか」「原因に心当たりがあるか」「何か気がかりなことがあるか」ということを利用者と対話する必要があります。それができれば，薬を飲んでいなければその話も出てくるでしょうし，そのストーリーが了解可能なのか了解不能なのか了解過剰なのか，ということも見えてきます。どのように対処すべきかの判断の手がかりも，利用者との対話から得られるでしょう。訪問看護では，その判断は可能な限り利用者がどうしたいかに寄り添うことが重要です。そして何よりも，そのような対話が利用者とできるということ自体が，治療的介入になります。

② 目の前の問題を解決しようと走り出す前に

　薬物療法は精神症状の緩和を図ることを目的としています。精神症状をなくすことではありません。利用者が表出する症状は，精神症状とその利用者の心理的な反応が，利用者をとりまく社会，そして人間関係との相互作用のなかで起こっていることを常に念頭に置く必要があります。利用者が私たち看護師に見せる状態は，単純に薬による治療をすべき精神症状とイコールではないのです。現実的には，利用者の示す症状が処方薬による中毒性の精神病状態などということもあります。

③ 利用者の多様な反応に目を向ける

　たとえば，統合失調症の利用者が，当初は当たり障りのない話をして打ち解けたかと思っていたのに，途端に不機嫌になり，怒りっぽくなったり，事実とも妄想ともつかぬ話をしたりして，とりつく島もないような状態を見せたとします。ある看護師は精神症状が悪くなった，あるいは薬が効いていないととらえ，ある看護師は何か屈託があるのではないかととらえるかもしれません。どちらも単純には間違いとは言えません。なぜならいまここでの現象だけでは判断できないからです。考えられる理由として，精神症状が悪化して出る場合や何かストレスがあって反応としてそのような症状を呈している場合，薬が合っていない場合，看護師の反応を探っている場合，それらが

複合的に起こっている場合などがあるからです。

④ 利用者の人生のドラマというストーリーのなかでとらえる

　まず大切なのは，それ以前の利用者との関係です。利用者の障がいの特性によるニーズを理解し，自立した存在として，一人の人間として尊重し，ともに生きるという関係のなかで安心安全感が構築されていくかかわりができていたかということです。地域で暮らすということは，その周囲とのさまざまな生きづらさと，精神障がいを抱えながら生活するという自己の生きにくさがあります。その生きづらさと生きにくさのなかで利用者は苦悩し，不穏になることがあるため，症状をその利用者の人生のドラマというストーリーのなかでとらえてみることが大切です。さらに薬を服用している時期があれば，処方薬がどのようにストーリーに影響しているかを考えながら推移をとらえるようにします。そして，障がいの特性によるニーズを前提としたうえで，利用者にとって，そのストーリーに必然性があり，今ある状態が了解可能であれば，そのほとんどは薬物で解決すべき問題ではありません。また，了解不能であれば幻覚や妄想といった精神症状の可能性が高く，薬物療法の効果が期待されます。さらに，了解過剰であれば気分障がい圏が考えられ，これも薬物療法が期待できます。しかし，その程度において軽ければ，まずはその認知に介入したほうがよいことが考えられます。前述の処方薬による中毒性の精神病状態という場合は，医師と相談のうえ処方の調整が必要になることもあります。

⑤ 目の前の問題を今すぐ解決しようとしない

　精神疾患と精神科薬物療法の基本をまずは理解し，そのうえで複合的に起こっている臨床状況を**アセスメント**するようにしていくとよいでしょう。安易に「効果（作用）が出ている」「効果（作用）が出ていない」「これは副作用だ」と決めつけないことが重要です。

➡アセスメントのポイント p.83参照

6 利用者に合わせた服薬支援

① 服薬を支援するとはどういうことか

　利用者が薬を飲んでいるか，いないかが問題ではありません。そして飲ませることが支援ではありません。服薬支援に入る前に，利用者自らが能動的に治療に参画・納得し，薬物療法を自ら選択していること，そして利用者が積極的に医療を受けられるように医療者が支援し，利用者とチームになることが重要です。

　そのためには，利用者と医療者の間で情報のシェアが必要になります。その方法の1つにShared Decision Making（SDM）があります。SDMについて，Deegan（2007）[7]は「患者（当事者）と医療者がたがいを専門家（患者は自身の疾患の体験者として，そして誰よりも自分の生きる価値，意味，目的を知っている者という意味で専門家であり，医療者は医学的診断と治療に精通した者である）として認め，最善の治療に到達するためにたがいの情報を出し合い共有する。現在の問題は何であるか，どのように治療がなされるか，治療のアウトカムはどのようであるべきかについて，合意に向かい話し合う」と述べています。治療のアウトカムとは，治療のエビデンスではありません。シェアしたうえでの利用者自身の生きる価値，意味，目的に立脚していなければなりません。失敗も含め利用者の選択を支持しサポートしていくことが，利用者の回復と自立（自律）につながるのです。

②「拒薬」という言葉の裏の強制的な治療とそのプレッシャー
（1）医療者主体の服薬

◆拒薬
　p.102参照

　精神科医療で「**拒薬**」といわれてきた，服薬をしないもしくは忘れてしまうという行動は，精神疾患のみならず慢性疾患でも普通に見られる状況です。慢性疾患の多くは，良好な服薬アドヒアランスを維持することが難しいといわれていますが，そのなかでも精神疾患は困難な疾患の1つです。

　「拒薬」とは，医療者主体の服薬させることが前提の言葉であり，利用者主体の言葉ではありません。利用者には服薬することを忘れたり，飲みたくないと思う理由があり，そこへのアプローチが望まれます。

（2）医療父権主義と強制治療

　「拒薬」という言葉の裏には，利用者は精神障がいで，医療者の正しい判断が理解できない状態であり，自分では判断できないのだから，利用者は医療者の指示に従って薬を飲むのが当たり前だ，という旧態依然とした医療父権主義的な考えが横たわっています。「薬を飲まない」ということを考える前に，その前提である利用者の拒否と強制的な治療について考えてみたいと思います。精神障がい者の治療や看護にあたっては，同意が得られないことも多く，そこには強制的な治療があります。しかし，手放しに強制的な治療が公認されているわけではありません。強制的な治療はあくまで最終手段です。拒薬があった場合，看護師は利用者を説得はできますが，強制的に与薬することはできません。そのようなときの強制的な治療は医師の診察・説明・指示のもとに行われる必要があり，それも自傷他害が激しいというかなり限局した場合です。

（3）暗黙の強制

　さらに隠れた問題としては，暗黙の強制があると考えられます。「利用者にとって一番よいことをしてあげている」「薬を飲んだほうが早くよくなる」という思いは，看護師を独善的にしやすく，暗黙のプレッシャーを利用者に与えていることを意識する必要があります。なぜならそれは利用者の過去の人間関係，そして治療や入院体験，つまりその過程で体験した疎外や強制的な治療，病棟の雰囲気や，病棟文化ともいえるような規律や細々とした暗黙の決まり，それにまつわる看護師の態度など，利用者のさまざまな体験が外傷となって，今向かい合う看護師との間に映し出され，プレッシャーをかけているからです。入院であれば，「薬を飲まないと落ち着かないよ」「薬を飲まないと退院できないよ」や，訪問看護であれば「調子が悪くなると（また）入院だよ」「薬を飲まないと（また）入院になってしまうよ」など，看護師の何気ない言葉が，利用者への虐待となり，外傷体験を引き起こします。

③ 薬を飲んでいない理由と形態

　ケアをしていくには，まず薬を飲んでいない理由を考える必要があります。利用者の服薬行動，薬や病気・治療についての思い，状態像・症状，病気・薬についての知識，性格傾向，家族・社会的背景，薬の作用・副作用の現れ方などに沿って観察し，利用者が薬を飲んでいない理由を考えます。

　飲んでいない状況としては「まったく飲まない」から「たまに飲む」まで，飲む量も「すべて飲まない」から「選択して一部は飲む」とさまざまです。飲んでいない原因としては，おおまかに表4-4のような理由が考えられます。

　これらはすべて利用者への適切な病状や治療，薬についての説明と同意にかかわる問題です。しかし，医療者が適切な説明を行ったとしても，利用者の理解，同意能力，意識的な意思決定という課題があります。人との関係性

表4-4　利用者が薬を飲まない理由

・薬が合っていないと感じているから
・状態がよくなったから
・退院したから（よくなったから退院できた。治ったから）
・薬を飲んでいるうちは精神病だと思われるから
・薬を飲むといやな感じになるから（眠気，集中力の低下，性欲減退，勃起不全などの副作用）
・飲まないほうがスッキリしたから
・（利用者にとって重要な人から）飲まないほうがよいと言われた
・飲まないほうがよいという信念（宗教）
・初めから病気ではないので，飲む必要がない　　　など

の障がいという問題を抱える精神障がい者にとって，利用者の病状や時期によっては実施が難しいこともあります。急性期では，日々この問題を抱えながら治療・看護しているわけです。ではこのようなとき，どこから利用者の回復と自立（自律）はあるのでしょうか。そして本当の意味で，利用者自身が必要性を感じ，薬を飲むという行為がどこで育まれるのでしょうか。

　これらを念頭に，強制的な治療はあくまで最終手段であり，利用者が治療に乗れるための利用者の理解と同意を求める努力の継続が，治療と看護の根幹ですが，状況に応じてチームでの検討が常に必要となります。

④ 毎日の服薬を支援する

　毎日服薬しつづけるというのは，利用者にとってとても大変なことです。多数の薬剤を自分で取り出さなければならない場合は特に難しくなります。可能な限り1回分ごとに一包化するか，看護師といっしょに服薬カレンダーなどを使用して一包化するなどの支援が必要です。特に，服薬量や回数の変更があったときには，その変更についていくのが難しい利用者もいます。服薬が安定するまでは，いっしょに確認することなどが必要になることがあります。

　薬が錠剤で飲みづらい場合は，薬剤の種類によっては，水薬などの形態もあるため，利用者と話し合うとよいでしょう。薬の飲み心地も，飲みつづけるうえで重要なことです。また，飲む回数については，最近の**抗精神病薬**は1日1回か2回の服用で十分な薬がほとんどです。薬剤によっては医師との相談で回数が減らせることもあります。

➡抗精神病薬
　　p.120参照

　本人が頑張っていても，飲み忘れがあったり，それが負担だと思っていることがあります。そのような場合の選択肢として，持効性（持続性）注射剤を用いると，2週間，もしくは4週間に一度の筋肉内注射で済むものもあります。

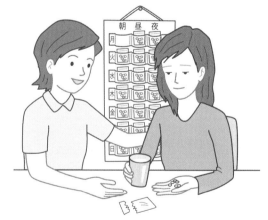

⑤ 家族が薬を管理している場合

　家族が利用者の薬を管理している，していないにかかわらず，家族にも服薬心理教育を受けてもらうことが重要です。家族は利用者の病気が育て方や家庭環境が悪かったのではないかと考えたり，早く治るようにと心配しすぎ

不用意に強く励ましたり，利用者を急き立て，薬を飲ませることに一生懸命になったり，心配が先立ち利用者の苦しさに寄り添いきれないことがあります。家族が，利用者の病気や薬に対する正しい知識をもち，病気を抱えながら生きることの生きにくさや生きづらさを理解することで，利用者に寄り添い見守ってもらえるようになることが，薬を飲ませること以上に重要です。利用者が安心して自ら飲めるようになることが重要であることは，家族が管理している場合でも同様です。看護師は，家族が利用者に薬を飲ませることや，それを確認することを，暗黙のプレッシャーとしてかけないよう注意しなくてはなりません。家族にも治療のチームの一員となってもらえるように，家族がどんなことに気がかりをいだいているのかに気を配り，相談してもらえる関係をつくるようにします。

　また，再発を予防するためには，再発の兆候をキャッチしてもらうことが必要です。家族と今までの病歴から利用者の再発の兆候となっていたものを，主要症状だけではなく，利用者の一般症状，経過による薬の作用・副作用の表れ方などにも注意して話し合います。さまざまな状況を話し合っておくことで，様子がおかしいときに早めに相談してもらえるようにします。家族が孤立しないように，**家族会**などの支援組織や，社会資源を案内し，複数の支援機関をもつことも重要です。

➡ 家族のリカバリー
p.196参照

7 コンプライアンスとアドヒアランス

　コンプライアンスとアドヒアランスの言葉の意味を考えるとき，その変遷の背景にあるものを知っておくことが重要です。精神科臨床において利用者が薬をしっかり服用することを指す用語として，以前は「コンプライアンス（服薬遵守）」という用語が用いられていましたが，最近は「アドヒアランス」という用語が用いられるようになってきました（**図4-6**）。

　コンプライアンスとアドヒアランス，そしてその前提であるインフォームド・コンセントについて考えていきます。

①コンプライアンス（Compliance）

　コンプライアンスには「外からの決めごとや要求に従う・受け入れる・逸脱しない」というニュアンスがあり，服薬に関するコンプライアンスとしては，医師の処方を受け入れて，決められた通り薬物を服用するという意味で使われてきました。利用者がいったん了承した治療法をほとんど監視なしで継続する度合いともいえます。

　「医師の処方する薬を言われた通りに守って服薬する」という感覚であ

り，「医療者の指示に利用者がどの程度従うか」という評価，つまり「利用者は治療に従順であるべきである」という利用者像がそこにはあります。視点が医療者側に偏り，問題があるとすれば，それは利用者側にあることが強調される傾向にあったといえます。

②アドヒアランス（Adherence）

　アドヒアランスは「くっつく・執着する・信奉する」というニュアンスで，主体的・積極的にその行為をしっかり行うというものです。しっくりする日本語訳はなく，アドヒアランスと，そのままカタカナ語で使われています。日本にはそのような考え方がなかったことも読みとれます。アドヒアランスは，利用者が服薬意義を理解し，主体的に治療方針を選択し，医療関係者はそれを維持していくための援助をしていくという関係を基盤とした，利用者自身の参画・積極的な継続です。利用者が積極的に治療方針の決定に参加し，その自己決定に従って服薬するというものです。

　アドヒアランスを良好に維持するためには，その治療法は利用者にとって実行可能か，利用者の服薬行動を妨げる因子があるとすればそれは何か，それを解決するためには何が必要かなどを医療者が利用者とともに考え，利用者の選択を支援するなかで決定していく必要があります。根底にある利用者―医療者関係は重要な要素なのです。精神科においては利用者が自ら参画することが難しいこともあります。したがって，そこにかかわる看護師の基本的な姿勢がなおさらに求められることになります。

図4-6　アドヒアランスの関係とコンプライアンスの関係の違い

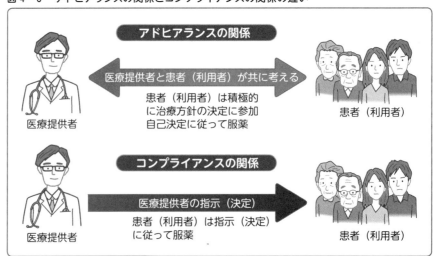

③ インフォームド・コンセント

　過去を振り返ると，医療者からすれば，利用者に決められた通り薬を飲んでもらうことは利用者のためであり，利用者の意思には関係がないと考える習慣があったと思います。医療者は利用者が治療を受ける・受けないについて客観的な判断をしながら対峙します。これは利用者に「望まない治療」も説得して受けてもらうことがあるからです。そこで出てくるのが，インフォームド・コンセントです。インフォームド・コンセントは過去には「知らされたうえでの同意」と訳されていましたが，今では「インフォームド・アドヒアランス」や「インフォームド・シェアード・ディシジョン・メイキング」などと使われることもあり，より利用者の人権や自己決定を重要視したものとなっています。つまり治療やケアを「望む・望まない」に関して，医療者は利用者がどういう認識から「望む・望まない」を判断しているのか理解し，専門家として可能な限り利用者が理解できる形で説明をすることで，利用者と医療者の双方が納得した意思決定を行うプロセスであることが強調されています。一般的には，医療者と利用者がその問題に対して同じように理解・認識すれば引き出される結論はおおよそ違いがないという考えが根底にあると考えられます。しかし，精神医療においては，利用者は治療を「望まない」，説明しても「了解が困難」「了解しない」という状況があります。精神症状によって判断能力の低下があるとされ，そのような状況のなかで，医療者側の治療が優先されてしまうことがあります。その結果，利用者への説明を簡略化したり，説明していても形式的で，可能な限り利用者が理解できる形で行っていない場合，利用者は自分の病気のことをあまり知らなかったり，薬の内容や作用・副作用，何に効いているのかを十分に理解できていないことがあります。

　訪問看護において，このような利用者に出会うことがあるかもしれませんが，インフォームド・コンセントは医師だけの仕事ではありません。訪問看護師には，このような状況を理解し，利用者の治療参画をできうるかぎりうながすかかわりが求められます。

（辻脇　邦彦）

【引用文献】

1 ）クルト・シュナイダー著，ゲルト・フーバー，ギセラ・グロス解説，針間博彦訳：新版臨床精神病理学．p.1，文光堂，2007.

2 ）日本精神神経学会（日本語版用語監修），高橋三郎，大野裕監訳，染矢俊幸，神庭重信ほか訳：DSM-5　精神疾患の診断・統計マニュアル．p.20，医学書院，2014.

3 ）趙岳人，川島邦浩，木下秀一郎ほか：統合失調症治療における服薬状況のMEMS（Medication Event Monitoring System）多施設研究—アドヒアランスを維持することの重要性，臨床精神薬理44(9)，pp.1551-1560，2011.

4 ）Byerly MJ, Thompson A, Carmody T, et al: Validity of electronically monitored medication adherence and conventional adherence measures in schizophrenia. Psychiatric Services 58：pp.844-847, 2007.

5 ）Valenstein M., Copeland L. A., Blow F. C., Mccarthy J. F., Zeber J. E., Gillon L., et al. Pharmacy data identify poorly adherent patients with schizophrenia at increased risk for admission. Med. Care 40：pp.630-639, 2002.10.1097/00005650-200208000-00002

6 ）Morken G., Widen J. H., Grawe R. W. Non-adherence to antipsychotic medication, relapse and rehospitalisation in recent-onset schizophrenia. BMC Psychiatry 8：p.32, 2008.10.1186/1471-244X- 8 -32

7 ）The lived experience of using psychiatric medication in the recovery process and a shared decision-making program to support it. Psychiatric Rehabilitation Journal 31(1), : pp.62-69,

【参考文献】

・Kapur S., Zipursky RB, Remington G. Clinical and theoretical implications of 5-HT2 and D2 receptor occupancy of clozapine, risperidone, and olanzapine in schizophrenia. Am J Psychiatry 156(2)：pp.286-293, 1999.

・Seeman P. Brain dopamine receptors. Pharmacol Rev 32(3)：pp.229-313, 1980.

・Seeman P. Dopamine receptor sequences. Therapeutic levels of neuroleptics occupy D2 receptors, clozapine occupies D4. Neuropsychopharmacology. Dec 7(4)：pp.261-284, 1992.

・古茶大樹：伝統的精神医学からみた診断学と精神疾患分類．臨床精神医学　43(2)，pp.153-158，2014.

・仙波純一，松浦雅人，太田克也訳：ストール精神薬理学エセンシャルズ　神経科学的基礎と応用，第 4 版．メディカルサイエンスインターナショナル，2015.

・日本臨床精神神経薬理学会専門医制度委員会編：臨床精神神経薬理学テキスト，改訂第 3 版．星和書店，2014.

第 **5** 章

日常生活と
身体症状の援助

本章の概要

この章では，精神科訪問看護を受ける利用者を「精神障がい
者」としてとらえるのではなく，地域で生活する「生活者」と
してとらえて支援するために，訪問看護師が踏まえておきたい
視点について解説します。精神看護では，心と身体が影響し
あっていることを理解し，さまざまな変化を見ていく必要があ
ります。今起こっていること，困っていることなど横断的なア
セスメントにとらわれて対応策を練るとかえって支援に困難を
生じます。まずは本人の体験様式や思いにまでも意識をめぐら
せていくことで縦断的な理解を得ることができるといえます。
そこから得られた情報を本人とともに考え検討していくかかわ
りから全体像が把握でき，本人理解に近づくことを認識してお
く必要があります。

身体合併症

1 精神疾患と身体疾患を併せもつ人への支援

① 身体疾患のケアができることが訪問看護師の強み

　地域で生活する精神疾患をもつ利用者には，行政職員や福祉職など多くの支援者がかかわっています。訪問看護師は精神疾患についての医療の知識に加えて，身体疾患の知識をもち合わせている支援者としてかかわることができます。これが訪問看護師の大きな強みです。精神疾患について病識が乏しい利用者でも，「血圧が高いと言われた」「糖尿病は何を食べたらいいの？」など，身体疾患について関心があり質問される場合も少なくありません。精神科訪問看護を勧めても断っていた人が，身体疾患が見つかったことから精神科訪問看護の利用を始めたというケースもあります。このように，身体的な健康面からかかわりのきっかけをつかみ，信頼を得てかかわりを継続することは，身体的なケアを通して精神的なケアにつながるといえます。したがって，日ごろから身体の調子で気になることがあった場合は，遠慮なく相談してほしいことを伝えておくことも必要です。

② 精神疾患をもつ利用者への身体疾患支援の困難さ

　精神疾患をもつ利用者への身体疾患の支援には困難な面があり，工夫が必要です。利用者側の要因として，向精神薬の内服により疼痛の感受性が低下し，痛みを感じるはずの状態でも痛みの訴えが聞かれないことがあります。また，便秘を「おなかの中に赤ちゃんがいる」，腰痛を「腰を宇宙人に叩かれている」など，幻覚妄想のように訴え，適切に表現できない場合があります。さらに，援助希求行動（COLUMN参照）がとれない人も多く，身体疾患の発見が遅れ重症化しやすくなります。さらに，「**精神科訪問看護指示書**」に基づいて訪問看護を行う場合，身体疾患の主治医からの訪問看護指示書は交付されていません。そのため，身体疾患の状態や治療の方向性などの情報が得られにくいことも困難を感じやすい要因と思われます。精神疾患の主治医と訪問看護師が身体疾患の病状に関する情報の共有ができるように，身体疾患の主治医に精神疾患の主治医への情報提供書を出してもらうように働きかけることも重要です。

➡精神科訪問看護
指示書
p.265参照

　訪問看護の利用を継続し，調子のよい状態を知っていると，早めに不調に気づくことができます。精神疾患をもつ利用者が，落ち着かない様子だったり，「なんだかいつもと違う」と感じている場合，それが精神疾患の悪化ではないかと考えやすいのですが，訪問看護師は身体疾患としてなんらかの不調を表現しているのかもしれないという視点をもつことが大切です。その不調の原因に，身体疾患が隠れているかもしれないと詳しく観察することで見えてくることもあります。筆者が訪問看護を行っていた統合失調症の50代の男性利用者は，あるときから訪問中にミントタブレットをガリガリと食べ続けるようになりました。以前から気に入ったものは延々と食べ続ける癖があったため，そのせいではないかと思っていたのですが，腹痛が増強し病院を受診したところ胃潰瘍が見つかり入院になりました。ミントタブレットは貧血の症状のサイン（氷食症）だったのですが，前述したように精神疾患のある人特有のこだわりととらえてしまっていたのです。後から考えると「最近調子が悪くて」「だるくて外出できなかった」などの訴えに対し，身体疾患の可能性も考えて観察をすればよかったと反省した事例でした。この利用者の受診歴は精神科のみで，市町村の健康診断等も利用しておらず，血液検査も長年受けたことがありませんでした。入院中であれば，血液検査，エックス線検査など比較的簡単な諸検査で発見できる身体疾患も多いのですが，地域ではそうした情報収集は難しいことを理解しておく必要があります。このことから，不調の裏には身体疾患が隠れているかもしれないという視点をもって，必要時観察を実施していくことが身体合併症の早期発見につながります。

③支援の工夫

　精神疾患をもつ人は，身体疾患を併発していてケアが必要な状況であっても，そのケアを必要ないと断ってしまうことがあります。たとえば糖尿病で食事制限が必要であったり，水中毒を起こすほど飲水してしまうような場合，入院していれば治療的に制限することもできますが，地域では不可能です。訪問看護師が管理的にかかわれば訪問看護を断られることも少なくないため，かかわりには工夫が必要です。そして大切なのは，身体疾患の併発の有無にかかわらず，まずは本人との関係性を構築することです。血糖値が高い場合には，血糖値を下げるために指導的にかかわるよりも，身体を心配していることを伝え，血糖値を下げるためにはどうしたらいいかをいっしょに考えることが大事です。そして，本人ができることを考えられるように支援していきます。

COLUMN

援助希求とは？

　自分では解決できない問題を抱えたときに，誰かに相談したり，助けを求めることを「援助希求」といいます。

　誰かに相談し悩みを聞いてもらうことで自分の抱えている問題を整理し，解決していこうとすることができる人は，援助希求能力の高い人です。相談したり，援助を求めることをせず，自分の力でなんとかしようとしていると，問題が進行し深刻化してしまうことがあります。精神疾患をもつ人は，助けを求める言葉や行動がうまく表出できない人も多く，困っていると思われる状況であったとしても「困っていません」と援助を拒否することがあり，身体疾患が重症化することも少なくありません。そのため，まずは相手を知り，相手がどんな生活を望んでいるのかを推測し，丁寧にかかわるなかで，その人に合ったアプローチが見えてくることがあります。

2 精神疾患と生活習慣病

　生活習慣病は，食事，運動，喫煙，飲酒，ストレス等の生活習慣が深く関与し，発症の原因となる疾患の総称です。日本人の三大死因であるがん，脳血管疾患，心疾患，さらに脳血管疾患や心疾患の危険因子となる動脈硬化症，糖尿病，高血圧症，脂質異常症などはいずれも生活習慣病とされています。そしてこの生活習慣病を発症するリスクが高いといわれるのが内臓脂肪型肥満です。一般に，不健康な生活の積み重ねによって引き起こされるため，日常生活のなかで，適度な運動，バランスのとれた食生活，禁煙等の実践が必要になります。

▶セルフケア項目に沿った日常生活の支援のポイント p.174参照

　精神疾患をもつ人は，妄想や幻覚，まとまりのない思考などの症状が現れたり，神経症性障がいなど精神疾患特有の障がいが現れやすく，それが生活に影響を及ぼしがちです。意欲の低下や認知機能障がいがあると**セルフケア**が低下し，バランスのとれた食事摂取等を考えて行動することが困難になりがちです。精神疾患をもつ人は健康被害を及ぼすリスクの高い喫煙（ニコチン依存症）や飲酒（アルコール依存症）を常習している人の割合も高く，おのずと生活習慣病発症のリスクは高くなります。また，精神疾患をもつ人の治療薬には，鎮静効果のあるものも多く，「日中ぼーっとしてすごしてしま

う」という人や，抗精神病薬のなかには副作用として糖代謝異常や体重増加を起こしやすい薬もあります。このように精神疾患をもつ人は，症状や薬の副作用等から生活習慣病発症のリスクが高いと考えられます。

① 糖尿病

（1）糖尿病

　精神疾患をもつ人は，運動不足，偏った食習慣や清涼飲料水の多飲などから，過食・肥満となるケースも少なくありません。また，**抗精神病薬**の副作用には，鎮静作用から活動量が低下したり，体重増加を起こしやすいものがあります。このような生活習慣や薬剤の副作用から，精神疾患をもつ人はそうでない人と比べて糖尿病発症のリスクが高い状況にあります。

▶抗精神病薬
p.120参照

1）アセスメントの視点

- 糖尿病に対する利用者のとらえ方，何に困っているか
- 定期的な受診ができているか
- 内服薬の内容確認，内服薬の管理状況，飲み忘れがないか
  （抗精神病薬のオランザピンとクエチアピンフマル酸塩は，糖尿病には禁忌）
- インスリンの種類と手技の確認，打ち忘れがないか
- 検査データ（HbA1c，空腹時血糖値，尿糖，尿たんぱくなど），体重（BMI指数），血圧のモニタリング
- 食生活，活動量の状況把握
- 低血糖症状（動悸，発汗，手足の震え，脱力，意識レベルの低下など）

▶オランザピン，
クエチアピンフ
マル酸塩
p.126参照

2）支援のポイント

　糖尿病を治療中の利用者は，HbA1cや空腹時血糖値，体重など，数値として治療結果を確認できるデータがあるため，問題を共有していっしょに取り組みやすい面があります。

利　用　者　「もう少し体重減らしましょうって言われた」
訪問看護師　「体重を減らすために何ができそうですか？」
利　用　者　「ジュースを少し減らしてみようかな」

　このように本人ができることを考え，実践できるように励まし，自己コントロール感を高められるように支援していきます。生活習慣の改善が必要な

場合，その定着には長い期間を要することを理解し，今できていることを認め，継続していくための工夫をいっしょに考えていくことが大切です。

　内服薬の飲み忘れがある場合には，内服方法や管理場所を確認し，服薬カレンダーの使用などを提案します。インスリンの使用がある場合，自己注射の手技やインスリンの残量を確認します。また，高血糖，低血糖時の症状や対処法，緊急時の連絡先を確認します。

◆利用者に合わせ
　た服薬支援
　p.147参照

（2）糖尿病合併症

1）足病変（創傷管理）

　糖尿病で血糖値の高い状態が長く続くと動脈硬化が進み，血流が悪くなり，組織に酸素や栄養が届きにくくなります。靴ずれの創傷から，壊疽を起こすこともあります。放置したり適切な治療を行わないと，傷口から感染し，足の切断を余儀なくされることもあります。精神疾患をもつ人は，意欲を低下させる陰性症状などから，入浴等清潔のセルフケアが難しい場合もあります。そのため訪問看護師は足の状態にも注意して観察を行い，傷の早期発見とケアに努めていきます。

◆体温と個人衛生
　の維持
　p.177参照

2）人工透析

　糖尿病性腎症から人工透析が必要になる人もいます。腎臓への影響はたんぱく尿でわかるため，人工透析とならないためには，血糖コントロールとともに，定期的な尿検査が必要です。進行すると浮腫，貧血，高血圧が見られ，慢性腎不全になると嘔気・嘔吐などの消化器症状が出現し，尿毒症を呈します。人工透析を行っている場合には，食生活の工夫（カリウム，塩分，水分の制限），シャントの確認（シャント音は正常か，拍動の有無など）を行い，閉塞や感染を防げるように支援していきます。

（3）アルコール依存症と糖尿病

◆アルコール依存
　症
　p.74参照

　アルコールは，アルコールそのものの作用（利尿作用）やアルコールの代謝（分解酵素が関係するため，個人の体調や状況によっても分解速度は変化します）に伴って血糖値に影響を与えます。多量飲酒は糖尿病発症のリスクを高め，肝障害，膵障害が加わるとコントロールの難しい糖尿病となります。また，アルコール依存症者は，食事を十分に摂らずにアルコールを摂取しがちで，低血糖を起こすことがあります。アルコール依存症者が糖尿病を併発した際は，糖尿病の治療のためにも断酒が必要なこと，インスリンや糖尿病治療薬を使用しながら飲酒すると低血糖を起こしやすいことを説明し，断酒が継続できるよう支援します。

（4）事例：関係性づくりを重視し，自宅に退院できた糖尿病のAさん

> **事例紹介** ●Aさん ●70代男性 ●統合失調症 ●糖尿病
>
> 　Aさんは，精神症状は落ち着いており独居生活をしていました。精神科訪問看護は必要ないと断っていましたが，糖尿病コントロールの不良から，精神状態が落ち着かなくなり精神科病院に入院となりました。入院後，看護師によるインスリン注射が開始されると，精神症状も落ち着き，自己注射の指導を受けましたが，手技の取得は難しくてできませんでした。そこで施設入所を提案しましたが，Aさんには自宅に帰りたいという希望が強くありました。「知らない人が家に来るのは嫌だ」と話されたため，入院中から退院前訪問を実施しました。
>
> 　顔なじみの病棟看護師の訪問から開始し，訪問看護師が同行することで，少しずつ訪問看護師に慣れていきました。すると，訪問看護を拒否することなく，退院後も訪問看護の利用（週1回）を継続することができました。服薬カレンダーに内服薬をセット，週1回，インスリン分泌促進薬のデュラグルチド（トルリシティ皮下注）を訪問時に投与し，自宅での生活を継続できています。

（5）事例の考察

　糖尿病を併せもつAさんに精神科訪問看護を提案しましたが，最初は断られています。入院して「家に帰りたい」「施設には行きたくない」「知らない人が家に来るのは嫌だ」というAさんの訴えにより，その強い思いがわかりました。精神疾患をもつ人に対しては，関係性づくりが大切です。Aさんの思いに合わせて退院前訪問を行い，訪問看護師に慣れていく期間をつくることや，訪問時にできるインスリン注射を工夫することで，精神科訪問看護を受け入れてくれるようになりました。

②がん

　わが国の死亡原因の第1位はがんです。精神疾患をもつ人が地域で生活するなかで，身体的には健康だった人が高齢になり，がんが原因となって最期を迎えるケースも増加していくと考えられます。

（1）肺がん，COPD，ニコチン依存症

　精神疾患をもつ人には，喫煙者が少なくありません。長年の習慣から，COPD（Chronic Obstructive Pulmonary Disease：慢性閉塞性肺疾患）や，

肺がんを併発する人もいます。習慣的な喫煙はニコチン依存症となっており，禁煙が必要な場合でもやめるのは簡単なことではありません。そのため，かかわりには**依存症**の理解が必要です。病院に入院中であれば，制限や管理ができますが，地域ではできません。しかし，地域ではその人に合った支援を工夫しやすいのが利点です。

◆依存症（薬物性精神障がい）p.73参照

1）アセスメントの視点

- バイタルサインの測定，呼吸音の聴診（呼吸数，呼吸の深さ・リズム，体温，SpO_2の異常に注意する）
- 呼吸困難，喘鳴，咳嗽，喀痰，血痰，喀血，胸痛の有無
- チアノーゼ，ばち状指，胸鎖乳突筋の肥厚の有無（図5-1）
- 喫煙状況（タバコの本数），1日の過ごし方
- タバコについての本人の考え（本当はやめたい，死ぬまでやめたくないなど）
- 受診状況，内服確認
- 在宅酸素・NPPV（Non-invasive Positive Pressure Ventilation，非侵襲的陽圧換気）の管理

2）支援のポイント

　禁煙できることが一番ですが，ニコチン依存症を起こしていることが多く，禁煙を試みて失敗したという人も少なくありません。禁煙したいときにはいつでも力になりたいと考えていることを伝え，禁煙のための知識が必要な場合は禁煙外来の情報や，禁煙のメリット等を伝え，本人といっしょに考えていきます。呼吸状態が悪くなると不安が強くなり，精神状態も不安定になりやすいため，身体状態の観察と併せて判断します。

（2）がん手術後

　精神疾患のある利用者が手術後退院となった場合は，なるべく早く訪問し，身体状態や症状の把握，日常生活への影響をアセスメントします。現在は術後の入院期間が短く，退院指導を受けていたとしても十分に理解することが難しかったり，不安が大きいことが予測されます。そのため訪問回数を増やしたり，福祉サービスの併用を**相談支援専門員**等に相談しつなげ，安心して生活できるよう支援していきます。

◆相談支援 p.215参照

（3）がん末期

　がんの末期には，疼痛，全身倦怠感，食欲不振，嘔気・嘔吐，便秘，呼吸困難，浮腫などの身体症状が見られます。精神疾患のある利用者は，これらの症状についての自覚症状が乏しかったり，訴えが少ないことがあるため，

図 5-1　ばち状指と胸鎖乳突筋の肥厚

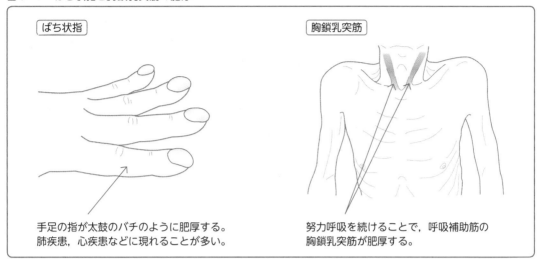

ばち状指

手足の指が太鼓のバチのように肥厚する。
肺疾患，心疾患などに現れることが多い。

胸鎖乳突筋

努力呼吸を続けることで，呼吸補助筋の
胸鎖乳突筋が肥厚する。

注意して観察します。自身の病気について無関心であったり，治療やケアの理解が乏しかったり，協力が得られないこともあります。利用者が今，何をしてほしいのかなど，利用者の望みを引き出すことが大切です。それをかかわりに活かし生活を支えていきます。がん末期の診断は主治医が行いますが，介護が必要になった場合，40歳以上のがん末期患者は，介護保険サービスを併用することもできます。

（4）事例：不安を聴くことで手術を受けることができた乳がんのBさん

事例紹介　●Bさん　●70代女性　●統合失調症　●乳がん

　Bさんは両親が亡くなってから独居生活をしており，主治医の勧めで精神科訪問看護が開始となりました。絵や俳句が趣味で，市内のサークルに参加しており友人も多く，「病院も薬も嫌い。私の病気は食べ物でよくなると思うの」と繰り返し話していました。過去には服薬中断がありましたが，訪問後は内服薬の継続（維持療法）ができていました。

　ある日，家を訪れた訪問看護師に，Bさんが自分から右前胸部のしこりを見せてくれました。直径 2 cmくらいの腫瘍で発赤と滲出液がありました。「ずっと相談しようかどうしようか迷っていた」「がんですよね？　これ」「好きなように生きてきたし，もういいんです」「受診はしない」ということでした。そこで訪問看護師が本人の想いを傾聴し，不安な気持ちを少しでも支えていこうとしたところ，数か月後に「診てもらうだけ。手術はしませんけど」と乳腺外来を受診することができました。予約していた検査日に受診しな

いこともありましたが，訪問看護師が，そのつど想いを聴くことで，考えを整理できるようにかかわったところ，家族である妹さんや主治医に自ら相談することができて，手術を受けることができました。入院前〜退院後数日間は遠方に住む妹さんが来てくれたため，安心して治療も受けることができています。乳がんの治療経過については，本人の同意を得て，訪問看護ステーションの精神保健福祉士が調整し，外科の担当医に診療情報提供書を記入してもらいました。

　高齢精神障がい者の場合は，このように複数の主治医とのかかわりがあるため，精神科の主治医が訪問看護指示書や診療情報提供書を記入するとは限りません。

➡ 精神保健福祉士
　p.214参照

（5）事例の考察

　訪問看護師がBさんの迷いや不安を聴き，乳がんの手術を受けることができました。Bさんは最初から相談できたわけではなく，訪問看護師に話してみようと思えた自分のタイミングで相談しています。「受診はしない」と話したり，検査日に受診しなかったりと揺れながらも，自分で納得ができると行動できる人でした。このように意思決定が必要な人の支援には，本人がどのように生きたいと考えているかを知ろうとすることが必要です。本事例ではBさんの自分で決めたいという思いを尊重し，必要な情報を伝え，Bさんが納得しているかどうかを確認しながら支援を行いました。不安を受け止め，支えていくかかわりを続けることで，妹さんに相談し手術を受けることができました。

③ 肥満

　肥満は，体内に脂肪が過剰に蓄積した状態であり，腸間膜に脂肪が溜まる内臓脂肪型肥満は，生活習慣病の発症リスクが高まります。精神疾患をもつ人は，肥満になりやすい傾向があります。生活習慣病の予防や悪化防止のため，訪問看護師は利用者の食生活や活動量，内服薬など，その人に合わせた支援を行います。また，「太るから」と薬を自己中断してしまう場合には，薬によって得られる精神症状への効果も観察し，食事や運動など生活習慣の改善ができるよう，本人のできることから支援をしていく必要があります。

（1）アセスメントの視点

・体重，食習慣，活動量の把握と本人の考え
・体重増加を起こしやすい抗精神病薬の内服状況
・オランザピンなどの内服によって体重増加や食生活の変化がないか

➡オランザピン，
クエチアピンフ
マル酸塩，クロ
ルプロマジン，
レボメプロマジ
ン
p.126，p.127参
照

（2）支援のポイント

・食習慣，運動習慣について本人と話し合い，肥満の解消のためにできることをいっしょに考える
・大きな目標よりも達成しやすい小さい目標を立てる
・悪い習慣を減らすだけではなく，よい習慣を増やすようにする
（清涼飲料水をやめるだけではなく，お茶やカロリーの低い飲み物を選ぶことができる，カロリーの低いおやつや食べてもよい時間を設けるなど）
・表に記入するなど，訪問時に経過を振り返り，よい点を見つけ励ます
・薬剤が体重増加に影響があると考えられる場合は，精神症状への効果と体重増加の程度の両面から考える
・急激な体重増加が見られる場合は，本人が自ら主治医に相談できるように支援する。体重増加への影響が大きくない場合は，生活習慣の改善から肥満を予防する

（3）事例：内服薬の副作用から体重増加のあったＣさん

事例紹介　●Ｃさん　●20代女性　●境界性パーソナリティ障がい

　Ｃさんは独居で，洋服店やコンビニの店員等，仕事を転々としていました。借金を早く返済したいが，計画的にお金を使うことが難しく，人付き合いも苦手なため，相談相手が欲しいと訪問看護を希望しました。困っていることを聞くと，リストカットを繰り返しており，やめたいがやめられないと話します。リストカットをしたいときはどんなときが多いか尋ねると，「わからない」「イライラしたときにリストカットをすると少しスッとする」とのことでした。

　Ｃさんは受診時，主治医に内服薬の増加を希望したためオランザピンが開始となりました。訪問時に話を聞くと，「リストカットはしていない」「なんかぼーっとしてだるい」「夜中に食べたい気持

が抑えられない」と話し，その後 1 か月で10kgの体重増加があり
ました。Cさんは「好きな服が着られない」「こんなに太ったら死
んだほうがまし」と泣き出しました。そこでリストカットをやめよ
うと頑張っていたことを認め，内服薬の副作用が原因かもしれない
ことを説明し，次回の受診時に主治医にどのように話したらよいか
いっしょに考えました。結果，オランザピンは中止となりました。
体重を元に戻すために夜の間食をやめ，訪問中にいっしょに運動す
ることなどを継続し，体重を戻すことができました。併せて，仕事
に関する悩みは就業・生活支援センターへ，借金についての相談は
弁護士へと，Cさんに付き添い，生活を整えていくことで，だんだ
んとリストカットも見られなくなりました。

(4) 事例の考察

　Cさんが「リストカットをやめたい」と主治医に薬を増やしてほしいと希
望した結果，**オランザピン**が処方されました。内服薬の変更があったときに
は，期待した薬の効果と，副作用が出ていないかどうかの両面の観察とアセ
スメントが必要です。Cさんはリストカットは減りましたが，体重増加と日
中の活動低下がありました。急激な体重増加からオランザピンの副作用を考
え，主治医に再度相談できるようにしていました。好きな洋服を着たいとい
う目標をもち，いっしょに運動したり，できていることを認め励まし続ける
ことで体重を元に戻すことができました。

➡ オランザピン
　p.126参照
➡ 服薬による作
　用・副作用の観
　察と支援
　p.146参照

3 精神疾患をもつ人に多い身体症状・身体合併症

① 疼痛

　精神疾患をもつ人に使用される向精神薬のなかには，鎮静・鎮痛作用をも
つものがあり，痛覚の閾値が高められて痛みを感じにくいことがあります。
痛みは一種の生体防御反応のため，それを感じにくいということは，発見が
遅れたり，治療の必要性が理解しづらいという特徴があるため，これらを理
解した支援が必要となります。しかし反対に痛みの訴えが強い人もいます。
痛みの部位や性質等とともに，どのようなときに痛みの訴えが強くなるかを
観察します。

(1) 頭痛

　精神疾患をもつ肥満の人の頭痛は，高血圧，脂質異常症，糖尿病などを併
発しやすく，生命の危険につながる脳出血，脳梗塞のサインであることもあ

るため，注意します。

> ・頭痛時に起こりやすい訴え，様子：
> 「頭を叩かれる」などの訴え，頭部を叩く・頭部に手を当てている，
> 顔をしかめる

（2）腹痛

　腹痛の原因には，消化器疾患，婦人科疾患，泌尿器疾患などがあります。精神疾患をもつ人は，**抗コリン作用**のある薬剤を内服していることがあるため，便秘やイレウスを起こしやすいです。排便・排ガスの有無の確認や必要時には腹部の触診・聴診を行い観察します。

➡抗コリン作用に
よる副作用
p.124参照

> ・腹痛時に起こりやすい訴え，様子：
> 「お腹に赤ちゃんがいる」などの訴え，顔面蒼白，冷や汗，腹部を抱えるようにしてうずくまる，食事を食べないなど

（3）支援のポイント

> ・身体に関連する妄想（頭を宇宙人に叩かれたなど）がある場合，身体疾患の可能性を考えて観察する
> ・訴えだけでなく，表情や行動などにも注目する
> ・疼痛が疑われる場合，詳しく観察する
> 　―痛みのある部位・性状
> 　―どんな痛みか（ズキズキする，ズーンと重いなど）
> 　―痛みの量・程度（10段階で表すとしたらどれくらいか）
> 　―痛みの経過（いつから症状があり，どのように変化したか）
> 　―発生状況（どのようなときに痛くなったのか）
> 　―影響する因子があるか（食事・運動など）
> 　―痛みのほかに伴う症状はあるか

② **転倒骨折**

　精神疾患をもつ人は，転倒し骨折するリスクが高い状態にあります。また，精神科の薬物療法で使用される薬は，ふらつき，眠気，過鎮静や**錐体外路症状**により歩行障害を起こすことがあります。加齢，閉経後の女性，運動不足，抗精神病薬の副作用である**高プロラクチン血症**などは，骨密度が低下

➡ドパミンに関連
した副作用
p.122参照
➡高プロラクチン
血症
p.124参照

し，骨の強度が低下していると，軽度な力でも骨折することがあります。訪問看護師は骨折のリスクを評価し，転倒を予防できるように生活を整えることが必要です。また，痛みの訴えはないことがあるため，診察だけでなく触診も行い，早期発見に努めます。

(1) アセスメントの視点

- ふだんの歩行状態（ふらつき，足どり，歩幅，姿勢，つまずき，すり足歩行）
- 日中の眠気
- 転倒したことがあるか
- 内服している薬剤の内容確認
- 夜間，トイレに起きることはあるか，寝室とトイレの距離
- 室内の段差，手すりの有無
- 血液検査データ（プロラクチン値）
- 食生活，運動習慣

(2) 支援のポイント

- 転倒リスクの評価を実施する
- 転倒しやすい利用者には，環境調整をいっしょに考える。また緊急時の連絡先も確認しておく
- 転倒時，痛みの有無，跛行，歩行状態，脚の長さの短縮や外転していないか，内出血による骨折部位周辺の腫脹，発赤の観察を行い，骨折の可能性を判断する

③ 多飲症・水中毒・低ナトリウム血症

多飲症は，水を飲むことがやめられなくなる病態で，精神疾患をもつ人にみられる身体合併症の1つです。水を大量に摂取すると水中毒となり，血液中のナトリウム濃度が相対的に低下し低ナトリウム血症を起こし，場合によっては死に至る危険性もあるため注意が必要です。水中毒となるほどの多飲水が起こる要因については，妄想や強迫観念，抗精神病薬の副作用の口渇感によるものなどがあります。精神科に入院する患者では，飲水制限のために隔離が必要になるケースもありますが，在宅では飲水を制限することはできません。利用者の自己コントロール感を高め，安全に水を摂取できるようにいっしょに考えます。

（1）アセスメントの視点

- ・水分摂取量の把握
- ・排尿回数，失禁，多尿，夜尿の有無
- ・訪問中も水分摂取が多かったり，トイレに行っていないか
- ・水中毒の症状：めまい，頭痛，嘔気・嘔吐，脱力，けいれん，意識障害（昏睡）など
- ・血液検査データ（血清ナトリウム濃度），尿比重

（2）支援のポイント

- ・飲水行動について，本人が困っていることはないか
- ・飲水の自己コントロール感を高める（一気に大量に飲水すると危険であり，ゆっくりと時間をかけて飲水するように説明する）

（3）事例・訪問中にいつも冷水を飲んでいるDさん

事例紹介　●Dさん　●40代男性　●統合失調症

　Dさんは母親が施設に入所後，自宅で一人暮らしをしています。訪問中，大きなコップ（300ml程度）で冷水を飲み，ひっきりなしにタバコを吸っていました。冬は寒いからと服を何枚も着込んでいたり，ストーブの前にいつも座っていました。訪問中に毎回トイレに行くため，多飲水があるのではないかと考えDさんに聞いてみると，「水は身体にいいから」と毎日7L以上飲用していました。水を飲むことで困っていることはないか確認すると，夜尿があるため，リハビリパンツを使用し夜間入眠しているとのことでした。水中毒を心配していることを伝えると「そうなんですか」「知らなかったです」と驚き，適量の飲水ができるようにいっしょに考えました。「コップの大きさを小さいものに変更してみる」「一気にたくさん飲まないようにする」というように，できることから取り組んでいきました。

　訪問を継続していくと，Dさんは高校時代，美術部に所属しており，絵を描くことが得意であることがわかりました。デイケアに絵画のサークルがあることを伝えると興味をもち，デイケア通所を開始したところ，絵を描いたり，絵が好きな人たちと話すことで飲水時間を減らすことができました。

➡デイケア
p.70参照

(4)事例の考察

　訪問中の飲水行動や毎回トイレに行くこと，冷水の飲用で身体が冷えており寒がる様子から，多飲水があるのではないかと考えました。そのため，本人に飲水量や，困っていることについて確認しました。夜尿があるもののそれほど困っていることはないというＤさんに，水中毒を心配していることを伝え，適量を飲水できるように支援しました。

　また，母親が施設に入所し一人暮らしとなった寂しさからも飲水量が増えていると考え，デイケアには絵画のサークルがあることなどの情報を提供したところ，デイケア通所につながりました。現在，多飲水はありますが活動も増え，水中毒を起こさずに生活できています。

（鈴木 敦子）

【参考文献】

・医療情報科学研究所編：フィジカルアセスメントがみえる．株式会社メディックメディア，2015.
・坂田三允総編集，櫻庭繁ほか編：精神看護エクスペール3　身体合併症の看護，第2版．中山書店，2009.
・日本精神科看護技術協会監，大塚恒子ほか編：改訂精神科ビギナーズ・テキスト　身体管理編—身体をみるための基礎知識と技術．精神看護出版，2014.
・日本精神科看護協会監，金子亜矢子ほか編：精神科ナースのアセスメント＆プランニングbooks　精神科身体ケア．中央法規出版，2017.
・美濃由紀子編著：これだけは知っておきたい　精神科の身体ケア技術．医学書院，2008.

日常生活の支援

　精神科訪問看護の利用者は，精神疾患や薬物療法などの影響を中心に，身体的・精神的・社会的な要因から日常生活に支障を伴う場合があります。私たちはこれらをアセスメントし，利用者が望む生活に近づくためや現在の生活を維持するため，利用者の意向に沿った形で支援を行うことが求められます。

1 日常生活の支援の姿勢

① 利用者それぞれの生活を大切にする

　私たちは，利用者の住んでいる家のなかに入らせていただき，支援を行います。それぞれの家には，利用者自身やその家族が生活のなかで大切にしていることやこれまでの生活でつちかってきた習慣，価値観があります。毎日何を食べ，どのように一日をすごすかといった日常生活は，その人らしさのあらわれでもあります。精神科訪問看護では，こうした利用者それぞれの生活を大切にして支援を行います。

② 問題解決を優先した支援をおしつけない

　利用者の家のなかに入らせていただくと，床一面に処分されていないごみが散乱し，掃除も数年していない状態でした。このようなときに私たちは，これを問題ととらえ，環境整備の看護計画を立ててしまうかもしれません。食事を毎日一食で済ませていると聞けば，食事の指導や福祉サービスの導入が頭をよぎるかもしれません。

　しかし，利用者自身がその状態を問題ととらえているかはわかりません。利用者自身も解決の手段がわからずに困っているのであれば，支援を受け入れてくれるかもしれません。一方で，利用者が問題と感じていないにもかかわらず，看護師側のペースで支援を行えば，信頼関係を損ない，最悪の場合は訪問看護を拒否され，支援ができなくなります。

　支援者が問題だと感じたときは，いったん立ち止まり，利用者はこの状況をどのようにとらえているのかを確認する必要があります。私たちは利用者がその人らしい生活を送るのを支援するのが役割であり，私たちの望む生活

に近づけていくことが役割ではありません。私たち自身の価値観や物差しを吟味し，支援を行っていくことが求められます。

➡ストレングスモ
デルとは
p.11参照

③ストレングスモデルに基づくかかわり

　日常生活の支援は，利用者がその人らしい生活を送るためや夢の実現に近づくための1つの手段です。利用者自身が，夢や希望の実現のために日常生活を整えることが必要であると感じたとき，支援が必要とされます。それまでは，必要なときに適切な支援を行うことができるように，準備を整えておくといった姿勢も大切です。

2 日常生活のアセスメントと支援のレベル

➡病状のアセスメン
ト
p.64参照

　日常生活の支援において，共通して必要なアセスメントの視点と支援のレベルに応じた留意点を示します。

①アセスメントの視点

　日常生活について，主に以下の視点でアセスメントを行います。

> ・利用者ができていること
> ・どのような症状（要因）が，日常生活にどのような影響を及ぼしているのか
> ・どの部分にどの程度の支援が必要なのか
> ・もともとどれくらいできていたのか（過去の最高水準）
> ・今の状態を利用者はどのようにとらえているのか

　家のなかに入らせていただく精神科訪問看護では，利用者に尋ねる以外にも家のなかの状態からふだんの日常生活について推察できる多くの情報があります。また，家族や他の支援者から情報を得ることも大切です。

　アセスメントの際には，利用者を問い詰めて尋問のようにならないよう配慮することや、家のなかを監視するように見回すことのないよう配慮することが必要です。

②支援のレベルと留意点

　支援のレベルは大まかに「具体的な支援を行う」「相談・助言・情報提供を行う」「見守り，支持・強化を行う」の3つに分けることができます。

(1)「具体的な支援を行う」「相談・助言・情報提供を行う」

支援を行いながら，利用者のもっている力をアセスメントします。また，利用者の切迫した困りごとに応じることで，訪問看護導入時の信頼関係の構築に寄与することがあります。

いずれ利用者が自立してできることを念頭に置き，利用者ができる部分を尊重し，直接的な支援を徐々に減らしていきます。やり方を見せたり，いっしょに行ったり，練習をしたりして，自分でできる方法をいっしょに考えていくことが大切です。また，具体的な支援だけではなく，利用者が日常生活上の困りごとに対処できるように相談・助言・情報提供を行います。

利用者の自立に向けてかかわる場合には問題ありませんが，一定期間にわたり，同内容の介助が必要なときには，他のサービスの利用を検討する場合もあります。

(2)「具体的な支援を行う」「相談・助言・情報提供を行う」ことを利用者が望まない

支援が必要と考えられる状態であっても，利用者が支援を望まないことがあります。また，助言などは具体的な支援よりは受け入れてもらいやすいですが，利用者が負担と感じることがあります。ストレングスモデルに基づくかかわりや信頼関係が深まるなかで，利用者が支援を希望することもあります。

利用者の意向を無視した支援は望ましくありませんが，現実的に日常生活の維持が困難となる場合があります。問題が大きくなることで地域生活の再開が難しくなることもあり，見極めが必要になります。このような場合には，訪問看護師だけで抱え込むのではなく，複数の支援者での検討が大切になります。

(3)「見守り，支持・強化を行う」

できていることを継続できるように力づける支援を行います。つい言葉に出してほめることを忘れがちになりますが，できていることや本人の工夫や取り組みに気づき，積極的に支持します。毎日の日常生活を続けることは大変なことです。訪問看護師の声かけが力になるはずです。

(4)自分のことを自分で決めることができるように支援する

支援を検討する際には，利用者が日常生活の一つひとつのことをどうしたいのか，どのような支援を望むのかを自身で決定していく必要があります。

精神症状の影響などにより，利用者は自分が何に困っているのか，どうしたいのかわからない場合や表現できない場合もあります。今の状況や今後の見通しを整理して，利用者にわかりやすい形で提示することで，利用者が決めることができるように支援します。

3　セルフケア項目に沿った日常生活の支援のポイント

　ここでは、6つのセルフケア項目に沿って，主な観察点と支援のポイント
を示します。実際の訪問場面では，まずは主な観察点についての情報を得
て，アセスメントできることが大切になります。

①空気・水・食物の十分な摂取

（1）主な観察点

> 1）空気
> ・呼吸状態
> 2）水
> ・水分摂取量
> ・水分の内容
> 3）食事
> ・食事の時刻・回数・摂取量
> ・内容
> ・栄養状態
>
> ・食欲
> ・食品の購入方法や保管の状態
> ・食事の用意（調理）
> ・食事のかたづけ
> ・歯・義歯の状態
> ・嚥下の状態
> 4）嗜好品
> ・喫煙
> ・アルコール

（2）支援のポイント

1）水分摂取量の不足

　水に「毒が入っている」といった被毒妄想がある場合には，どのようなも
のなら飲むことができるのかを相談し，商品として売られている水を勧めて
みるなどします。陰性症状やうつ状態で飲水行為に関心が向かない場合に
は，ふだんの飲水行動を確認し，食事や内服の際などの本人のわかりやすい
タイミングで摂取できないか検討します。

2）水分摂取量の過多

➡多飲症，水中毒
　p.168参照

　必要量以上の水分を摂取する**多飲水**や**水中毒**では，飲水行為自体の管理は
訪問看護では困難ですが，体に及ぼす影響を伝えながら，ふだんのかかわり
から飲水行動の様子や身体症状の有無を観察していきます。必要に応じて体
重の推移も確認します。

　飲水行動にとらわれすぎず，利用者がほかのことにも関心をもてるような
かかわりも大切です。

3）食生活

　食事の回数や内容は，1日3食摂取でき，品目数が多く栄養バランスがと
れていることが望ましいですが，利用者の習慣や価値観によるところも大き

く，一様に望ましい形をおしつけることはできません。入院中にさまざまな制限を体験した利用者のなかには，家では好きなものを好きなだけ食べたいと思っている人もいます。食事内容に偏りがあり，毎食同じものを食べ続ける人もいます。食事や健康についての情報提供や他者との交流が増えることで食事への関心も広がることがあります。

4）食事摂取量の不足

食事に「毒が入っている」といった被毒妄想や「自分は食事を摂るに値しない価値のない人間である」といった微小妄想がある場合，うつ状態の影響がある場合などがあります。好みの食べ物などで少しずつ摂取できるものをともに考えていきます。既製品や簡便に調理できる食品の利用など，負担の少ない選択もできるように情報提供します。

5）食事摂取量の過多

抗精神病薬の副作用などにより，食事摂取量が増えることがあります。間食が多い場合には，頻度を減らすことや，カロリーの少ない食品に置き換えることはできないか利用者とともに検討します。本人に意欲があれば，食事内容を記録してもらい，内容を振り返り，助言をするなどの支援を行います。まずは本人が心がけたことを支持することが大切です。

➡抗精神病薬
p.120参照
➡肥満
p.164参照

6）食品の保管

期限を過ぎた食品や腐敗した食品を処分できずにいる場合があります。利用者の意向を確認しながらともに整理していきます。また，夏季に生鮮食品などを冷所で保管していないこともあり，必要に応じて助言します。

7）食事の用意やかたづけ

毎食，食材を購入し，調理し，かたづけをするということは大変な作業です。家庭によって炊飯器や電子レンジなどの調理器具の有無も異なりますので，環境に応じた助言を行います。段階を踏んでいき，調理が苦手であれば，まずは既製品やレトルト食品の活用などについても情報提供します。通所施設などで調理の経験を積むなかで，食事への関心が広がり，食事の用意やかたづけを身につけていくこともあります。また支援の必要性に応じて，居宅介護，店舗の宅配サービスや配食サービスなどの利用を検討します。

8）喫煙

喫煙による本人の健康被害を予防するために，禁煙のはたらきかけを行います。それとともに日常生活の維持のためには，安全な喫煙行為も大切です。吸い殻は消火してから捨てているか，灰皿の周りに燃え移りやすいものはないかを確認します。外で喫煙する場合には吸い殻を投げ捨てず，携帯灰皿を使っているかなども大切です。禁煙の医療機関が増えるなかで退院後に喫煙を始める場合も多く，こうした支援も必要になります。

② 排泄と排泄のプロセスに関するケア

（1）主な観察点

排泄に関する困りごとは羞恥心を伴います。本人からは伝えにくいことであることを念頭に置き，観察を行います。

１）排便
・排便の回数
・便秘や下痢などの排便の状態
・下剤の使用
２）排尿
・排尿の回数・尿量
・尿失禁

３）排泄行動
・排泄の行動
・排泄後の処理
４）月経
・月経の状態
・月経時の処理

（2）支援のポイント

1）便秘

➡腹痛
　p.167参照

活動量の低下や向精神薬の副作用，食事や水分の内容，摂取量の低下などが要因となります。また本人が苦痛を感じていても，適切に伝えることが困難な場合もあります。客観的な情報を得るため，必要に応じて腹部の状態観察を行います。

一般的な便秘解消のための指導を行いますが，口頭だけでは実行に移すことが難しい場合もありますので，いっしょに運動するなどの具体的な支援が有効です。下剤を服用している場合も多いので，使用状況を把握し，調整の相談をします。

2）下痢

食事や水分の内容，摂取量，衛生状態などが要因となります。便秘予防のために服用している下剤の量が多い場合もあり，調整の相談をします。

3）尿回数や尿量の変化

排尿困難や尿閉は，抗うつ薬の副作用により生じることがありますので，処方内容の確認をします。尿量減少は脱水，頻尿や尿量過多は多飲水が要因となっている可能性があります。

4）尿失禁

尿失禁の種類や要因をアセスメントします。排尿への自発性が乏しい場合には，生活のなかでトイレに行くタイミングを決めるなどの支援を行います。必要に応じて，尿とりパッドやリハビリパンツの利用も相談します。失禁は，活動や人とのつきあいにも影響を及ぼすので注意が必要です。

5）排泄行動

「誰かに見られている感じがする」といった注察感によりトイレで排泄できない場合があります。本人が安心して使えるトイレを探す，トイレの壁に布を掛けてみるなどの工夫をし，本人が少しでも安心できる対策をともに考えます。

排泄後のふきとりが不十分である場合や，衣類を汚染している場合があります。適切に処理ができるように支援を行います。

③ 体温と個人衛生の維持

（1）主な観察点

> 1）体温
> ・衣類の調整
> ・室温
> ・換気の状態
> ・冷暖房器具の使用状況
> 2）身体の清潔と整容
> ・入浴・洗髪の状況，頻度
> ・服装，更衣の頻度，衣類の清潔
> ・歯磨き，義歯の管理
>
> ・洗面
> ・化粧
> ・ひげ剃り
> ・爪切り
> 3）住環境
> ・整理整頓
> ・掃除やごみの始末
> ・洗濯

（2）支援のポイント

1）体温の維持

体温を適切に維持し，熱中症や低体温症を予防するためには，気候に応じた衣類や室温の調整が必要になります。また，本人の体感温度と実際の温度に大きく差があり，対処できていない場合もあり，注意が必要です。夏季には冷房や扇風機，冬季には暖房器具の使用を確認します。暖房器具の使用の際には，換気や火災についても配慮が必要です。器具の使用手順や注意点を書き示すなどの工夫も有効です。寒冷地域では灯油がなくなると暖房器具が使えず，生活の維持が困難になることがあります。

2）身体の清潔

清潔行為の頻度は，個人の習慣や価値観により違いがあります。入浴が週に1回程度の習慣の人もいます。意欲の低下や「誰かに入浴を見られている」といった注察感，「自分が湯に溶けていく」といった知覚の異常などにより入浴ができない場合もあります。そのような場合，入浴の代わりに清拭を行うなどの提案をします。清潔の維持が困難な場合には，皮膚状態にも配

慮が必要です。浴室がない家に住んでいる方もおり，身近な社会資源の情報提供も必要になります。

3）整容

　精神症状の影響も受けますが，習慣や価値観に沿った，その人らしさのあらわれでもあります。支援の際は，訪問看護師の価値観のおしつけにならないように気をつけます。場に合わない身なりは，周囲に奇異な印象を与えることがあります。洗面が不十分，服装が乱れているなどといった場合には，地域生活のなかで不利益を受けることもありますので，状況に応じて助言を行います。訪問看護師自身の身なりもロールモデルになります。利用者が適切な行動がとれたときに「似合っていますね」「印象が良くなりますね」と支持することが大切です。

4）住環境

　足の踏み場がないほど物があふれていても，それが利用者にとってどのような意味をもつのかを知ることが大切です。利用者にとっては安心できる環境である場合や他人に手を触れてほしくないと思っている場合もあります。こうした場合には，すぐに直接的な支援をすることは難しくなります。一方で，利用者が掃除を行いたくても，どうしたらよいのかがわからずにいる場合もあります。その場合には，いっしょに掃除を行い，徐々に本人ができる部分を増やしていきます。利用者の自立が困難で，一定期間の介助が必要なときには，居宅介護などの利用も検討します。まずは，利用者がどのように思っているのか確認することが重要です。

　ごみの始末は，利用者が分別できるようにごみ箱の表示を工夫するなどの支援を行います。分別が不十分なごみを収集所に出すと，近隣とのトラブルの原因になりますので，注意が必要です。

④ 活動と休息のバランスの維持

（1）主な観察点

1）活動	2）睡眠・休息
・仕事や家事，学業	・就寝時刻と起床時刻，睡眠時間
・趣味や余暇活動	・入眠困難，中途覚醒，早朝覚醒，熟眠感
・外出の機会	・就寝薬の服用時間，頓服の睡眠導入薬の服用状況
・交通機関の利用	・就寝する場の環境
・金銭管理	・休息のとり方

（2）支援のポイント

1）活動の不足

統合失調症の陰性症状やうつ状態，薬剤による過鎮静の影響などが考えられます。室内での体操やゲームなどの活動から，徐々に散歩をして興味のあるものや季節を感じるものを見に行くなどの活動をいっしょに行います。実際の活動が難しいときには，利用者の関心に合わせた話題を提供します。また，**抗精神病薬**の副作用により歩行などに支障を生じる場合があります。処方内容の把握や主治医との連携が必要となります。

➡抗精神病薬
p.120参照

利用者と相談し，医療や福祉による通所施設（**デイケア**，**地域活動支援センター**，**就労支援事業所**など）を紹介することもありますが，こうした形態にこだわらず，本人の興味や関心に沿った活動を紹介することも大切です。

➡デイケア
p.70参照
➡地域活動支援セ
ンター
p.215参照
➡就労支援
p.217参照

2）活動の過多

躁状態などの影響で休みなく活動している過活動の状態であれば，休息のとり方について相談します。利用者が客観的に活動と休息のバランスを把握できるようにはたらきかけます。

3）交通機関の利用

交通機関の利用方法がわからない場合には，ともに利用方法を確認し，利用者が自立して利用できるように支援します。近隣の交通機関については，訪問看護師も把握しておく必要があります。

4）金銭管理

過活動などにより，余暇活動や物の購入などが増え，食費や光熱費といった生活を維持するために必要な金銭が不足することがあります。しかし，利用者が金銭を何に使うのかといった問題は，本人の希望なしに支援を行うことは困難です。家計簿の書き方や節約のしかたに困っているときなどには，助言を行います。

利用者の金銭を預かり，管理を要する支援が必要な場合には，**成年後見制度**や社会福祉協議会の**日常生活自立支援事業**などの利用を検討します。

➡成年後見制度
p.218参照
➡日常生活自立支
援事業
p.218参照
➡睡眠薬
p.131参照

5）睡眠

睡眠に問題がある場合には，**睡眠導入薬**に頼りがちになりますが，就寝前のリラクゼーションや日中の活動の拡大，コーヒーや喫煙を控えるといった助言も大切です。日光を浴びるだけでも睡眠のリズムを整えるには効果的です。

6）休息のとり方

休息は睡眠だけではなく，疲労を感じたら適宜身体を休めるなど，自身での調整も大切です。休むことに罪悪を感じる人もいますので，休むことへの決定を支持する支援も大切です。昼夜のリズムに則った活動と休息が望まし

いですが，仕事などで夜間の活動を余儀なくされる人もたくさんいます。その人なりの休息のとり方の工夫が必要になります。

⑤ 孤独と社会的相互作用（つきあい）のバランスの維持
（1）主な観察点

- 家族との関係
- 友人との関係
- 異性との関係
- その他の他者との関係
  （近隣住民，支援者など）
- コミュニケーション能力
- 一人でいるときのすごし方
- 通信手段

（2）支援のポイント
1）コミュニケーション

　認知機能障がいや思考障がいなどにより，自分の思いや感情を適切に伝えることが苦手な場合があります。日常生活のなかでは，勧誘や望まない頼まれごとを断ることができない場合もあります。状況にあったコミュニケーションをともに考え，ロールプレイで練習することも有効です。訪問看護師とのふだんの会話もコミュニケーション能力向上の支援になります。

2）人とのつきあい

　人とのかかわりを求めすぎて，人の都合を考慮しないためにトラブルになってしまう。一方で，被害妄想により周囲の人を信用できず，人とのかかわりを避けるといったこともあります。精神障がいへの社会的な偏見により，人とのつきあいに苦労を重ねている人もいます。

　相手との距離感や周囲の人とのつきあい方を，ともに考える支援を行います。訪問看護師と安定した関係を築くことが，人とのつきあいの支援の初めの一歩になる場合もあります。

3）一人でいられること

　他者から受け入れられた経験が乏しいと，一人でいることへの不安が大きく，一人でいることが難しくなります。しかし，地域生活では，他者に依存しすぎず，一人でいられる力は大切です。必要なときに相談できる人がいることや自身が認められたという経験を積めることが大切です。また，一人でいるときに何をしてすごすかを決めることも安心につながります。

4）通信手段

　電話などの通信手段をもつことは，緊急時やふだんの人とのつきあいに役立ちます。いつでも連絡がとれることで，安心につながりますが，過度に利

用してしまうこともあります。他者とつながる手段として，ソーシャルネットワークサービスなどの利用に関連したトラブルもあります。利用方法についてともに考えることや適切な場所に相談に行くことができるように支援します。

⑥ 安全を保つ能力

（1）主な観察点

1）他害行為
　・暴力
　・暴言
　・器物破損
2）自殺
　・自殺企図
3）自傷行為

4）症状の管理
5）服薬の管理
6）事故の危険
　・転倒転落
　・交通事故
　・火災

（2）支援のポイント

1）他害行為

　統合失調症の陽性症状や衝動性の高まりなどにより，暴力や暴言，器物破損といった他害行為の危険性が高まることがあります。事態が切迫しているときには，まず本人と周囲の人の安全を守ることが大切です。

　他害行為を繰り返さないように振り返りを行い，ストレスの高まったときや他害行為に至りそうになったときの対処をいっしょに考えます。また，他害行為が見られたときにだけかかわるのではなく，他害行為に至らずにストレスや症状に対処してすごせているときに支持することも大切です。

　訪問看護師の安全を守るために主治医の指示により複数名で訪問する場合もあります。

➡統合失調症
　p.64参照

2）自殺

　精神症状による苦痛やうつ状態などにより自殺の危険性が高まることがあります。利用者からの「死にたい思い」の表出に訪問看護師は動揺してしまい，話題にすることをためらうかもしれません。しかし，こうした場合には，利用者の「死にたい思い」やそう思う理由を率直に尋ね，丁寧に聴きます。必要なときに，利用者が自ら助けを求められるように支援することも大切です。自殺の危険性を継続してアセスメントし，主治医や支援者間で対応を検討します。

3）自傷行為

　不安などの不快な感情への対処や他者の関心をひきつけるため，自身を傷つける行為に至る場合があります。意図や損傷の部位，程度を確認します。自傷行為に至らないための適切な対処をいっしょに考え，自傷行為をせずにすごせているときには，支持することが大切です。人との関係について不安を抱えていることも多く，支援者間で対応が異なると支援が困難になる場合もあり，対応の統一が必要になります。

4）症状の管理

　利用者が他害行為や自傷行為から自身の日常生活を守るため，症状を管理していくことは大切です。利用者が自身の症状や行っている対処に気づけるように，訪問看護師は言葉にして伝えます。また，症状が安定しているときに，症状の悪化のサインやその際の対処方法について**クライシスプラン**を作成しておくことも有効です。

➡クライシスプランの活用
p.99参照

5）服薬の管理

　利用者の服薬への思いやこれまでの管理方法などを確認し，個々の状態に合わせた支援を行います。服薬を毎日続けるのは大変なことですので，まずは服薬の継続をねぎらうことも大切な支援です。

　口頭での確認や残っている薬の確認を行うこともありますが，実際に利用者がどの程度服薬しているのかを確実に把握することはできません。服薬しているかどうかの確認にとらわれすぎず，利用者自身が夢や希望に近づくために，納得して服薬を継続できるように支援することが大切になります。

6）事故の危険

　日常生活のなかでの事故の危険から利用者が身を守るため，支援を必要とする場合があります。他のセルフケア項目との重複もありますが，地域生活の維持のためには重要です。

　意識障がいや薬剤の副作用などにより，自宅内や屋外での転倒，転落の危険性が高まることがあります。また，認知機能障がいなどにより，交通ルールを守ることが難しくなる場合や自転車，自動車の運転に危険を伴う場合もあります。喫煙，調理，暖房器具などによる火災の危険もあります。利用者はこうした危険から自身の身の安全を守れているのか，情報を得て，必要に応じた支援を検討します。

4 事例：退院後から一人暮らしになった利用者への日常生活の支援

> **事例紹介**　●Eさん　●40代男性　●統合失調症
>
> 　20代の大学在学中に統合失調症を発症し，以降は実家に戻り，両親と同居していました。アルバイトをしていましたが，長くは続かず，大半の時間を自宅で過ごしていました。発症以降は3回の入退院を繰り返しました。
>
> 　昨年に父が他界し，母と二人暮らしになりました。そのころより幻覚妄想が活発となり，母への暴力行為もあり，半年前に医療保護入院しました。
>
> 　薬物療法中心の治療を受け，6か月間の入院後に病院の近くのアパートに退院し，一人暮らしをすることになりました。アパートから実家までは，電車で30分ほどの距離です。会話中に「俺は神とつながりがある特別な存在だ。これからは神によって選ばれた人間だけが生き残るんだ」などの言動がありますが，そのほかに精神症状の影響ととらえられるような目立った言動はなく，やや自閉的な印象です。
>
> 　退院前にデイケアと地域活動支援センターを見学しましたが，通所は希望しませんでした。退院時から週1回の精神科訪問看護が導入されました。

① 訪問看護の経過

（1）訪問看護導入時の日常生活のアセスメント

1）空気・水・食物の十分な摂取
- 食事は1日に2食程度で，菓子パンとカップラーメンが主となっています。炭酸飲料のペットボトルの買い置きも多くみられます。
- 「こんなんじゃ早死にするだろう」と自身の食生活を心配しているようです。

2）排泄と排泄のプロセスに関するケア
- 排便は2日に1回程度あり，ときおり下剤を使用しているとのことです。
- 衣類の汚染などはなく，排泄に関するケアは自立しているようで

す。

3）体温と個人衛生の維持

- 気候に応じて重ね着をしています。Eさんはいつもジャージであることを気にしています。
- 入浴は3日に1回程度のようです。
- 部屋には脱いだ服や食品容器のごみが多量に放置されていますが，Eさんは気にしていないとのことです。

4）活動と休息のバランスの維持

- 9時ごろに起床し，日中はテレビを観たり，スマートフォンで動画を観てすごしています。
- 外出は，月2回の受診と，1日おきに近所のコンビニエンスストアで買物をしています。
- 23時には就寝し，よく眠れているとのことです。

5）孤独と社会的相互作用（つきあい）のバランスの維持

- 友人はいないと話し，ほとんどの時間を人とかかわることなくすごしています。
- 近隣住民とのトラブルなどはありません。

6）安全を保つ能力

- 口調が強めのときはありますが，暴力や暴言はみられません。
- 服薬は朝食後と就寝前の1日2回で，そのつど袋から取り出し，服用しているとのことです。

（2）訪問看護導入当初

　アセスメントの結果から，食事と住環境，人とのつきあいを中心に支援が必要であると考えました。

　食事内容の偏りについては，Eさんは自分で食品を購入して食べた経験が少ないとのことで，いっしょにコンビニエンスストアに売っている食品を見に行き，Eさんが食べられそうなものを確認しました。総菜などの食品を購入できたときには支持的にかかわり，健康にもつながることを説明しました。

　住環境については，Eさんは問題と感じていないようで，日常生活の維持に差し迫った問題にもなっていないので，まずは見守ることにしました。

　人とのつきあいについては，「こうやって1日中一人で動画とか観てるだけなんだ。それでも結構満足している」と話していました。しかし，人とのかかわりの経験をたずねると，友人ができてもすぐに離れていってしまい，

デイケアや地域活動支援センターに見学に行ったときも人と話せず，多くの人のなかにいることに疲れたようでした。まずは訪問看護師と安定した関係を築けることを目標にかかわりました。

（3）訪問看護導入後 3 か月

人とのつきあいについては，「こうやって 1 日家ですごしていてもいまひとつだ。おれは友だちもいないし，できれば誰かいてくれるといいんだけどな」と人とのかかわりを求める言動が聞かれ始めました。何年も連絡をとっていない同級生に突然電話をし，すぐに切られたと話していました。人とのかかわりを広げていくにはどのような方法がよいかを話し合い，再びデイケアに体験利用に行くことになりました。

食事内容は，栄養バランスに気をつけて食品を購入していることもあり，助言をしながら支持的にかかわっています。

家のなかは乱雑な状態が続いていますが，Eさんに気にかける様子はなく，見守っています。

（4）訪問看護導入後 6 か月

月 2 回の受診時にデイケアに参加できる機会が増えています。他のデイケア利用者と電話番号を交換し，来週いっしょに遊びに行くことになったとのことです。

「これじゃ，あいつが家に来てもな……」と家のなかの乱雑さが気になってきたようです。掃除のしかたをともに考え，少しでも整理整頓やごみの始末ができているときには支持しています。

② 事例のポイント

（1）食事

内容に偏りがみられていましたが，健康への関心もあり，Eさんの経験に合わせて総菜の購入などから支援をすることで，食事内容のバランスはよいほうへ向かっています。

（2）人とのつきあい

人とのつきあいに自信がなく，集団の場に入ることをためらっていました。しかし，一人暮らしの継続や訪問看護師と関係を築くなかで，人とかかわりたいという希望が表現されるようになりました。どのような方法がよいかを話し合うことで，デイケアへの参加に挑戦し，変化が見えはじめています。

（3）住環境

Eさんは家のなかの乱雑さに関心を向けていないため，訪問看護師としては見守る段階であると考えていました。直接的な支援は行いませんでした

が，Eさんの人とかかわりたいという希望から，家に友人が来たときに困る
という動機につながり，住環境にも目が向きはじめました。

5 おわりに

　日常生活の支援を行うなかで，目の前に問題が見えているのになかなか解
決に向かわないことで，訪問看護師として無力さを感じることがあります。
そんなときには，年単位などの長い期間で経過を振り返ってみてください。
利用者の変化が見えてくるかもしれません。

　また，問題と真っ向勝負するのではなく，利用者本人の夢や希望に立ち
戻ってみてください。支援をしていくなかで，私たちの想定とは異なる展開
で日常生活の自立が進むかもしれません。

（互　優）

【参考文献】
・萱間真美，瀬戸屋希，角田秋：精神科訪問看護のケア内容と効果に関する研究．平成20～22年度厚生労働科学研究費補助金
（障害者対策総合研究事業），精神障害者の退院促進と地域生活のための多職種によるサービス提供のあり方とその効果に関
する研究　総合研究報告書，2011.
・萱間真美，野田文隆編集：看護学テキストNiCE精神看護学Ⅱ　臨床で活かすケア　こころ・からだ・かかわりのプラクティ
ス，改訂第2版，南江堂，2015.
・公益財団法人日本訪問看護財団監修，萱間真美，寺田悦子編著：Q&Aと事例でわかる訪問看護―精神科訪問看護，中央法規
出版，2015.
・実践精神科看護テキスト編集委員会編集：実践精神科看護テキスト第12巻　精神科訪問看護，精神看護出版，2007.
・武藤教志：他科に誇れる精神科看護の専門技術　メンタルステータスイグザミネーション，Vol.2，精神看護出版，2018.

第 6 章

精神疾患をもつ人と家族

本章の概要

精神科訪問看護では，利用者だけでなく，家族等もケアの対象です。利用者が病気とうまくつきあいながら暮らしていくためには，家族が療養環境の一部として機能することが必要だからです。しかし，利用者と家族の関係性や家族の力をアセスメントし，支援することは容易ではありません。

家族が暮らす場に入る訪問看護は，この作業の難易度を下げてくれます。利用者と家族のやりとりを見聞きすることで正確なアセスメントが可能になり，膠着した家族関係に風穴を開けることができます。精神科訪問看護においては，有効な家族支援ができるように，家族に関する理解を深めて準備しておく必要があります。本章では，訪問看護師が知っておきたい家族への支援について解説をします。

家族を理解するための理論

1 精神疾患をもつ人の家族

① 家族が置かれている状況やどのような段階を経て将来へ向かっていくか

　日々の暮らしのなかで，「家族が精神疾患になる」ということは，ほとんどの人は想定していないため，仮に本人の言動の変化に気づいても，それが精神疾患の症状であるとは認識していなかったと心境を打ち明ける家族が多いです。

　また，一般的に精神疾患について正しい知識がないために，ほかの病気と比べて差別や偏見を生み出しやすく，「受け入れがたい」「怠けているだけだ」という認識となることもあります。家族が，本人の異変に気づいても，精神疾患との結びつきを考えられないことや，可能性をうすうす考えたとしても否定することが多いと思われます。しかし，本人の変化が日常生活全般に影響を及ぼすようになると，家族は一気に動揺や混乱をきたします。それでも本人を家庭内でどうにかしようとしますが，どうにもできない現実を突きつけられます。そしていろいろなところに相談したあとで，紹介された精神科病院を受診することが多いと思われます。

　このように，家族の1人がある日突然，精神症状により社会不適応状態に陥り，日常生活を営むことが困難になった場合，本人と同様に家族のストレスは大きくなります。ときには，不安や混乱により，本人と家族の間で対立を生み，精神科医療につながっても双方にとってストレスを緩和できないことも少なくありません。

② 精神疾患をもつ人の家族の心理的段階および家族自身が抱えるストレスについて

　精神科病院を受診し，精神疾患と知らされたとき，家族は衝撃や戸惑いを感じます。家族それぞれの生活背景や価値観は違いますが，「まさか……」「どうしてうちの家族が……」とスムーズに受け入れることができない場合が一般的です。精神疾患に対する偏見などの負のイメージも相まって受け入れがたく，「薬は不必要なのでは……」などと思いつつ，隣にいる本人の状

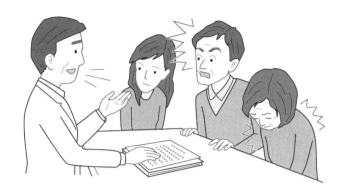

態を見ながら動揺と葛藤が強まります。なかには，神経科や内科の病気が原因で，言動の変化が生じているという考えが強くなり，病院を替え続け，ドクターショッピング状態に陥る家族も珍しくありません。また，病院には頼らず宗教や民間療法に救いを求めたり，精神力の問題と叱咤激励を繰り返す家族もいます。

　しかし，本人の状態に変化がない，もしくは悪化の一途をたどる状況になると，あらためて精神科病院を受診し，医師の説明を聞き，納得には至らないものの，病気であるならば「いい治療をしてもらい，早く元通りに回復させる」ということが，最大の関心事となります。

　家族の受け止め方は全員が必ずしも一致しているとは限りません。一番身近にいる家族は，誰かに助けを求めたくてもできず，原因探しを繰り返し，「育て方が悪かった」「あのときこうしなかったからだ」などと後悔や罪悪感が高まります。なかには，本人の将来を悲観する家族もいます。この時期の家族は葛藤しながらも現実を受け入れようとする状態ですが，建設的なイメージは描きにくい時期です。「どうにかしなければ」という家族としての強い責任感を抱く一方で，差別や偏見を意識して世間体を気にすることもあります。家族は家族以外の周囲の人に相談することを躊躇して相談しないため，「つらいのに周囲は理解してくれない」と思いがちです。そこで家族のなかのキーパーソンは奔走しますが，早い回復を期待する一方，一進一退の状態に孤独感や負担感が高まり，見通しが立たない不安も抱えていることがあります。

　そのような状況のなか，家族は受診する精神科病院の医師や看護師などによる説明や労をねぎらう言葉，対応に安心を覚えるようになり，徐々に現状を受け止めるようになります。

　家族は本人が病気になる前の状態に戻ることを期待しているものの，本人なりに精神症状への対処を行っている姿や，現実に向き合っている姿をみると，試行錯誤を繰り返しながら，本人のペースを尊重し，見守ることができ

るようになり，家族なりの対応の工夫や関係のもち方を築いていきます。一方で，「わがまま」「怠けている」など，本人の病前の性格や特徴と症状を見分けることが困難なこともあります。しかし，病気を抱えながら生活している本人のことを考えると，強引に改善させようとしたり，過保護，過干渉にならず，寛容な姿勢をとることが望ましいと思われます。家族が期待する回復と一致しなくても自分のペースを取り戻し生活する本人の姿に家族も「今の幸せ」や「今ある姿から，これからを考える」ことを大切に想えるようになり，家族全体で回復することが可能となってきます。

2 家族システム理論

① 家族システム理論とは

　精神疾患は個人の病いであると同時に，生活をともにする家族にも影響を与え，利用者もまた家族から影響を受けます。精神疾患をもつ利用者への訪問看護が開始され，家族とかかわると，利用者本人の症状が家族間の関係性などに影響を受けていることに気づくことがあります。そんなときに役立つのが家族システム理論であり，家族を1つのシステムととらえる考え方です（**図6-1**）。家族メンバーに現れた精神病理や問題を個々人の問題としてとらえるのではなく，家族システムの機能障がいとしてとらえていきます。

図6-1　家族システムのとらえ方

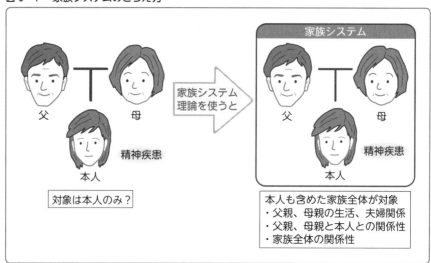

② 家族システムの特性

　家族システムにおける「家族」は，次のような側面からとらえることができます。

（1）全体性

家族メンバーの変化は家族全体の変化となって現れます。

> 例）子どもが統合失調症となり，母親は不安が強くなり，父親は母親に
> 「なんとかして」と責められるため，家にいない時間が増えた。

（2）非累積性

全体は部分の集合以上のものであるということです。

> 例）母親と父親がそれぞれで問題を解決しようとするよりも，一致団結
> することで家族の力が強まり，問題解決に向けた行動に結びつく。

（3）恒常性

家族システムは内外の変化に対応して，安定状態を取り戻そうとします。

> 例）子どもが統合失調症となり，最初は親子げんかが多かったが，訪問看
> 護が開始され相談するうちに，けんかが減り話し合えるようになった。

（4）階層性

　家族システムは大きな上位システム（町内会など）の一部であり，下位
（サブ）システム（夫婦，父子，母子，同胞）から構成され，それぞれの階
層性に応じて期待される役割があります。

> 例）子どもが統合失調症になるまで，父親は仕事を主な役割とし，子ど
> もの養育は母親に任せていた。父子サブシステム，夫婦サブシステム
> も機能しておらず，母親は子どもに過干渉であり母子サブシステムが
> 強かった。

（5）直線的因果律と円環的因果律

　家族メンバーの行動は家族内に次々と反応を呼び起こします。結果的に，
最初に原因となったメンバーにも影響が及びます（図6-2）。

> 例）子どもに壁を蹴るなどの暴力が見られるようになった。
> 　　直線的因果律では，原因は母親の過干渉と考える。
> 　　円環的因果律では，母親の過干渉と子どもの暴力のどちらも原因で
> あり，どちらも結果として相互関係性があり影響しあうと考える。

図6-2　直線的因果律と円環的因果律

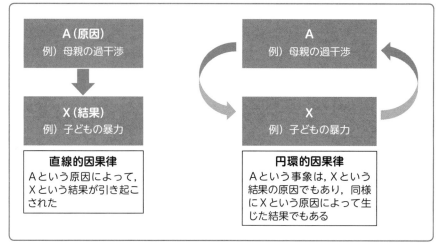

③まとめ

　家族システム理論を学ぶことで，家族をシステムとしてとらえる視点がもてます。本人の安定から家族が安心すること，反対に家族が安心すると本人が安定するという好循環が生まれることをめざし，家族全体を支援していきます。

3 家族の感情表出 (EE)

①家族の感情表出 (Expressed Emotion : EE) とは

　統合失調症の利用者は，周囲の人たちの接し方に敏感になりやすく，身近にいる同居家族などの感情の表し方が利用者の再発率に影響を与えるといわれています。利用者に対して表出する感情（表情，口調，態度など）を感情表出といい，英語のExpressed Emotionの頭文字からとってEEとも呼ばれます。

　利用者に向けて高い感情表出が向けられることを「高EE」と呼び，再発率の高い家族関係と評価されています。特に，「批判的コメント」「敵意」「情緒的巻き込まれすぎ」の視点が，EEの高低に影響するとされています（表6-1）。

　このように家族の高い感情表出が「原因」で，統合失調症の再発が「結果」という考え方は，直線的因果律の考え方です。しかし，円環的因果律で考えていくと，利用者の再発が「原因」で幻覚や妄想などの症状が強くなったことから，どうやって対処していいかわからず，「結果」として家族の感情表出が高くなったとも考えられます。

表6−1　高EEの家族に見られる感情表出

批判的コメント	本人に対して，不満や失望，怒りといった感情が表出される。 例）「何もしないでごろごろしている」 　　「いい歳してだらしがない」
敵意	本人を敵視する感情が表出される。無視したり，暴力を示すことも含まれる。 例）「いっそいなくなればいい」 　　「お前のせいで私の人生は台無しだ」
情緒的巻き込まれすぎ	過保護・過干渉になってしまうこと 例）「この子は何もできないから，私がなんとかしなければいけない」 　　「この子の気持ちは私しかわからない」

図6−3　円環的因果律

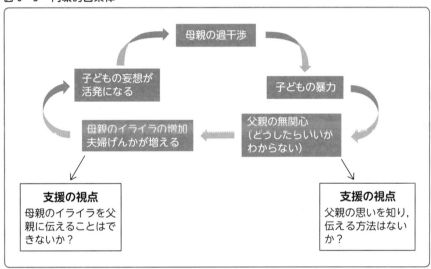

　さらに，原因と結果だけではなく，さまざまな理由が絡み合った円環的因果律を認めることがあります。このように，家族全体をとらえようとする視点があると，母親の過干渉や子どもが壁を蹴る行動を止めるにはどうしたらいいかだけではなく，「父親の思いを知り，伝える方法はないか？」「イライラしたら話し合うなど，母親と父親の関係性を改善することはできないか？」など，支援の視点は広がります（**図6−3**）。

　家族が困難を経験しているほど感情表出が高くなる傾向があるとされています。高EEの家族を問題のある家族としてとらえ，再入院の原因となる家族ととらえるよりも，対処に困難を感じており，支援を必要としている家族ととらえ援助に活かしていくことや，本人を含めた家族全体に対して時間をかけてかかわっていくことが必要です。

② 家族へのかかわり方

　精神科訪問看護で自宅を訪問した際，家族が同席すると，本人はまったく話さず家族がすべて話してしまうことがあります。訪問回数を重ねても変わらない場合や，利用者である本人が話せない場合，複数名訪問を行い本人と家族を別の部屋に分けて話すこともあります。家族の話をしっかり聴く時間を定期的につくることで，家族から「気持ちが楽になりました」と言われることがあります。そのようなかかわりを続けるなかで本人に少しずつ変化が見られると，家族システムのバランスが偏った状態から本来のあるべき状態に戻っているのを感じられます。

　家族は本人支援のための脇役ではなく，家族も支援の対象ですが，家族自身の思いを伝える場所や家族の欲しい知識・情報を得られる場所はまだまだ多いとはいえません。このような状況で，個別的な支援を行える訪問看護師は家族にとって心強い存在となります。ただし，訪問看護師の多くは家族療法の専門家ではないため，複雑な問題を抱える家族に対する専門的な支援は難しい場合があります。そのような場合は，訪問看護が必要な支援につなぐきっかけとなることが大切です。

（１松本 和彦，２３鈴木 敦子）

精神疾患をもつ人の 家族への支援

1 家族とのコミュニケーション技術

　訪問看護師と家族の「協働できる関係性」を築くためには，次のようなコミュニケーション技術を活用することが重要です。

①ジョイニング（Joining）

　ジョイニングとは「参加する」「仲間入りする」といった意味で，支援者（訪問看護師，セラピストなど）自身が，いったん家族システムのなかの構成員の一員として加わり，家族のふだんのコミュニケーションや物事に対する認識，興味関心などに着目し，それに適合しようとする行為・姿勢のことをいいます。

　ジョイニングには「伴走」「調節」「模倣」の3つの技法があります。

（1）伴走

　「伴走」とは，これまでのコミュニケーションの流れに支援者がついていくことです。具体的には相づちを打ったり，話を展開できるよううながすことです。たとえば，「そのようなことがあったんですね」「それで大丈夫でしたか？」など，相手の話の展開に合わせたやりとりです。

（2）調節

　「調節」とは，支援者の言動を家族の交流に適応させることです。たとえば，症状によって仕事ができず家にいる本人に対して，母親が「この子は働く気がないんですよ」と言った際に，「家にいながら職に就いていないことが気にならない人はいないですよ」と話すといった，家族のやりとりのなかで支援者の発する言葉をその状況や環境に合わせることです。

（3）模倣

　「模倣」とは，家族の言語的非言語的コミュニケーション（言葉遣い，しぐさ，表情，感情の表現など）を観察し，それに合わせるという技法になります。たとえば，「母は自分の思いを話すが，他の人の話を聞いていないのではないか？」「本人は父が話すたびに，ビクビクしながら様子を見ている」などを観察し，話し方のテンポや間合などを家族のコミュニケーションに合わせます。

②リフレーミング (Reframing)

　リフレーミングとは，ある枠組み（フレーム）でとらえられている物事の枠組みを外して，違う枠組みでとらえることにより，出来事の意味を変えるという技法です。

　私たちは日々の出来事に何らかの意味づけをしているのですが，その意味づけによって行動や感情は変化していきます。家族支援では，その変化によって引き起こされる家族間の連鎖反応に焦点を当てます。たとえば，「うちの息子はやる気がなくて，どうしようもないやつだ」という息子の意欲が問題であるという枠組みが家族から持ち込まれたとします。そのときのリフレーミングとしては，「何とかよくなってほしいとお父さんも一生懸命なんですね」と「父の努力」という肯定的なイメージの枠組みを共有します。その後，「お父さんは息子さんにやる気を出してもらうために，どんなことをなさっているのですか」と，家族が今やっていることを言語化します。そうすることにより，「どうしようもないという状況」から「対処可能な状況」への新しいフレームを共有することができ，協働して解決策を検討することが可能になります。

2 家族のリカバリー

　家族自身が自分の人生を歩みリカバリーしていく際に，家族のグループ活動を活用することは大きな支えになります。なかでも，精神障がい者を家族にもつ人たちが集まる家族会は，家族が病気や薬物治療，社会資源や制度などの情報を得たり，その相談ができる場として機能しています。このような家族会は病院内（病院家族会）や各地域（地域家族会）にあり，その数は全国で約1600にのぼります。

　家族会の活動には，「相互支援」「学習」「社会的運動」の 3 本柱と呼ばれる役割があります。

①相互支援 (助け合い)

　家族が精神疾患にかかったとき，その家族は誰にも相談ができず孤立し，情報もどこから得ればいいのかわからない状態になりやすいです。そのようなときに家族会で同じような状況を経験した家族と語り合うことにより「自分だけが悩んでいるのではなかった」「思いを受け止めてもらえた」など，仲間がいるということに気づき，安心や癒しを得られる場になります。

　また，情報交換やその手助けとして，実際にどんな病院が地域にあるのか，どのような社会資源があるのかということを具体的に情報交換できる場

となっています。

② 学習 (学び合い，知見を広める)

　多くの人は，はじめから精神疾患に関する知識を備えているわけではないため，当事者への対応に困惑し，不安を抱えていることが多くあります。家族会では，病気や治療のことにとどまらず，精神障がい者を支えるための医療や社会福祉に関する制度 (**障害年金**や**自立支援医療制度**など) についても学べるように，家族教室・研修会・講演会・施設の見学会などを実施しています。その際に具体的な意見交換が行われ，さらに学びや知見を広めていく場として機能しています。

▶障害年金の概要
　p.260参照
▶自立支援医療制
　度 (障害者総合
　支援法)
　p.250参照

③ 社会的運動 (外に向かっての働きかけ)

　自分の住む地域の現状課題を踏まえ，医療制度や障がい福祉制度に対する要望活動をしています。このような活動は，現実の生活に即した精神障がい者の社会資源が充実していくことにつながっています。現在では，家族の対外的活動が重要な位置を占めるようになっています。

3 家族のストレスとその影響

　本人の病状によって家族は時間的にも経済的にも，そして精神的にも余裕がなくなり，これまで楽しめていた趣味を行わなくなることもあります。そのため，訪問看護では家族に過度の負荷が生じていないかアセスメントし，ときには介入していく必要があります。

　本人の不安定な状態が続いていると，家族にとっては何か問題が起こるかもしれないという恐怖心が常にあり，精神的な緊張が続いていることがあります。そのような状況が続くと，家族自身が疲れやすい状態になったり，十分な食事や睡眠がとれなくなったり，身体的不調があらわれることもあります。

　さらに，家族の困難や不安が増大する要因として「家族構成の変化 (死別・別居)」「家族の高齢化」「収入の減少」「家族自身の病気の発症」などがあります。たとえば，働いていた父が定年退職になり，家計が年金収入のみに頼ることになったり，両親が高齢になり，現状維持のままでは，将来的に本人の生活面を支える人がいなくなることが予測されると，家族の不安は増大します。

❹ 家族自身の対処を強化

➡家族との関係性
　構築
　p.60参照

　家族が医療従事者に期待することとして，本人の現在の病状の説明や回復の見通し，薬の説明，本人への接し方，社会復帰に向けて利用できる社会資源の説明などがあります。このなかでも「本人への接し方」について，難しさを感じている家族は少なくありません。ここでは，家族から看護師によく相談がある本人とのコミュニケーションについて解説します。必要に応じて，ここで解説するコミュニケーションを訪問看護師と家族がいっしょに練習することも検討します。

①「私」を主語にする

　相手の行動がストレスに感じられるとき，人はネガティブな感情に注意が向きやすくなります。そのようなときのコミュニケーションは，相手の悪いところを指摘しがちになります。たとえば，「あなたが薬を飲まないから，いつも入院することになっているじゃないの」といった「あなたは○○だ」と相手を主語にした言い方です。「あなたは○○だ」と言われたほうは，自分の行動を指摘された，攻撃されたと感じます。そうすると抵抗を示したり，その話題から逃げようとしたりします。

　そこで「私」を主語に言い換えます。先ほどの例であれば「私は，あなたが薬を飲まないことが，心配でたまらないの」と伝えます。その場で言い換えることが難しい場合は，あとからでもそのときのやりとりを振り返り，「私」を主語に言い直す練習をしてみます。この練習のポイントとして「自分はどんな気持ちなのか？」「何を望んでいるのか？」「相手にどうしてほしいのか？」を明らかにしていくことが必要です。そのプロセスを通じて，家族自身が自分の感情や望みに気づくことにつながります。

②具体的な行動に焦点を当てる

　家族であるからこそ，本人との心理的距離が近く感情が優先された伝え方になることがあります。特に不満や不快感に対しては，そのままの感情のみを伝えたとしても問題解決には至らず，おたがいの感情がぶつかり合い険悪な関係のまま，話が終結することもあります。たとえば，「デイケアに行くって言っていたのにまったく行こうとしないじゃない」と家族が伝えたときに「行こうとは思っているよ！」と本人が返答したら，「そんなこと言っているけど今日も行かなかったじゃないの。いつになったら行くのよ！」と感情のぶつかり合いになります。そうするとおたがいに不快な感情のみが残り，本当に伝えたいことが伝わらなくなります。

　まず，このときに不快な感情のみが優先されないように，家族自身が問題として感じていることは何かを，正確に知ることが必要です。そして，その問題から引き起こされる感情は自分自身の感情であることを認識し，先述した「私」を主語にして伝えることが必要です。

　先ほどの例でいえば，本人がデイケアに行くと言っていたが，一向に行く気配がないことを家族は解決したいと感じています。つまり，「デイケアに行く約束をしていたが行かない」という行動が家族を不快にさせているということです。ここでのポイントはまず，「どのような行動があなたを不快な感情にしているのか」という行動をはっきりと伝えることです。次にその行動から引き起こされた感情を伝え，そのような感情になった行動を解決するための提案をします。たとえば「あなたがデイケアに行く約束をしていたのに行かない（不快にした行動）のは，すごく悲しいわ（引き起こされた感情）。この先もずっと行かなくなるのではないかって，心配が先にきてしまうの。だから，お母さんはデイケアに行ってくれるとすごく安心するんだけど。夕食後，そのことについて話し合えないかしら（お願い）」と伝えます。そうすることで本人も話し合う準備ができるので，自分の思いを率直に話しやすくなります。

　その後の話し合いでは，まず本人の気持ちはどうなのかということを受け止め，理解を示していきます。ここで家族が思うような結論に至らなくても，本人が自己決定した内容を家族に伝えることができたということを支持することが大切です。なぜなら，デイケアのような新しい場所に行くことは，本人からすると知らない海外の街に一人で行くほどのストレスを受けることもあるからです。そのため，家族がその思いをわかってあげるだけで本人にとっては心地よさにつながります。

　これらのやりとりは，はじめから円滑に行うことは難しいものです。そのため，想定される場面を訪問看護師と家族がいっしょにイメージしながら練習することが望ましいと考えられます。

5 回復した家族

　回復した家族のあり方として，家族一人ひとりが，いきいきと自分らしく生活している姿が考えられます。「本人の問題が解決しない限りは，自分のことなんて後回しで考える余裕すらない」と思い込んでいる家族は多いです。しかし，その思い込みから誰にも相談できず周囲から孤立し，次第に心を許せる相手がいなくなってしまう人もいます。そうならないためにも，家族自身が自分の努力を認め，自分だけの時間をもったり，友人に会ったり，

ときには趣味を楽しむということを通じて自分らしい生活をめざすことが大切です。

ある家族から，「以前は息子の状態が悪化したらと思うと，ずっと外出できなくて習い事もお休みをしていました。そうすると2人になる時間も長く，イライラすることも多かったんです。けれど，これではダメだと，ヨガや料理教室などの習い事を思い切って再開しました。そうしたら，息子のほうから『最近，お母さんいきいきしているね。笑顔が多くて嬉しいよ』と話すようになったんです」という話を聞いたことがあります。なかには家族会や相談窓口につながり，このように自分のことを考えられるようになった家族もいます。このようなつながりを取り戻す支援の一つとして，訪問看護師は気持ちを打ち明けられる身近な存在であることが重要です。

6 事例

精神科訪問看護の支援は，24時間いっしょに暮らす家族もその対象となります。家族の相談として多いのは次のとおりです。

①症状の悪化時や治療中断した際の対処
②困ったときの相談
③精神疾患の知識が足りない
④経済的不安

ここでは，事例をとおして家族支援について述べていきます。

①事例：家族が変われば本人も変わることができる

> （事例紹介）●Aさん　●20代男性　●統合失調症　●精神発達遅滞
>
> 　Aさんと，父親（50代・無職），母親（50代・うつ病），妹（20代・保育士）との4人暮らし。キーパーソンは父親。

（1）Aさんとの最初の出会い

➡精神科病院
　p.258参照

　Aさんは**精神科病院**に（入退院を繰り返し）約3年間入院していました。両親は「自分たちが元気なうちに，息子といっしょにすごしたいから退院させてください」と退院を希望していました。

　しかし，退院に対し主治医を含めた病院スタッフは，「衝動的に粗暴行為が見られているから」といった理由で消極的な姿勢でした。それでも両親は

諦めずに「退院をさせてほしい」と訴え続けました。

　そこで主治医は，退院するにあたり「精神科訪問看護を利用すること」を条件として提案し，両親も受け入れ，退院が決まりました。

（2）Aさんと両親の関係性を知って

　訪問看護初日，両親も同席しましたが，Aさんを前にして「この子（Aさん）は，馬鹿だから。何もできない」と父親からの一言が最初の言葉でした。その後も家族からは，Aさんに対する批判的なコメント（EE）が多く聞かれました。このような両親のもと，2回目以降の訪問看護においても，Aさんが自ら話すことはほとんどありませんでした。

➡家族の感情表出
（EE）
p.192参照

　また，退院してからのAさんと両親の生活は，社会資源を活用することなく，日中のほとんどを自宅でいっしょにすごす日々を送っていました。他者との交流も乏しく，訪問看護スタッフ以外とのかかわりはありませんでした。

　これは，退院前に病院スタッフから「衝動的に粗暴行為が見られている」との話が出ていたためです。両親は「Aを一人にしておくのは心配」「また暴れるかもしれない」といった不安を口にし，外出するときは必ず父親か母親のどちらかが同伴していました。また「体調が悪そうだったから，頓服薬を飲ませました」と言い，両親も入院となった時のことを思い出し，いっしょに不安になっているようで，情緒的巻き込まれ（EE）も見られました。

　今のままでは，Aさんのマイナス面に両親の関心が集まりすぎていたため，訪問看護ではAさんのストレングスに目を向けられるようにかかわることにしました。

　しかし，問題解決思考を中心としたかかわりでは，家族はなかなかストレングスに焦点を当てることができずにいました。

（3）Aさんのストレングスに着目してからの両親の変化

　これまでの訪問看護では，両親が必ず同席するため，Aさんが発言する機会がなかった（できなかった）ため，Aさんの思いを聞くためにAさんと訪問看護師の2人で近くの公園まで外出したいと提案しました。すると父親からは，Aさんを前にして「行ってもいいけど，Aは何も話さないよ」と批判的なコメント（EE）が返ってきました。

　これまでAさんのことが訪問看護時の話題の中心となっていましたが，この機会に両親に「Aさんだけでなく，ご両親も余裕をもち楽しくすごすことが大切です」と伝え，常にいっしょに行動する日々が続いていたことで疲弊してきている両親の状況を，訪問看護師の視点から伝えました。そして，家族もいっしょにリカバリーすることの大切さを伝えました。

　両親のレスパイトの意味も含め，訪問看護（約1時間）の時間だけでも距

離をとりながらかかわっていくと，自宅とは違ったＡさんの一面を知ることができるようになりました。

　外出先では，Ａさんから「○○さんは，△△好きですか？」など，訪問看護師に質問する場面があり，自宅では見られなかった言動が多く見られるようになってきました。そのことを両親に伝えると，これまでＡさんのマイナス面に焦点が当たっていたのが，「Ａは，そんな話をしたのですか」と，このことをきっかけに両親もＡさんのもっているストレングスに着目することができるようになっていきました。

　このようなかかわりを繰り返していくなかで，今度はＡさんから「いっしょにご飯を食べに行きたい」と訪問看護師に相談してきました。そこで，両親に了承を得て，数日後に訪問看護師と２人で自宅近くのファミリーレストランへ食事に行くことを計画しました。

　その当日，母親が「Ａは計算ができないから」と訪問看護師に1000円札を渡そうとしましたが，「お金は，Ａさんにもたせてください。何かあれば側にいますから大丈夫です」と伝え，1000円札はＡさんにもってもらうことにしました。

　自宅からファミリーレストランまで歩いていく道中，「実は，いちごパフェを食べたかったんです」とＡさんは話し，注文時には，いちごパフェの金額を確認し，残りのお金を考えながら注文をしました。もちろん，支払いも自ら行いました。

　このことを伝えると「そんな計算もできたんですか！」と，両親は驚きと嬉しさを隠しきれない表情をしました。

（4）Ａさんと両親との関係性に変化が見られはじめる

　これをきっかけに，Ａさんにかかわる両親の対応が変化し，外出に必ず同伴することはなくなっていきました。

　この時期から，家族にも気持ちに余裕が生まれるようになりました。父親は，「昔は近所の福祉センターに将棋を指しに行っていたので，今度，気分転換に久しぶりに行ってみよう」と話し，週３日通うようになりました。母親も「これから一人でゆっくりと買物に行けるようになる」など，それぞれが自分の時間をもてるようになっていきました。

　その後，父親が将棋を指すために通っていた福祉センター内に，障がい者地域生活支援センターが入っていたこともあり，訪問看護師はセンターでどのような支援を受けることができるか情報提供を兼ねて説明を行いました。

　これまで，Ａさんのことについて家族で抱え込んでいたため，周囲に相談することもなく，また相談できる場所や相手も，通院先の病院か訪問看護師に限られていました。

　しかし，障がい者地域生活支援センターの存在を知り活用するようになったことで，地域とのつながりもでき，そこには同じような悩みをもつ他の家族の存在もあり，当事者家族としての交流ができるようになっていきました。

　現在は，Ａさんの訪問看護は終了しています。

② 事例：おたがいの思いを素直に表出することの大切さ

> （事例紹介）　●Ｂさん　●10代女性　●身体表現性障がい
>
> 　Ｂさんと，母親（40代・会社員），長姉（20代・会社員），次姉（10代・アルバイト），弟（小学生）との５人暮らし。キーパーソンは母親。

（1）Ｂさんと母親の悩み（生きづらさ）

　Ｂさんは，対人関係の悩みから生きづらさを抱え，自傷行為（リストカット，大量服薬）を繰り返していたことから，その支援を目的に精神科訪問看護が開始されていました。

　Ｂさんの行動に母親は振り回され，なぜ自傷行為をするのか，その要因を知ろうとせず，ただその自傷行為自体を問題としてとらえ，その行動に向き合うことができずにいました。母親はただパニックになり，昼夜問わず訪問看護にオンコールしてくることが多くありました。母親は冷静になることができず自傷行為を問題としてとらえ，Ｂさんへ「どうしてそういうことするの！」といった言動がみられました。しかし，これまで繰り返してきたことで母親自身が安心したいことが優先されＢさんに向き合うことができずにいました。

　訪問看護開始当初のＢさんにとって，母親は安心できる存在ではありませんでした。母親もそんなＢさんに対し，どのように接していいかわからないでいたようです。

　母親はＢさんに対し腫れ物に触るようにかかわり，本気で向き合うことができない日々をすごしていたことから，病院の受診にもいっしょに行っていませんでした。主治医との連絡は，母親が話したいときに電話で一方的に自分の思いを伝えているだけでした。

　また訪問看護に対しても，訪問看護終了後に電話をしてきて「今日，Ｂはどんなことを話していましたか？」と訪問看護師に確認をしていました。

（2）おたがいの思いを知ることで変化してきた時期

　訪問看護師は，Ｂさんの悩みや不安を一方的に聞くことはせず，本人が興

　味があること，好きなことを聞きました。すると，Ｂさんが「自然に触れたいから山に行きたい」「動物に癒されたいからペットショップに行きたい」との思いを話してくれたので，時間が許す限りいっしょに行きました。このようなかかわりを約２年間続けていくと，少しずつではありましたが，心を開いてくれるようになり，ポロっと（Ｂさんの）本音を聞くことができるようになっていきました。

　Ｂさんからも，最近は「家の居心地はいい」との言葉が聞かれるようになっています。

　精神疾患をもつ利用者を抱える家庭は，自分たちの悩みを誰にも相談できずに抱え込み，生きづらさを感じながらすごしていることも少なくありません。

　先に紹介したＡさん，Ｂさんともに，家族だけで抱え込み，視野が狭くなり，本人に対しても否定的なコミュニケーションをとっていました。

（①〜⑤小瀬古 伸幸，⑥村尾 眞治）

【参考文献】

・天賀谷隆，遠藤淑美，末安民生，永井優子，吉浜文洋，萱間真美，仲野栄編：実践　精神科看護テキスト12　精神科訪問看護．精神看護出版，2007.

・岡本眞知子，萱間真美編：精神科ナースのアセスメント＆プランニングbooks　家族ケア．中央法規出版，2017.

・萱間真美：最新訪問看護研修テキスト　ステップ2　6精神障害者の看護．日本看護協会出版会，2005.

・萱間真美，寺田悦子：Q&Aと事例でわかる訪問看護　精神科訪問看護．中央法規出版，2015.

・公益財団法人日本訪問看護財団編：はじめての訪問看護―おさえておきたい心がまえと仕事術．中央法規出版，2019.

・坂田三允編：精神科エクスペール11　精神看護と家族ケア．中山書店，2005.

・鈴木和子，渡辺裕子：家族看護学―理論と実践，第4版．日本看護協会出版会，2017.

・高森信子：あなたの力が家族を変える．特定非営利活動法人地域精神保健福祉機構，2005.

・特定非営利活動法人全国精神保健福祉会連合会　平成21年度家族支援に関する調査研究プロジェクト検討委員会，平成21年度厚生労働省障害者保健福祉推進事業　障害者自立支援調査研究プロジェクト『精神障害者の自立した地域生活を推進し家族が安心して生活できるようにするための効果的な家族支援等のあり方に関する調査研究』報告書．特定非営利活動法人全国精神保健福祉会連合会，2010.

・豊島泰子，大坪昌喜，鷲尾昌一：精神障がい者を介護する家族に対する訪問看護師による支援内容の検討．日本精神保健看護学会誌，22(1)，2013.

・日本精神科看護協会監：実践精神科看護テキスト改訂版　第2巻　対人関係／グループアプローチ／家族関係．精神看護出版，2011.

・東豊：マンガでわかる家族療法2　大人のカウンセリング編．日本評論社，2018.

・法橋尚宏：新しい看護学―理論・実践・研究．メヂカルフレンド社，2012.

・遊佐安一郎：家族療法入門―システムズ・アプローチの理論と実際．星和書店，1984.

・吉田精次：CRAFT―アルコール・薬物・ギャンブルで悩む家族のための7つの対処法．アスク・ヒューマン・ケア，2014.

精神疾患を抱える母子への支援（PCG事業への取り組み）

　精神科訪問看護では，精神疾患をもつ母親とその子どもたちとの出会いがあります。精神疾患をもつ母親の場合，複雑な母子関係のうえ，精神疾患を抱えながらの子育ては，世間から見れば育児放棄，虐待などの批判にさらされることも多々あります。

　また，子どもの支援にかかわる多数の関係機関との連携は難しく，母親に対するサポートも少ないことから，精神保健分野と母子保健分野の連携はうまくできているとはいえない状況です。

　そこで株式会社円グループでは，訪問看護という個別支援のみではなく，グループミーティング等を活用した支援ができないかと考え，PCG（Parent Child Group）事業を行ってきました。PCG事業とは，月に1回程度，最大8名（8組）の親子が集まり，保護者同士のグループミーティングと子どもへのケア的保育を実施するものです。保護者と子どもを別室に分け，保護者グループには，看護師や臨床心理士，精神保健福祉士などがかかわり，子どもグループには保育士やグループワーカーなどがスタッフとなります。

　精神疾患をもつ親子の特徴は，行政（障がい福祉課，生活福祉課，保健所，子ども家庭支援センター等）が対応に困るほど問題が多様化していることです。生活環境の問題やキーパーソンの不在に加え，地域の関係機関が多数かかわっていても，「世帯」という単位に対してケアマネジメントを行う職種が不明確（縦割り行政）なため，継続した支援や待ったなしの支援を行うことが困難です。

　PCG事業を導入することで，虐待にまつわる世代間連鎖や母親の病気の再発，子どもの精神障がいや発達障がい等の早期発見が可能です。また，母子保健と児童福祉をつなぐ事業であることから，家族再統合に向けてのツールという役割も担うことができます。母親の育児支援や社会的孤立の防止，家族のリカバリーを支援することにも役立っています。

　「精神疾患を抱えている」という同じ立場の親同士がグループミーティングを行うことで，精神疾患からの回復の意欲を支えたり，育児の悩みを安心して話せる場となり，精神的負担の軽減につながっていると感じています。さらにグループ内で当事者同士の人間関係が構築されると，親の孤立感は和らぎ，育児負担感が軽くなり，ひいては子どもとの健康な愛着関係の構築にもつながっています。

（寺田悦子）

第 7 章

多職種との連携

本章の概要

精神疾患をもつ人が，地域で希望をもちながらその人らしく生活するためには，精神科訪問看護のみでは十分に対応できないことがあります。

訪問看護師は，地域で働くさまざまな職種の特徴や役割を理解したうえで，医療機関や関係機関，保健・医療・福祉関係者と連携しながら，服薬，受診，金銭管理，居場所づくり等の個別支援を行うことが重要です。ときには，インフォーマルな地域資源を利用することもあります。

本章では，利用者がリカバリーできる支援を地域で実践することをめざして，多職種連携のコツを学びます。

地域における多職種の役割と連携について

1 精神科リハビリテーションの概念と取り巻く状況

① 精神科リハビリテーションの発展

リハビリテーションの概念が大きく発展したのは第一次世界大戦後で，復員軍人のための職業リハビリテーション活動が盛況だったためといわれています。多くの復員軍人障がい者が職場復帰をするために機能訓練を受け，職業訓練技術を身につけていくなかで，治療のための制度（復員軍人病院制度）が確立されていきました。

用語としての「リハビリテーション」が確立し，医療の現場で重視されるようになったのは第二次世界大戦後で，わが国でもリハビリテーションの理念・理論，方法が急速に欧米諸国から導入されました。第二次世界大戦の戦傷者のためのリハビリテーションから，世の中が落ち着き一般的な障がい者の問題が社会問題としてクローズアップされてくるなかで，障がい者に対するリハビリテーションが重要課題となっていったのです[1][2]。

1969年に世界保健機関（WHO）が出した第二次報告では「リハビリテーションとは医学的，社会的，教育的，職業的な手段を巧みに組み合わせて用い，その個人を，機能的な能力の可能な最高水準にまで訓練あるいは再訓練することである」と明示されており[3]，その内容は機能訓練を中心としたものになっています。なお1960年代には，すでにこの4分野がリハビリテーションの主要分野として確立されていました（**表7-1**）。

リハビリテーションの代表的な定義は，1943年の全米リハビリテーション協議会に始まり，前述した1969年のWHO，1982年の国連・障害者世界行動計画などがありますが，1982年の「障害者に関する世界行動計画」では，

表7-1　4分野の内容と変遷

医学的リハビリテーション	疾病の回復・症状の軽減・再発の予防
社会的リハビリテーション	地域社会で生きていくために必要な社会資源を活用したソーシャルワーク
教育的リハビリテーション	特別支援教育から統合教育へ，本人や家族への心理教育
職業的リハビリテーション	作業訓練的な要素から就労移行支援へ

「身体的，精神的，かつまた社会的に最も適した機能水準の達成を可能とすることによって，各個人が自らの人生を改革していくための手段を提供していくことを目指し，かつ時間を限定したプロセスである」と定義されています。ここでは，リハビリテーションを従来の専門職者主導ではなく，当事者主体としていることが特徴です。障がいのある人が自分の人生を希望する形で生活していけるように支えていく手段として，リハビリテーションが明確に位置づけられました。

　現在では，障がい者が当然の権利として地域で当たり前に生活できるように，医療，保健，福祉施設，教育機関，民間企業，精神保健福祉士，臨床心理士といったさまざまな支援機関や専門家が障がいのある人を連携・協働して支えていくことが，精神科リハビリテーションの基本的な考え方となっています。

② ADL から QOL へ

　上田敏が1984（昭和59）年の論文「ADL から QOL へ：リハビリテーションにおける目標の転換」[4] で，「筆者は先に『やや先走っていえば，今やリハビリテーションの目標は従来の日常生活動作（ADL）から QOL へとドラスチックに変換されなければならない時代を迎えたといってよい』と書いたことがあるが，社会的リハビリテーションや障害者運動の立場では，これはすでに常識といってもよいものになりつつある」と記しているように，1980年以降，障がい者リハビリテーションの目的は，徐々に ADL の自立から QOL を求める時代へと変わっていきました。

　つまり，日常生活動作の達成に労力と長い時間を費やしても，生活の質が低ければ本人の満足度は低くなるので，自分らしい生活の質（＝主観的評価）を高めていこうと，考え方が変化したのです。ここで ADL と QOL の成り立ちの違いについて列記します。

(1) ADL (Activities of Daily Living, 日常生活動作)

　1945年，医師のディーバー（Deaver, G.）と理学療法士のブラウン（Brown, M. E.）によって提唱され，さらにニューヨーク大学のラスク（Rusk, H. A.）や理学療法士ロートン（Lawton, E. B.）らによって発展した。

(2) QOL (Quality of Life, 生活の質)

　ポリオの障がい者でもあったエド・ロバーツ（Roberts, E.）による自立生活運動（Independent Living Movement）を契機に概念化された。

③ ICF（国際生活機能分類）

（1）ICFの特徴

　2001年にWHO総会で採択されたICF（International Classification of Functioning, Disability and Health, 国際生活機能分類）は，健康状態をみる分類法で，疾病面以外についても記述を行うものです。ICFの中心概念は「生活機能」で，当事者の視点による生活の包括的・中立的な記述をねらいにしています。

　生活機能は**図7-1**にあるように，「心身機能・身体構造」「活動」「参加」という3つの次元から成り立っています。

　「心身機能・身体構造」は「身体レベル」で，心と身体の動き，身体の部分を指します。

　「活動」は「個人レベル」で，身の回りの行為や家事・仕事上の動作等，個人の活動作業です。

　「参加」は「社会レベル」で，家庭内役割や仕事など生活環境，社会への参加を指します。

　そこに背景因子としての「環境因子」（物的環境や人的環境等）と「個人因子」（年齢，性別の違いなど）の2つが加わり，分析要素となります。

　このように，ICFでは障がい者について，障がい部分だけでなく，生活機能にある3つの次元の相互作用のなかで積極的に肯定的部分（プラス面）を見るようにしました。生活機能の3つのレベルのそれぞれのプラス面に注目し，そこから機能・構造障害，活動制約，参加制約といったマイナス面を見ていきます。

（2）統合モデルとしてのICF

　ICFでは，障がいに対する2つの概念モデルが提唱されてきました。障がいを個人の問題ととらえる「医学モデル」と，障がいを個人の属性とはせず

図7-1　ICF（国際生活機能分類）における障害モデル

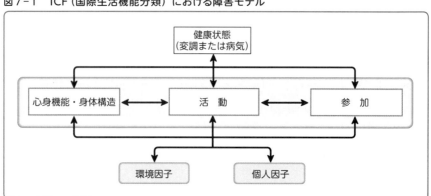

（障害者福祉研究会編：国際生活機能分類（ICF）―国際障害分類改定版―，p.17，中央法規出版，2002.）

社会によってつくられた問題とみなす「社会モデル」です。

　「医学モデル」では，障がいを個人のものととらえるため，改善するには医学的治療や介入を必要とする見方になります。一方「社会モデル」では，障がいを個人の属性としていないため政治的な対応を必要とする見方になります。

　しかし当然ながら，障がいは片方だけを必要とするようなものではないため，ICFでは生物・心理・社会的アプローチを用いた見方で，この2つを統合します。ICFは，両極端に位置する医学モデルと社会モデルを統合した「統合モデル」ともいえます。ICFは，障がいを生活機能の全体でとらえ，見落としを防ぐ分類になっているのです。

（3）ICFとICIDH

　ICFは2001年にWHOによって採択・提唱された新しい障がい概念ですが，前身のICIDH（International Classification of Impairments, Disabilities and Handicaps，国際障害分類，1980年）では，「機能障害・能力低下・社会的不利」という3つの概念により障がいが整理され，障がいをもつ人のマイナス面だけが注目されていきました。

　個人の障がいのみを見ていたICIDHに対して，ICFでは「生活機能」（心身機能・身体構造，活動，参加）のプラス面を見ていくことが，両者の大きな違いです。ICIDHの改訂版がICFとなります。

（4）共通言語としてのICF

　ICFは障がいをもつ人・もたない人，すべての人を対象にした分類法です。共通言語とは，生活機能（心身機能・身体構造，活動，参加）の枠でその人の全体像をとらえ，それを本人・家族，専門家や支援組織といった関係者全体で共通認識していくことです。したがって共通言語は，専門家と当事者，専門家同士，各種サービス間などで存在します。

（5）ICFにおける障がいモデル

　精神科リハビリテーションでは，障がいを抱えていても可能な限り，その人が希望する社会生活を営めるように，自立して社会参加をすることや，失われた権利を取り戻す視点が大切になります。そこで，ここでは精神科リハビリテーションにおけるさまざまな形の回復モデルをICFの考え方にそって解説していきます。

1）医学（治療）モデル

　身体医学の概念を取り入れたものです。諸症状を観察し診断して，病気を治すために必要な管理・介入を行います。病気を対象とし，治療者の経験や知見を優先したエビデンスによる診断をせざるを得ない現代の精神医学にそのまま適用するのはそぐわないといえます。

211

疾病と障がいが共存する精神障がい者にとって，診断や治療において質の高い医学モデルは必要なものですが，リハビリテーションにおける大切な視点は，旧時代において行われてきたように精神障がい者の生活すべてを医学モデルのなかで完結せず，当事者に自ら主体的に選べる力をつけてもらうこと，あるいは当事者に多様な環境と適切な情報を提供し続けることです。

2）スキルモデル

スキルモデルの目標は，障がい者が「地域で暮らし，学び，働いていく」ために必要となる身体的・知的能力，情緒的スキルを専門機関からの最低限の援助で，獲得することです。

目標達成の方法は症状を改善させることではなく，スキルを伸ばすことに置かれています。

3）ニーズモデル

リハビリテーションと長期のケアで，利用者のニーズに合わせることを重視したものです。精神障がいをもつ個人についての徹底した評価に裏づけされた目標志向型の治療を提供しようとする関心から発展しました。

英国の「国民保健サービス（National Health Service：NHS）と地域ケア法」に代表されます。

4）ストレス脆弱性モデル

統合失調症者の病態についてはズービン（Zubin, J.）が提唱していますが，1960年代に統合失調症の解明に用いられるまで，このストレス脆弱性モデルは精神病理の発症を説明するために導入も使用もされませんでした。ストレス脆弱性モデルに認知行動療法として特色をもたせたのが，リバーマン（Liberman, R. P.）らが提唱したSST（Social Skills Training，生活技能訓練）です。

家庭や職場で過剰なストレスや緊張が生じたとき，さまざまな精神症状が出現するという仮説（ストレス脆弱性仮説）に対して，「対処法を身につける」点に着目し，社会生活技能を改善すれば自己管理ができ，生活の質の向上につながる，社会的不利に及ぼす影響も弱まると考えました。これがSSTの理論的根拠になっています。

5）レジリエンスモデル

パワーレスな状態にある人が自らの人生の主体者として，「自らの生活をコントロールする力」を取り戻し，「自信を回復する」ことを意味しています。

エンパワメントの概念は，公民権運動から発展してきました。一方，レジリエンスモデルは，逆境に置かれた子どもたちがリスクを乗り越える力をもつことに関する研究から生まれ，ストレングスモデルの中核的概念として着

目されてきています。

　レジリエンスは，①困難を克服すること，②ストレスのもとで維持される能力，③トラウマからの回復の累計があるとされています。レジリエンスを生み出すには，環境の資源と個人の特性の複雑な交互作用が必要とされています。

6) クラブハウスモデル

　1984年，ニューヨークの「ファウンテンハウス」で開始され，全米各地に広がりました。利用者はクラブメンバーになると「食」「住」「職」が提供されます。「障がい者の，障がい者による，障がい者のためのリハビリテーション」をめざしており，わが国でも，「クラブハウスはばたき」「ストライドクラブ」「サンマリーナ」などのクラブハウスが活動しています。

7) ストレングスモデルとリカバリー

　ストレングスモデルとリカバリーについては，第1章第2節を参照。

➡精神科訪問看護
　の基本的な考え
　方
　p.10参照

2 多職種の役割の理解

　地域のなかで利用者は，家族や近隣住民，友人をはじめとする人間関係のなか，保健医療福祉機関の支援者とのつながりやさまざまな制度を活用して生活しています。そこでここでは，利用者にかかわりのある職種や機関，障害福祉サービスなどを取り上げ，その役割を解説していきます。

　なお，ここでいう障害福祉サービスは，「障害者総合支援法（障害者の日常生活及び社会生活を総合的に支援するための法律）」に則り，障がい者および障がい児が基本的人権を享有する個人の尊厳にふさわしい日常生活や社会生活を営むことを目的としています。

①職種

(1) 医師 (精神科医)

　精神科訪問看護指示書が主治医から訪問看護ステーションに届いた後，利用者との契約を経て訪問看護が始まります。担当訪問看護師は毎月，精神科訪問看護報告書を主治医に送りますが，書面だけの関係で終わらせるのではなく，ときには直接連絡を入れて相談ができると，看護師だけで抱え込まずにすみます。基本は指示書の内容で訪問を行いますが，病状が安定しない時期には訪問頻度を上げたり，一般就労に向かっているときには服薬回数を減らして朝・夕にまとめたり，利用者と相談のうえ，主治医に具体的な提案ができるとよいかもしれません。また，訪問看護師からよりも主治医から直接利用者に伝えたほうが支援効果があることもあるため，主治医とは日ごろか

➡精神科訪問看護
　指示書
　p.265参照

ら連携をとり，よい関係をつくっておくことが大切です。

（2）作業療法士 (Occupational Therapist，OT)

　入浴や食事などの日常生活動作，手工芸，園芸，レクリエーションまで，あらゆる作業活動をとおして，身体と心のリハビリテーションを行います。訪問看護での作業療法士は，身体的なリハビリテーションにとどまらず，作業やコミュニケーションを図りながら病状の観察を行うため，生活に密着し，利用者の余暇を広げていく視点をもっています。

（3）精神保健福祉士 (Psychiatric Social Worker，PSW)

　社会的復権・権利擁護の視点をもち，地域のネットワークやさまざまな社会資源を活用しながらマネジメントしていくことを得意としています。精神科病院をはじめ，行政機関，司法関係，地域では地域活動支援センターや相談支援事業所，障害福祉サービスの事業所，訪問看護ステーションなどで幅広く働いています。訪問看護師と精神保健福祉士が協働する環境が整備されている訪問看護ステーションでは利用者の満足度が高く，リハビリテーションの効果が上がることが報告されています。

（4）心理職（臨床心理士，公認心理師等）

　2017（平成29）年9月に公認心理師法が施行されたことで，心理職における国内初の国家資格（「公認心理師」）が誕生しました。臨床心理士と公認心理師の業務の違いは，臨床心理士が，

> ・臨床心理学的査定（アセスメント）
> ・臨床心理学的面接（カウンセリング）
> ・地域援助
> ・研究（臨床心理学）

の4つを業務に定められているのに対し，国家資格保持者の公認心理師には，法律上，

> ・心理査定（アセスメント）
> ・心理面接（カウンセリング）
> ・関係者への面接
> ・心の健康に関する教育・情報提供活動

の4つが業務として定められています。

　心理職は心情を取り扱う面接を行うなかで相談や援助を行い，検査・分析の結果を現場レベルの支援に落とし込めるようにフィードバックを行うな

ど，チームを円滑にしていく調整の役割があります。また，周囲の関係者にも助言や情報発信をしていく役目があります。働く場は医療機関だけでなく，保健福祉や教育の場でも活躍している人が増えています。

（5）ピアサポーター

　利用者と同じ精神疾患からくる生活のしづらさを抱え，差別，偏見がまだある社会のなかで生きづらさを感じている当事者が，ピアサポーターとして活躍しています。利用者のなかには医療や福祉との出会いがうまくいかずに，支援者に対して不信感を抱いている人も多くいます。そうした人の不信感を軽減し自信の回復を図るなど，一歩前に踏み出せるよう支援を行います。ピアサポーターの専門家育成も行われていますが，雇用はまだ少ない状況です。事業所などに雇用されている人を「ピアスタッフ」と呼び，支援を行いながら，自身も事業所のサービスを受けている人（ピアサポーター）と区別する場合もあります。

（6）民生委員

　それぞれの地域で，住民の立場に立ち，相談を受け，必要時には情報提供などの援助を行う無給のボランティアです。また，地域の子どもが安心して暮らせるように，子どもの見守りから子育ての相談・支援を担う児童委員も兼ねています。必要に応じて地域の支援機関との連携も行っています。

（7）ケアマネジャー

　介護保険法のもと，要介護者や要支援者からの相談に応じ，自立した日常生活を営むための援助を行います。また，相談者の心身の状況等に応じた適切な介護保険サービスが利用できるよう，市町村やサービス提供事業者，介護保険施設等との連絡調整を行いマネジメントします。

②相談支援

（1）地域活動支援センター

➡自立支援給付と地域生活支援事業　p.250参照

　地域活動支援センターは，障害者総合支援法の地域生活支援事業（市町村事業）に位置づけられていて，各区市町村に1か所以上の設置がなされています。行政機関から民間事業所に業務委託されているところが多く，行政機関と連携をとりながら運営されています。ここでは，障がいのある人の生活から就労まで，幅広い相談を受けています。相談を受けながら利用者の希望をいっしょに考え，各関係機関と連携をとりながらマネジメントを行います。地域活動支援センターにはさまざまなプログラムが用意されていたり，交流の場としてのフリースペースがあります。

（2）相談支援事業所

　原則65歳以下の障がい者および障がい児が障害者総合支援法の障害福祉

サービス（居宅介護，共同生活援助，就労継続支援Ａ型・Ｂ型，就労移行支援，生活訓練事業等）を利用する際に，相談支援事業所に所属する相談支援専門員がサービス等利用計画を作成します。計画書は利用者自身や関係機関から聴き取りを行い，利用者の夢や希望に向けてインフォーマルな社会資源を含めて利用者とともにつくりあげ，利用者を中心としたチームをマネジメントします。また，関係機関とも連携をとりながら定期的にモニタリングを行い，計画の修正を行っていきます。

　地域相談支援の指定申請をしている事業所は，地域移行支援や地域定着支援を行うことができます。地域移行支援は，精神科病院や障害者支援施設等から退院・退所する際に，スムーズに地域移行ができるよう入院・入所中から利用者との関係づくりを行い，病棟・施設職員や地域事業所との連携をとりながら外出に同行したり，アパート探しなどを行います。アパートに転居した人には地域定着支援にて連絡体制を整え，緊急事態等に備え地域での支援体制を確保します。

➡自立支援給付と地域生活支援事業 p.250参照

③生活支援

(1)居宅介護 (ホームヘルプ)

　自宅での家事支援，入浴，排泄等の介護を行います。家事支援では掃除，食事づくり，買物等を行います。基本的には利用者といっしょに行い，利用者が自立できるように支援を行います。

(2)共同生活援助 (グループホーム)

　障がい者が自立した日常生活を地域で送るために，世話人が相談や食事，清掃，服薬，金銭管理など，生活に密着した支援を行います。グループホームは共同生活を行う住居のため，気軽に立ち寄れる交流室があり，世話人が同一建物内にいることが多いので，利用者は安心して相談ができます。生活に自信がつき単身生活を希望すれば，単身アパートへの移行支援を行います。

　グループホームの利用目的は，精神科病院をはじめとした施設から退院・退所する際に利用する人，高齢家族と同居していたが将来を考えて一人暮らしに向けて利用する人，一人暮らしが立ち行かなくなり利用する人などさまざまです。

(3)短期入所 (ショートステイ)

　地域生活を送っているなかで，ふだんの環境から離れて休みたい人，病状を安定させて入院を回避したい人，今後グループホームの利用を考え，自宅以外の環境に慣れるために利用する人など，その人に合わせた利用方法があります。年に１回利用する人から定期的に利用する人，緊急的に利用する人

など，利用頻度もさまざまです。

（4）自立訓練（生活訓練）

地域での生活を送るため，原則2年間，生活能力の維持と向上のため，通所と訪問の両側面からの訓練を行います。具体的には，掃除の仕方や食事づくり，公共機関の利用，金銭管理，居宅介護（ホームヘルプサービス）では対応できない部分の支援を行います。また，通所支援にはさまざまなプログラムがあるため，個別〜集団での支援を各機関の特徴を出しながら行っています。

利用者は，精神科病院等から退院・退所する人，特別支援学校を卒業した人，日中利用先がなく，まずは生活リズムを整えたい人などさまざまで，多くの人が利用しています。軽作業や送迎サービス，食事サービスなどを取り入れている事業所もあります。

④ 就労支援

➡自立支援給付と地域生活支援事業 p.250参照

（1）就労継続支援A型

一般企業等での雇用に結びつかなかった人で，適切な支援により雇用契約に基づく就労が可能な人への支援です。ハローワーク（公共職業安定所）をとおしての雇用契約になるため，最低賃金が保証されています。

（2）就労継続支援B型

一般企業等の雇用に結びつかなかった人などに働く場を提供し，知識・能力の向上や維持のために必要な訓練を行います。具体的には，内職作業や飲食業務，清掃，手芸，ホームページ作成など，作業内容は各機関により幅広く展開されています。働いた分は工賃という形で支給されますが，利用にあたっては次の要件があります。

❶　アルバイト経験も含め，一般企業等や就労継続支援A型事業所での就労経験があり，年齢や体力の低下により就労が難しくなった人。

❷　50歳に達した人，または障害基礎年金1級を受給している人。

❸　❶，❷に該当しない人は，就労移行支援事業所をアセスメント目的で利用する必要があります。

（3）就労移行支援

一般企業等の就労に向けて一定期間（原則2年間），作業や面接，企業実習，職場探しなどの訓練を行い，障がい適性を見極めながらその人に合わせた知識や能力の向上をめざし訓練を行います。一般就労後も定着支援を行うことができます。

（4）ハローワーク（公共職業安定所）

ハローワークには障がいを抱える人の専門窓口があり，障がいについての

専門家が対応しています。就労に対する不安をはじめ，相談や情報提供など幅広く支援を行っています。

(5) 障害者就業・生活支援センター

　厚生労働省や都道府県が民間事業所に委託をしています。障がいを抱える人の就労支援と企業側への雇用支援を行っています。支援を行うにあたり，医療機関や地域活動支援センター，就労移行支援事業所，就労継続支援B型事業所，ハローワーク等，多くの機関と連携をとっています。

⑤ 権利擁護

(1) 日常生活援助 (日常生活自立支援事業)

　精神障がい，知的障がい，認知症などを抱え，判断能力が不十分な人が地域生活を送れるように契約を結び事業を利用します。実施主体は市区町村の社会福祉協議会等です。

　主に，預金の払い戻しや金銭の使い方の練習など日常的な金銭管理の支援が知られていますが，福祉サービスの利用援助や自宅に届くさまざまな手続きを要する書類への援助なども行っています。

(2) 成年後見制度

　成年後見制度は，対象者の判断能力の程度に応じて「後見」「保佐」「補助」の3つに分かれています。精神上の障がい（知的障がい，精神障がい，認知症等）により判断能力が十分でない人に不利益が生じないよう家庭裁判所に申立てをして，その人を援助してくれる後見人（または保佐人か補助人）がつきます。後見人らは，権利を守りながら，自己決定権の尊重，残存能力の活用をしていきます。

　具体的には，預貯金や不動産等の財産管理，障がい・介護サービスや施設入所に関する契約などを行います。また，不利益な法律行為を後から取り消すこともできます。相談窓口は各地域の成年後見センターや権利擁護センター，社会福祉協議会内等にあります。

⑥ 障害福祉サービスの利用の流れ

　障害福祉サービスの利用の流れは，**図7-2**の支給決定プロセスを参照してください。自立支援給付の介護給付，訓練等給付，地域相談支援（地域移行支援・地域定着支援）の申請は各区市町村の障がい福祉課や保健センター等が窓口になります。介護給付の申請は障害支援区分の認定があるため時間がかかります。また，相談支援事業所にサービス等利用計画（案）の作成をしてもらうように依頼することになるため，併せて相談が必要です。

　サービス導入のタイミングもあるため，行政窓口やかかわりのある精神科

図7-2　障害福祉サービスの流れと支援決定のプロセス

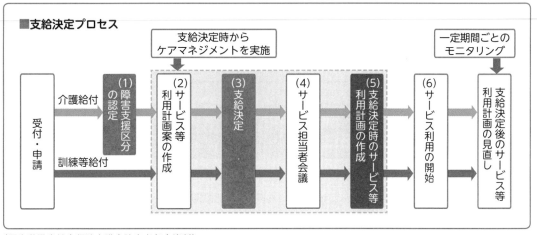

（厚生労働省社会保障審議会障害者部会資料）

病院のソーシャルワーカー，地域活動支援センター職員など身近にいるソーシャルワーカーにも相談するようにします。

3　多職種連携のコツ

　「2　多職種の役割の理解」でも解説してきましたが，まずは訪問看護師としての役割を十分に理解することから始まります。そして，利用者をはじめ各関係機関の人にも，どのような立場でどのように支援をするのかをわかりやすく説明していくことが重要です。

　他の職種の役割の理解を進めていくには，個別支援を行うチームにいる他の職種の立場や仕事内容を見ていくとわかりやすいでしょう。おたがいの職種の支援の役割領域が重複することは往々にしてあることです。最後にその役割を決めるのは本人です。関係機関が支援のおしつけ合いにならないように，おたがいの立場を想像して思いやることが大切です。

（田中 文人）

地域ネットワーク

1 はじめに

　訪問看護を始める際には，まず訪問看護ステーションが所在し，訪問対象となる地域の概要を調べ，近隣の医療機関についても把握しておくようにします。また，自治体では，地域包括ケアシステムの構築を進めるために地域の特性をまとめたデータなども確認することができるため，有効に活用していくことも重要です。

　地域を知ることが，地域ネットワーク構築に向けた第一歩といえます。

2 地域を知る

　訪問看護を行うにあたり，利用者が居住する地域の社会資源や地域特性を把握しておくと個別支援に活かせるものが増えてきます。

　社会資源というと，医療・保健・福祉サービス，さまざまな制度などからなるフォーマルな資源をまず初めに思い描くのではないでしょうか。しかし，社会資源は幅が広く，フォーマルなもの以外のものも含まれます。利用者は家族や友人，近隣住民，商店の店員，サークルの仲間など，支援者からは見えづらいインフォーマルな人々とのつながりのなかで生活を送っています。交友関係をはじめ，交通状況や公共施設の有無，買物のしやすさなどの環境も含めて社会資源ととらえることができます。

　社会資源や地域特性を知るには，実際に住んでみることが近道かもしれませんが，それができなくてもその土地の歴史や人口の増減，産業，特産物，住民活動などに興味をもって調べたり，保健医療福祉のネットワークなども把握していくと地域の特徴が少しずつ見えてきます。最初の取り組みとして，訪問看護でかかわりのある精神科病院やクリニック，グループホーム，就労継続支援B型事業所などの障害福祉サービスなど，自分の仕事に関連するところからつながりができると地域を知るきっかけになります。さらに，各事業所の特性や実際に働いている職員の顔が見えてくると，関係機関とのつながりがより深まります。

③ 地域連携の重要性

　ここでの地域連携は，利用者，他事業所，多職種を中心とした狭義の意味での連携の重要性をとりあげます。

　日ごろの地域連携は，利用者を中心とした個別支援の充実やネットワーク会議，地域のイベントなどを円滑に行うために非常に重要になります。

　各地域のなかで，個別支援事例を繰り返し積み上げていくと次への支援につながります。チーム内での仕事のおしつけ合いや，いがみ合う雰囲気があると，チームの崩壊を招き，最終的には利用者に迷惑がかかることになります。成功事例の積み上げが重要なことはもちろんのこと，おたがいの機関の地域での役割や限界などを知ることができると，円滑な連携が進みます。さらに，利用者の想いを中心にチームがたがいの立場を理解して思いやり，目標を共有することがよい結果を生みます。まずは，日ごろの支援で気づいたこと，特によかったことなどを中心に利用者本人の了解を得たうえで関係機関に一報を入れることから始めるとよいでしょう。

④ 行政との協働

　支援者の管理的なかかわりを利用者が拒否して地域のなかで孤立していく人や，制度の狭間に入ってしまい通常の福祉サービスでは対応できなくなる人も多くいます。そこで，保健所や障がい福祉課，生活福祉課などがセーフティネットになるわけですが，かかわりができないからといって行政機関だけに任せるのではなく，行政機関と民間事業所，医療機関，家族会，当事者，一般市民など街全体で障がいのある人もない人も住みよい街づくりを話し合える土壌づくりが必要になってきます。

　まずは，各機関でできること，特に個別支援の積み重ねのなかで課題を整理していくことから始めてみましょう。

⑤ 精神障がいにも対応した地域包括ケアシステム

　入院医療から地域生活中心の流れのなかで，2017（平成29）年2月に開催された「これからの精神保健医療福祉のあり方に関する検討会」で，精神障がい者のいっそうの地域移行を進めるための地域づくりを推進する観点から，精神障がい者も地域の一員として安心して自分らしい暮らしができるよう，医療，障がい福祉・介護，社会参加，住まい，地域の助け合い，教育が包括的に確保された「精神障害にも対応した地域包括ケアシステム」（図7-

3）の構築が打ち出されました。

　このシステムは，計画的に地域の基盤を整備するとともに，市区町村や障がい福祉・介護事業所が精神障がいの程度によらず地域生活に関する相談に対応できるように，圏域ごとの保健・医療・福祉関係者による協議の場をとおして，精神科医療機関，その他の医療機関，地域援助事業者，市区町村などの重層的な連携による支援体制を構築していくことが必要とされています。

　地域包括ケアシステムの構築を推し進めていく事業には，14項目の事業内容（**図**7-4）がありますが，そのなかでも「保健・医療・福祉関係者による協議の場の設置」が必須事項です。

　「精神障害にも対応した地域包括ケアシステム」を構築するために最も重要なポイントは，「保健・医療から地域を考える視点」と「障がい福祉から地域を考える視点」の両視点で都道府県と保健所および市区町村が責任をもち，本人の希望・ニーズを中心に，①地域課題の共有，②数値目標の設定，③個別支援を通じた連携構築，④成果の評価を継続させていくことが必要です。

　また，協議の場では「保健・医療から地域を考える視点」と「障がい福祉から地域を考える視点」の両視点をもったうえで，「個別支援の検討」「支援体制の整備」「地域基盤の整備」の3つの軸に沿って，さまざまな機能を発揮することが求められます（**図**7-5）。この「協議の場」は新たに設置することも可能ですし，既存にある地域ネットワークの会議体や地域生活拠点，（自立支援）協議会など，公的なネットワークの会議体を「協議の場」とすることも可能です。

　街づくりや地域づくりの視点も忘れずに，地域の課題を支援者のそれぞれの分野から見て何が必要かを考え，皆で話し合い積み上げていくことが大切になります。

（田中　文人）

図 7 - 3　精神障害にも対応した地域包括ケアシステム

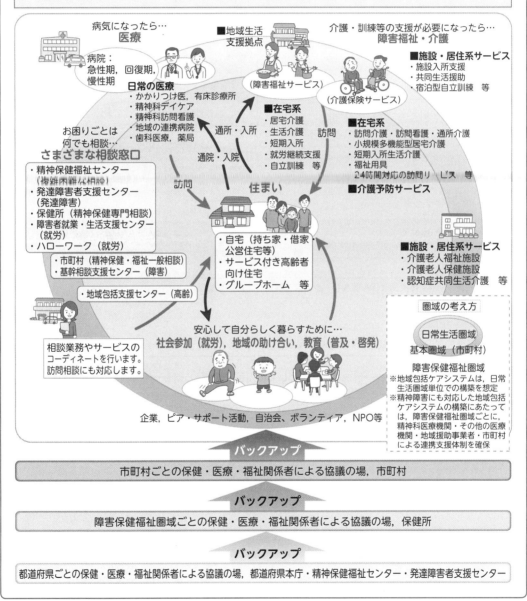

| 精神障害にも対応した地域包括ケアシステムの構築（イメージ） |

○精神障害者が，地域の一員として安心して自分らしい暮らしをすることができるよう，医療，障害福祉・介護，住まい，社会参加（就労），地域の助け合い，教育が包括的に確保された地域包括ケアシステムの構築を目指す必要がある。

○このような精神障害にも対応した地域包括ケアシステムの構築にあたっては，計画的に地域の基盤を整備するとともに，市町村や障害福祉・介護事業者が，精神障害の程度によらず地域生活に関する相談に対応できるように，圏域ごとの保健・医療・福祉関係者による協議の場を通じて，精神科医療機関，その他の医療機関，地域援助事業者，市町村などとの重層的な連携による支援体制を構築していくことが必要。

（厚生労働省社会・援護局障害保健福祉部精神・障害保健課資料）

図7－4　精神障害にも対応した地域包括ケアシステムに係る現在の施策

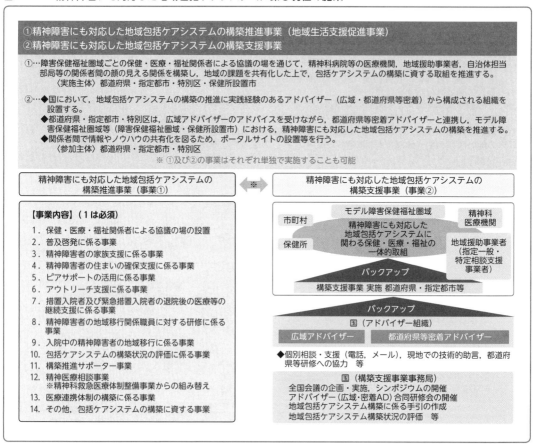

（厚生労働省社会・援護局障害保健福祉部精神・障害保健課資料を一部改変）

図7－5　協議の場の機能と協議内容の構造の概念

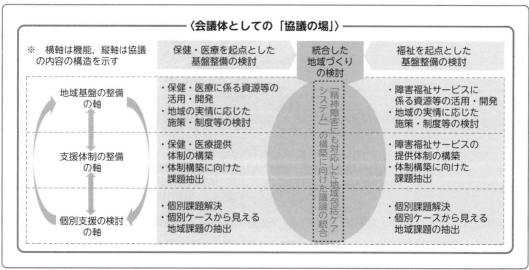

（厚生労働省社会・援護局障害保健福祉部精神・障害保健課資料）

【引用文献】

1）〈歴史〉アメリカにおけるリハビリテーションの歴史と哲学

　　https://www.dinf.ne.jp/doc/japanese/prdl/jsrd/rehab/r031/r031_002.html（2020.2.17アクセス）

2）日本リハビリテーション医学会50周年記念誌（高久史麿：日本リハビリテーション医学会50周年を記念して；リハビリ
　　テーション医学の課題）

　　www.jarm.or.jp/jarm/document/about/book_kinenshi50.pdf（2020.2.17アクセス）

3）福祉臨床シリーズ編集委員会編，古屋龍太責任編集：精神保健福祉士シリーズ5　精神保健福祉の理論と相談援助の展開
　　Ⅰ，第2版．p.92，弘文堂，2012.

4）上田敏：ADLからQOLへ；リハビリテーションにおける目標の転換．総合リハ，12(4)：p.261，1984.

【参考文献】

・福祉臨床シリーズ編集委員会編，古屋龍太責任編集：精神保健福祉士シリーズ5　精神保健福祉の理論と相談援助の展開
　　Ⅰ，第2版．p.23，弘文堂，2012.

第 **8** 章

事例検討の方法

本章の概要

精神科訪問看護は，利用者や家族とのかかわりが長期に及ぶことが多く，訪問看護師が疲弊することもあります。限られたスタッフで事例を担当する訪問看護では，事例の見方が一面的になり，よいところを見つけられないこともあるでしょう。事例検討会は，匿名化に配慮しながら，複数の人でケースの状況を共有し，利用者や訪問看護，地域の強みを見つけることにより，精神科訪問看護の効果や，今後の可能性を信じることができることを目的として行います。この章では，事例検討の運営の具体的方法と注意点，コツについて説明します。

事例検討の目的

1 事例検討を始める前に

① 事例提供者への配慮

　「今度の事例検討会の事例提供者を募集しているのだけど，ぜひ担当してもらえないかしら」と言われたら，あなたはどのような気持ちになるでしょうか。「困っているケースがあるし，アドバイスをもらえたら嬉しいな」という前向きな気持ちと，「人前で発表するのは恥ずかしいな」「私が行っているケアを批判されたらどうしよう」という後ろ向きの気持ちが湧いてくるのではないでしょうか。

　事例検討を行う目的は，「利用者の疾患や障がいに対する知識を得ること」や「自分の行ったケアを参加者に評価・批評してもらうこと」が目的ではありません。「ケアを提供している自分自身が困難に直面していて，それを何とかしたいと思っていること」を中心に，その悩みを参加者とともに共有し，事例提供者が前向きに明日からのケアに向き合えること，よりよいケアが提供できるようになることが目的です。

　事例提供者が「悩んだけれど，事例を提供してよかった。明日からもっとよいケアが提供できそう」と思って終えられることが肝心です。参加者は事例提供者が「もう二度と事例の提供はしない」と意気消沈して終えることがないように気をつけるとともに，前述のような不安や葛藤を抱いているとい

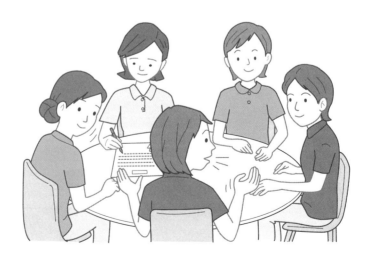

うことにも配慮することが重要です。

② ストレングスモデルに基づく事例検討

　問題志向型システム（Problem Oriented System：POS）という用語を聞いたことがあるでしょうか。利用者の健康上の「問題」に焦点を当て，その解決を目標としてケアが提供されるシステムです。医療の場で普及しているこのシステムは，感染症や，完治が期待できるような疾患には適応がよいのですが，精神疾患のような「長期間にわたって病気とつきあっていく」疾患に無理に適用してしまうと，ケア提供者は短期的に解決することが難しい問題に対して，ずっと焦点を当てつづけてしまうことになります。利用者も解決に向けて自分なりに頑張っているのに，いつまでも「これができていませんね，できるようになりましょう」と言われつづけるのは苦痛でしょうし，言いつづけるケア提供者も疲弊してしまいます。

　「**ストレングスモデル**に基づく事例検討」では，問題志向型システムから大きく発想を転換します。事例のなかからストレングスを見つけ出し，そこからケアを検討していくのです。事例から「○○することができる（できた）」「○○したいという希望をもっている」「こんなサポートがある」を見つけましょう。利用者が取り組みやすいもの，得意としているもの，したいと思っていることから発想し，利用者に提案するケアを考えていきます。これがストレングスモデルに基づく事例検討で行ってほしいことです。

➡ストレングスモデルとは
p.11参照

　ただし，「問題」を無視するわけではないことに注意してください。利用者の困りごとがそこにあるのは変わりません。ストレングスモデルの視点からケアの糸口を探し出し，利用者の希望と同じ方向を向いてケアをすること，それは結果的に「問題」解決の方向に向かっていくはずです。

2 事例提供の方法

① 個人情報の保護

　利用者のプライバシー保護は，医療従事者に求められる重要な責務です。事例検討を行うにあたっても，ケアを提供する場合と同様に個人情報の保護に最大限の注意を払い，利用者が特定されることがないように努めなければなりません。

　事例検討は医療従事者の知識やケア技術の向上に大きく貢献し，国民の健康・福祉の向上に重要な役割を果たしているものです。個人情報を適切に取り扱い，事例検討を行います。

②匿名化

　本人および家族などの個人情報は，誰が読んでも絶対に個人を特定することができないようなレベルまで加工してください。

> 匿名化の例
> ・氏名（例：木戸芳史　→　Ａ氏）
> ・年齢（例：42歳　→　40代）
> ・居所や職業など（例：東京都練馬区　→　関東地方）
> ・入院日（例：2020年3月20日　→　Ｘ年の春）

　基本的に氏名，会社名，病院名，市区町村名などの固有名詞は加工が必須と考えてください。アルファベットに置き換える場合は，そのアルファベットに何の意味ももたせないことが大切です。Ａから順に使用していきましょう。決して，固有名詞のイニシャルに置き換えてはいけません。

　日時は，どこか任意の時点をＸ年と設定し，1年前であればＸ－1年と表記します。月日については，事例検討上どうしても必要な情報でなければ，「初夏」などと加工したほうがよいでしょう。また，事例検討に支障がなければ，削除あるいは架空の設定に書き換えることもよい方法です。

　匿名加工が終わったら，もう一度，個人が特定できないようになっているか確認をしてください。

　なお，事例検討のテーマによってはどうしても匿名化が十分にできない場合があります。その際は，事例検討会後に事例シートを回収する必要があります。配布資料一つひとつに番号を振り，回収もれがないように気をつけてください。

③事例記載用紙の記入例

　事例検討を行う際には，**表8-1**のような形で事例記載用紙に事例内容をまとめます。

3 ストレングスを見つける事例検討会

①事例のストレングスを見つける

　事例検討会にはさまざまな形式がありますが，ここではストレングスモデルを活用して，「事例のストレングスを見つける」という課題にグループワークで取り組む場合について解説します。まず，事例を「ストレングス」という観点からあらためて見つめなおし，「利用者のストレングス」「訪問看

表 8-1　事例記載用紙の記入例

●●●研修会　事例記入用紙		年　　　月　　　日		
（所属：○○訪問看護ステーション　　氏名：○○ ○○　　　　　　　　　　　　　）				
① 病名, 年齢 （例：○代前 半）, 性別, 治療歴, 訪問 経過（簡潔 に）	病　　　名：統合失調症, 年齢：20代, 性別：女性 治　療　歴：X−10年に幻覚・妄想を主症状とする統合失調症と診断さ れ, 近くのクリニックへの通院を続けながら, パートタイム の仕事をしていた。X−3年に職場で知り合った夫と結婚, X−2年に妊娠したこともあり, 産科と精神科のある大学病 院に転院した。X−1年に児を出産したが, 出産後から「お 前は子どもから嫌われている, 子どもに食事を与えるな」と 幻聴が聞こえ始めた。 児に対して危険が及ぶ可能性があることと, 本人から「幻聴 と現実とで混乱してしまい, いま子どもを育てるのは無理で す」との訴えもあり, 出産後より精神科病棟に入院となっ た。 訪問経過：幻聴が落ち着いたため退院となったが, その際に訪問看護の 依頼があった。現在も週に1回, 継続して訪問を続けてい る。 現在, 児は乳児院におり, 週末の外泊を繰り返している。			
② 使用してい る薬剤と服用 頻度	・ミルタザピン錠（15mg）　　　1錠　寝る前 ・アリピプラゾール錠（6mg）　1錠　寝る前 ・スボレキサント錠（20mg）　　1錠　寝る前			
③ うまくいっ た点	・訪問介護と訪問看護サービスを導入することができ, 夫婦の食事, 洗 濯など日常生活が行える環境が整えることができた。			
④ 困った点	・近いうちに児を自宅で育てたいという希望をもっているが, 現在は洗 濯, 掃除, 食事の準備などの家事を自立してできていない状況であ る。このような状況で, 本人の希望に対してどのように返答してよい ものか悩む。 ・「体調が悪くて, 家のことはできない」と言うものの, 1人で遠くの ショッピングモールまで買物に行ったり, 映画を観に行ったりするこ とはできる。どこまでが体調不良なのか他者からはわからないことが 多く, 「怠けている」と夫から言われ, 「病気を理解してもらえない」 と訪問看護師に訴えることがあるが, どう対応してよいかわからな い。			
⑤ 欲しいと 思ったサポー ト	・利用者が利用している公的機関やサービス事業者が集まっての話し合 いや, 今後の目標を共有する機会がない。			

護のストレングス」「環境・社会資源のストレングス」を発見します。「環境・社会資源のストレングス」は, 家族, 支援者, 関係機関, 生活環境など, 利用者と訪問看護以外のすべてを含みます。それぞれのストレングスを整理していくと図8-1のように, 明確に分類しにくいものや, 見方によってはどちらにも属するというストレングスも出てくるでしょう。1つのストレングスは, 他のストレングスに支えられているという, ストレングスの相互作用も見えてくるかもしれません。

　職歴や職種の異なる専門職が集うグループワークをとおして, 柔軟な発想が生まれ, 多様なストレングスに気づくことが目標の1つです。

図8-1　ストレングスの重なりと相互作用

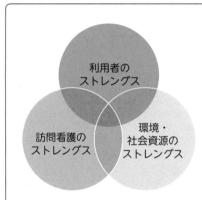

利用者の
ストレングス

訪問看護の
ストレングス

環境・
社会資源の
ストレングス

●重なりと相互作用の例
・利用者の障害年金と配偶者の給与収入が
　あり経済的に困窮しておらず，必要な外
　来通院，訪問看護，障害福祉サービスを
　継続できている
・利用者の同意により，訪問看護師と自治
　体の担当職員との間で情報を共有し連携
　できている
・退院前ケース会議に利用者と家族，病院
　関係者，訪問看護師，訪問ヘルパーが集
　い，利用者が望む暮らしを共有すること
　ができた　　　　　　　　　　　　　など

　私たちが出会う利用者は，精神疾患と診断されるずっと前から現在に至る
まで，多くの葛藤や苦労を重ねて歩んできた方々です。そして今後も，慢性
的な心身症状が続く可能性があり，さらに加齢に伴う身体的変化や苦痛を伴
うライフイベントを経験するかもしれません。

　ストレングスを見つけるときには，利用者や関係者のこれまでの困難や努
力を想像し，まずは利用者や関係者の努力の結果である現状を肯定すること
から始めてみましょう。

②見つけたストレングスから今後のケアを考える

　次に，事例提供者があげた「困った点」「ほしいと思ったサポート」など
を念頭に置きながら，見つけたストレングスを今後のケアにどのように活か
せるかを検討します。

　今後のケアを検討するときには，支援者側の「こういう暮らしをしてほし
い」という期待ではなく，主人公である利用者が望む暮らしへ向けて伴走し
ようとする姿勢が求められます。

4 事例の情報を補うための質問

　ストレングスを見つける事例検討会では，参加者が「この検討会をやって
よかった」と思えるように，一人ひとりがメンバーとしての役割を考えて行
動することも目標の1つです。

　事例提供者に対して質問をすることも，検討を深めるうえで重要な役割で
す。利用者の日々の暮らしをより具体的にイメージするための質問，利用者
と訪問看護の関係性を考えるための質問，それぞれのストレングスを見つけ
るための意図的な質問などもあるでしょう。

　なお，事例提供者の心情を想像し，事例提供者を責める質問にならないような配慮も重要です。また，1人が1回につき1つずつ質問すると，事例提供者も答えやすく，多くの参加者が質問でき，活発な質疑応答につながります。進行係（司会）は，関連した質問内容を優先するなど，事例提供者が困乱せず回答できるように配慮することが必要です。

5 訪問看護ステーションでも「ストレングスを見つける事例検討会」を

　精神科訪問看護の対象は，慢性的な症状とつきあいながら地域で暮らしている人々とその家族です。そして訪問看護ステーションは，比較的少人数の組織であり，多くの場合は利用者のもとへ一人で訪問し，一人で対応する仕事です。利用者の理解，関係性，支援方法に行き詰まりを感じることもあります。

　「ストレングスを見つける事例検討会」は，利用者のこれまでと現在を肯定してみることから始まります。利用者の歩みや持ち味を再認識して敬意が増したり，私たち訪問看護のチームワークを実感したり，利用者と担当看護師との関係性の発展に気づいたりします。「できた」「できている」という肯定感が，「やろう」「続けよう」という動機づけを支えてくれるのかもしれません。

　ストレングスモデルに基づく事例検討会を行うことによって，同僚，他職種，上司，他の関係機関に対してもストレングスに着目したかかわりができるようになります。利用者を中心として，支援者の多様なストレングスを活かすことができる協働や実践にもつながっていくでしょう。

（1 2 木戸 芳史，3 ～ 5 林 亜希子）

グループワークの進め方

　事例検討では，少人数のグループをつくり，グループメンバーが1つの
テーブルを囲んで座り，グループワーク（以下，GW）形式で進めます。本
節では，筆者らが実践しているGWの手順・方法を参考に解説します。

1 グループワーク（GW）の意義

　まず，事例検討をGWで行う意義について述べます。

　1つ目は，講義形式による知識・情報の伝授とは異なり，参加者が，事例
が抱える課題の解決を図るために何ができそうか，主体的に考え，検討でき
る点にあります。

　2つ目は，グループのメンバー間の話し合い，双方向性の交流をとおし
て，これまでの自身の経験や訪問看護での困りごとなども共有することで，
事例が抱える課題の解決への動機づけが高まり，各メンバーから多様なアイ
デアが生まれる点です。

　3つ目に，GWを通じて，相手の意見を尊重しながら自身の意見を述べる
コミュニケーション能力，司会・書記・発表者といった役割を分担し，たが
いに協力して取り組む力，時間内に課題を解決し，成果物を仕上げる力な
ど，職場で活用できる力を養うことができる点です。

2 タイムスケジュールの設定と事例発表

　まずGWを行う際，**表8-2**のようなタイムスケジュールを設定します。
タイムスケジュールを設定することで，メリハリのある議論につながり，限
られた時間を有効に活用したGWを行うことができます。各事業所でGWを
行う際もタイムスケジュール表を提示し，司会は進行についてタイムスケ
ジュールに沿って説明します。また，GWには，ファシリテーターも参加し
ますので，ファシリテーターの自己紹介および担当グループを伝えます。

　次の「事例検討」の前に，司会は参加者へ本事例を選定した理由を説明し
ます。その後，事例提供者に実際の事例を発表してもらいます。発表時間は
10分とし，5分間の質疑応答の時間を設けます。

質問者は氏名と所属をまず明らかにします。質問は1人あたり1つとし，「なぜ○○をしなかったのか」等，提供者を責めるような聞き方を避けます。ケアのよい点を最初にコメントするなどの配慮があると，事例検討の雰囲気がよくなります。GWを行ううえで必要な情報や補足がある場合は，司会やファシリテーターから質問をする場合もあります。

表8-2　GWを行う際のタイムスケジュール（例）

所要時間	内　　容
40分	グループワークの進め方の説明
	事例紹介
70分	グループワーク
80分	グループワーク成果の発表
20分	質疑応答

※訪問看護ステーション内や地域の関係職種とGWを行う場合は，90分～120分程度とし，上記よりも短い時間で行います。

次に，実際のGWの進め方や発表方法について解説していきます。

3 グループワーク（GW）の実際

GWの実施手順とポイントは次の通りです。

①自己紹介と，GWでの役割を決める

いっしょにGWを進めるメンバーで自己紹介を行います。所属や氏名のほかに，ふだんの実践で思っていることを，一言程度添えてもよいでしょう。

次に，GWで必要な，司会・書記・発表者の役割を，話し合って決めます。それぞれ複数名でもよいです。

②検討事例を決める

役割が決まったら，GWで検討する事例を，グループで話し合って決めます。複数の事例のなかから検討事例を選ぶ際に，グループ内に事例提供者がいる場合は，提供事例とは別の事例を選びます。

③グループで事例の検討を行う

（1）ストレングスを探す

検討事例が決まったら，GWを進めていきます。GWでは，事例のなかにあるストレングスを，グループメンバーとともに探していきます。事例のなかから探すストレングスは，**表8-3**の通りです。

（2）発表用紙にまとめる

GWでは，資料作成のためのA4判の用紙とマジック，発表のためにストップウォッチとベルを用意します（**図8-2**）。発表資料は大きなスクリーンに投影して共有する場合もありますので，太めのマジックで作成すると見

表8-3　GWで探すストレングス

利用者のストレングス	利用者本人に関するストレングス 　　例）自炊ができている，補助があれば服薬できる……
訪問看護のストレングス	利用者とかかわる訪問看護師のストレングス 　　例）利用者に拒否されずにかかわることができている……
環境・社会資源のストレングス	利用者を取り巻く環境や地域の資源に関するストレングス 　　例）相談できる家族がいる，すぐに受診できるクリニックがある，気分転換に散歩できる公園がある……

図8-2　GWに必要な物品

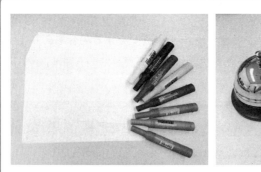
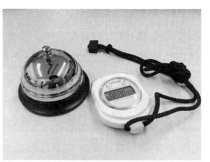

やすくなります。

　GWであがったストレングスについて，書記を中心に発表用紙にまとめます。発表資料は，箇条書きやイラストを用いてわかりやすく示すと，限られた発表時間でも参加者にわかりやすいものとなります。ストレングスを楽しく共有できるようまとめることがポイントです。

（3）発表資料の作成例

　ここでは，実際に事例を用いて，どのようなストレングスがあるのか，発表資料はどのように作成するかについて，架空の事例をもとに資料の作成案を例示します（**表8-4，図8-3 〜図8-5**）。

④GWの結果を共有する

　GWの結果がまとまったら，発表の時間をもちます。発表時間は長すぎてもよくないため，1グループ3分を厳守します。限られた時間で要点を発表できるよう，発表者を中心に事前に相談するとスムーズに発表できます。

　他グループの意見を聞く際は，自身では気づかなかったストレングスの視点に着目すると，見つけることができるストレングスの幅を広げることができるでしょう。

⑤フィードバック

　発表時間終了後，事例提供者に感想をうかがいます。

表 8-4　事例

①　病名，年齢（例：○代前半），性別，治療歴，訪問経過（簡潔に）	病　　名：うつ病 年　　齢：50代，性別：男性 婚 姻 歴：なし。母親と一軒家（持ち家）で同居している。 治 療 歴：大学卒業後，大手企業にシステムエンジニアとして就職し，働いていた。X-10年に，昇進をきっかけに気分の落ち込みが出現し，精神科を受診し，仕事も退職した。退職後は貯金と父の遺産で生活し，定期的な通院と服薬を続け，精神症状は安定してすごせていた。 　　　　　X-1年に母親が脳梗塞で入院した直後から気分の落ち込みが出現した。「母が心配」「親孝行できていない」と昼夜問わず眠れなくなり，生活が乱れ，受診もできなくなってきた。心配した知人が同行して，かかりつけ医を受診し，入院となった。3か月の入院後，訪問看護が導入となり，自宅に退院した。 訪問経過：退院後は，自宅近くの病院に入院している母のところにお見舞いに行き，気分が滅入るときは近くの公園を犬と散歩している。訪問看護師に勧められ，最近，就労移行支援（※）を受け始めた。
②　使用している薬剤	・デュロキセチン（20mg）　1錠　1日1回　朝食後
③　うまくいった点	・母親の病状や介護に関する心配事を，訪問看護師に打ち明けてもらえている。
④　困った点	・今後，母が退院し，自宅に戻ることから，本人が介護をしていく予定。頑張りすぎて本人が倒れてしまわないか心配。
⑤　欲しいと思ったサポート	・家事や介護のサポート

※　就労移行支援事業とは
　　障害者総合支援法に基づく就労支援サービスの1つで，一般就労等を希望もしくは就労等が見込まれる障がい者を対象に，一般就労等への移行に向けて適性に応じた職場探し，就労後の職場定着への支援等を実施する支援。

図 8-3　利用者（本人）のストレングス（例）

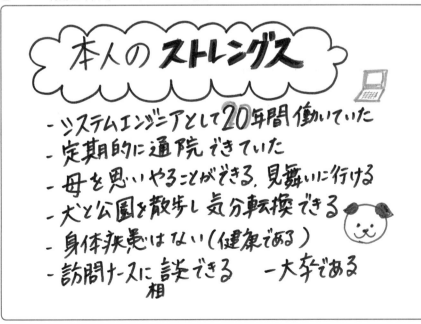

237

図 8 - 4　訪問看護のストレングス（例）

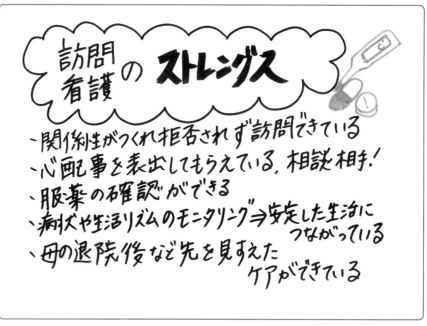

図 8 - 5　環境・社会資源のストレングス（例）

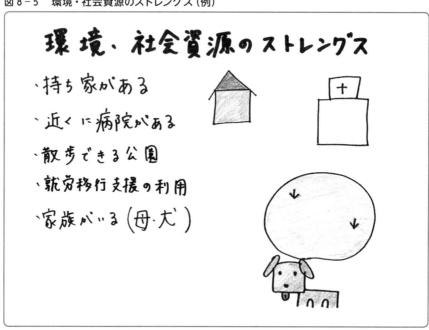

4 グループワーク（GW）の際に気をつけること

　GWには，通常，ファシリテーターが参加します。ファシリテーターは，GWが円滑に進むよう手助けをする役割があり，GW中にグループ内で進行が滞っていないか，困りごとはないかなどの目配りをします。

　GW中に参加者が困ることとして，グループ全体でどのように進めてよいかわからない，リーダーシップをとる人がいない，または1人の参加者がGWの場を仕切っているなどの場合があります。参加者全員が，GWに関与できるよう，役割分担の手伝いをすることもGWの円滑な進行に役立ちます。

　事例検討で，「利用者のストレングス」「訪問看護のストレングス」「環境・社会資源のストレングス」をあげる際，イメージしにくい場合は，具体的なストレングスを提示すると意見が活発になります。ファシリテーターはGWの進行を把握しながら，参加者が質問をしやすい位置にいることもポイントです。

（福島 鏡，青木 裕見，高妻 美樹）

【参考文献】
・精神保健医療福祉白書編集委員会：精神保健福祉白書2018/2019―多様性と包括性の構築. 中央法規出版，2018.

第 9 章

精神科医療と
福祉に関する制度

本章の概要

「入院医療中心から地域生活中心」との考え方にもとづき，長期入院患者の地域移行を進め，地域の一員として安心して自分らしい暮らしができるように，「精神障害にも対応した地域包括ケアシステム」の構築が始まっています。そして地域では，退院の支援や社会復帰を支える地域ネットワーク，精神障がい者とその家族を支援する活動が増えてきました。

訪問看護師は精神科訪問看護を行ううえで，医療・福祉制度を理解し，多職種と連携して精神障がい者を支援します。

本章では，精神科訪問看護に携わる看護師が特に知っておかなければならない，自立支援医療制度（障害者総合支援法），精神保健福祉法，医療観察法に基づく訪問看護，生活保護の制度，精神科訪問看護に係る制度・報酬について解説します。

なお，制度の詳細と最新情報については，厚生労働省HPなど関連サイトをご参照ください。

精神障がい者が利用できる さまざまな制度（事例）

入退院を繰り返し医療者への 拒絶の強いＡさん

～障害福祉サービスの利用につながった事例～

事例紹介　●Ａさん　●50代女性　●統合失調症　●単身生活

〈家族〉

　父：老人保健施設に入所　　母：数日前に死亡　　姉：海外在住

〈成育歴・現病歴〉

　大学卒業後，音楽講師として働いていましたが，職場の同僚に恋愛妄想を抱きトラブルとなって退職。退職後も職場に行き，大声を出し暴力をふるったことから，措置入院となりました。5年後に病院を退院しましたが，治療を拒否し，医療を中断しました。

　その後も固定化された被愛妄想は持続し，元同僚を結婚相手と思いこみ，その恋人からの幻聴で行動化するため，十数回の医療保護入院を繰り返していました。ただし，院内では他の利用者とも問題なくすごしており，短期間で退院しています。退院後は服薬中断することがあり，頻回入院の要因となっているためデポ剤（持効性注射剤）を使っていました。また，母親の勧めで宗教に入り，退院している間はボランティア活動も行っています。

　今回，再入院後3か月で退院することになりましたが，キーパーソンであった母親が最近亡くなったため，主治医・自治体の障がい福祉課より訪問看護による支援の依頼がありました。

　なお，姉とは関係が悪く，5年間会っていません。

➡精神科訪問看護指示書と精神科特別訪問看護指示書 p.265参照

1 訪問看護導入の経過

①主治医からの指示

　主治医からは「治療継続の支援」「服薬確認」「対人関係の改善」の指示が

出ていました。この指示をもとに，Aさんへの訪問看護を開始しました。

②初回訪問の様子

　初回訪問時は，Aさんに対して脅威を与えないように配慮し，**ストレングスモデル**に基づいた視点でかかわりました。なお，医療に対して拒否的な人は，契約までのマネジメントが必要となります。病院のケースワーカーが同行し，地域へとつなげる役割を担ってもらうことも可能です。

➡ストレングスモデルとは
p.11参照

　Aさんと時間をかけて話をすると，少しずつ思いや今考えていることがわかってきました。

> 【Aさんの希望や考え】
> ・もう入院はしたくない！　保健師，看護師が嫌い！
> ・変な薬は飲みたくない。飲むと自分が自分ではなくなる。
> ・宗教があるから自分は大丈夫。

> 【訪問看護師の視点】
> ・今までの入退院の経過から，Aさんに病院不信があることがわかった。
> ・訪問看護の導入は悪いとは考えていないが，本音は自由にすごしたいと思っているようだ。

③定期受診について

　精神科病院への通院は，1回／2週，**精神障害者保健福祉手帳**2級取得。

➡自立支援医療
（精神通院医療）
p.252参照
➡精神障害者保健
福祉手帳
p.259参照

④服薬状況

　4回／日の服薬が処方されていました。退院後は母親の促しでしかたなく服薬していましたが，徐々に服薬できなくなっていきました。

２ 訪問看護で提供しているケアとAさんの現状

①関係づくり〜今までの生活の生きづらさや思いを聞く

　医療に対して不信感や拒否的な人には，訪問看護では「医療」の側面を前面に出さず，生活面で困ったことを聞いていくことが重要です。まずはAさんが困っていることからいっしょに解決するように働きかけました。

➡利用者との信頼
関係構築，対人
関係の援助
p.55参照

【関係づくりの時点で行った支援】

・食事に関して困っている　　→　宅配弁当のパンフレットを取り寄せる。

・足が冷えるので湯たんぽ　　→　いっしょに買い物に行く。
　が欲しい　　　　　　　　　　足浴を（訪問看護し）行う。

・宗教の話を聞く　　　　　　→　母親が亡くなった後，宗教が心の支えになっていた。

②「手助けしたい」というメッセージを伝える

　本人が興味・関心がある話題からアプローチをしていき，ゆっくりと話を傾聴し，訪問看護師がそばにいることで本人に安心感を与えることが重要です。そこで，Ａさんの興味・関心がある話題（音楽，宗教，震災，ボランティアなど）を通じて，ストレングスを見つけるように心がけました。

　この支援のなかで，Ａさんの語りから精神科病院で多数の辛い経験があり，看護師に対して不信感があることがわかってきました。

③ストレングスモデルを活用したアプローチ

　Ａさんに対してストレングスモデルを活用したかかわりを行っていくと，次のことがわかってきました。

【主訴】
●妄想，幻聴による辛さ

　・固定化した妄想（結婚相手が○○で待っている）。

　・誰かが部屋に入って家具を動かしている。

　・ビートルズの音楽の幻聴があるが，癒されてきた。

　・夜になると不安で寂しい。

　・服薬すると手が震え，自分が自分でなくなる。

●Ａさんのストレングス（強み・好きなこと・できていたこと等）

　・ピアノが弾ける（イマジンを弾いてくれた）。

　・絵が描ける。

　・秘書として働いた経験がある。

　・おしゃれに興味がある。

　・観葉植物を育てている。

　・ボランティアができる。　　など

3　経過①　定期受診や服薬への支援

①ストレングスモデルを活用しながら医療的なかかわりを行う

　入院しないためにはどうしたらよいかを考えるために，これまでの頻回の入院についてＡさんと振り返りを行いました。

　訪問看護師は受診，服薬の必要性を説明するとともに，**クライシスプラン**を作成しました（**表9-1**）。

➡クライシスプランの活用
p.99参照

②妄想への対応──受容と介入

　「結婚相手が○○で待っている」という幻聴から遠方の市へ行ってしまったり，駅で夜半まで待っていたり，行動化をしていましたが，訪問看護師が「男性は，待たせたほうがいいこともありますよ」と声をかけると，Ａさんは「追いかけるのはよくないかなぁ」と言い，何かがすとんと落ちた様子で行動化が徐々に減ってきました。

③服薬アドヒアランス──デポ剤から内服薬へ

　頻回入院の原因は，服薬中断にあることを説明し，主治医と相談しながら，服薬回数や服薬効果，副作用，薬の飲み心地について本人と話し合いをしました。

　薬について話し合う機会が増えると，Ａさんとの信頼関係も次第に深まり，訪問看護師がサポートすることで服薬回数の調整ができるようになりました。その結果，日中，いつ服用してもよい薬と就寝前薬の2回/日になりました。

➡アドヒアランス
p.152参照

表9-1　Ａさんのクライシスプラン

クライシスプラン
一人でいることが不安になったり怖くなったりしたとき

日付：令和　　　年　　　月　　　日　　名前：　Ａ

私の調子が悪くなる前は	一人でいることが不安になったり怖くなったりする。いらいらしてくる。
わたしのすること	頓服薬を飲む・受診する。訪問看護に連絡する。宗教関係の知人に相談する。
周りの人にしてほしいこと	嫌というかもしれないが，受診を勧めてほしい。訪問してほしい。
できれば避けたいこと	姉に連絡しないでほしい。強制しないでほしい。
緊急時電話番号	訪問看護ステーション　　担当氏名

④ときおり病院を受診しなくなったり，宗教に集中してしまい服薬を忘れることへの支援

◆拒薬
　p.102参照

　Aさんが薬を飲まないことがあったため話を聞いたところ，**拒薬**ではなく，飲み忘れであることがわかりました。そこで，服薬カレンダーを購入し，飲み忘れを防ぐ工夫を行いました。

⑤夜になると不安で寂しい

◆24時間対応体制
　加算
　p.269参照

　母親が亡くなった後，Aさんは孤独による不安が強くなりました。訪問看護師は，電話で24時間対応できる支援（**24時間対応体制加算**）があることを説明し，勧めました。

4 経過② 障害福祉サービスや日常生活自立支援事業などの利用

①ヘルパーを利用したが，不満・攻撃のため他サービスとの調整を実施

◆居宅介護（ホームヘルプ）
　p.216参照
◆相談支援事業所
　p.215参照

　Aさんは友人がヘルパーを利用しているということを聞き，**家事援助**を希望するようになりました。そこで障害福祉サービスを利用するために，訪問看護師が**相談支援事業所**の相談支援専門員と調整を行いました。

　実際に障害福祉サービスを開始したところ，ヘルパーに対し攻撃的な言動があるため，回数を減らし，ヘルパーへ本人に関する情報提供を行うこととなりました（この情報提供には，本人の許可が必要です）。受容的に接するようにかかわり方を説明し，食事は外食と宅配弁当に変更しました。

②怠薬や受診日に通院しない場合の支援

　怠薬や受診日に通院しない際には，相談支援専門員に担当者会議を開催するように依頼し，自宅で関係機関と担当者会議を行うようにしました。

③金銭問題（借金）への支援

　Aさんが友人とカラオケに行った際に，友人分のカラオケ代も払ってしまうことが多々あり，今後の生活のことも考えると，誰かが金銭管理を行ったほうがよいと考えられました。

◆日常生活自立支
　援事業
　p.218参照

　そこで社会福祉協議会が行っている**日常生活自立支援事業**を紹介しました。最初のうちは金銭管理をされることを拒否していましたが，姉よりも，第三者に管理してもらったほうがよいと考え，現在では納得して利用しています。

④対人関係の調整と日中活動

　訪問看護による支援を行うなかで，Aさんからパソコンを習いたいという希望を聞くことができたため，**地域活動支援センター**を紹介しました。そこで，カラオケプログラムを気に入り，徐々に通い始めるようになりました。地域活動支援センターの利用者とトラブルがあることもありますが，そのつど関係者と調整して対応しています。

▶地域活動支援センター
p.215参照

５ 今後の支援

①Aさんの希望（目標）をふまえ，今後のプロセスをいっしょに考える

　Aさんと関係者の間で信頼関係ができ，Aさんの状態が安定しているときに，Aさんの希望（目標）を聞き，希望（目標）に向かってどのように進んでいくかをいっしょに考えていくようにしました。

【Aさんの希望（目標）】
・英会話教室に通いたい
・パソコンが欲しい
・入院したくない

【Aさんが考えた希望（目標）にたどり着くための方法】
・パソコンを習い始め，英語の勉強や海外情報を知ることができたので，自分のパソコンが欲しいと思うようになりました。パソコンを購入するためには，好きなカラオケや飲食代を倹約しなければならないと思い，日中のすごし方を考えるようになりました。地域活動支援センターの精神保健福祉士に相談し，コーラスプログラムのピアノ伴奏の提案を勧められました。役に立つことが嬉しく，引き受けることになり，ピアノの練習とパソコン教室に通うことが増え，徐々に無駄遣いがなくなってきました。
・また，入院しないためには今までの振り返りを訪問看護師と行い，服薬しなくなると幻聴やトラブルが増え，入院になってしまうことを確認できるようになり，クライシスプランを立てることができました。

▶精神保健福祉士
p.214参照

②ボランティア活動への参加

　Aさんから「ボランティア活動がしたい」との希望があり，**生活訓練事業**

▶自立訓練（生活訓練）
p.217参照

所を見学し，ボランティア登録を行いました。利用者との交流によって，幻
聴があるのは自分だけではないという病気への認識が高まってきているよう
です。また，昼食づくりや事業所で作成する広報誌づくりにも積極的にかか
わっているようです。

　Ａさんは，現在さまざまな制度を利用しながらいろいろな人たちに囲まれ
て地域で暮らしています。関係機関の役割やエコマップは**表9−2**，**図9−1**
のとおりです。

（寺田 悦子）

表9−2　Aさんが利用できた関係機関の役割

関係機関	役割
病院	●主治医 ・退院時の治療方針・服薬・訪問看護指示書の発行。 ●精神保健福祉士（PSW） ・地域関係機関との窓口。
訪問看護ステーション	●訪問看護師 ・訪問看護開始後，本人の希望も考慮して，居宅介護（ホームヘルプ）サービスの利用に向けた調整等を実施。 ・病状観察，服薬支援，信頼関係構築，日常生活の支援，精神症状，身体症状の悪化や増悪を防ぐ，危機介入，社会資源・社会活動参加の支援。
行政機関	●障害福祉課 ・自宅生活サービスの書類申請，相談，宅配弁当の手配。
保健所	●保健師 ・定期的に自宅を訪問。 ・緊急時訪問（入院時の対応）。
社会福祉協議会	・福祉サービスの手続きの手伝いや，日常生活自立支援事業による日常的な金銭管理・書類の預かりサービスの実施。
相談支援事業所	●相談支援専門員 ・障害福祉サービスの居宅介護を利用するために，相談を行う。 ・障害福祉サービスを利用する人のサービス利用計画を立てる。本人や家族関係機関からの相談，必要な情報提供や助言，連絡調整を行う。
居宅介護事業所 （ホームヘルプ）	・訪問看護の関係がとれてから導入。掃除・洗濯・買い物・料理など家事援助を実施。
地域活動支援センター	・精神保健福祉士などの専門スタッフがおり，困りごとの相談や地域の医療機関や支援機関との連携サポートを行う。 ・また，日中の居場所（プログラム参加）や日中活動の紹介（ボランティア）を行っている。
生活訓練事業所	・利用者との交流から仲間ができ，昼食づくりや広報誌づくりを行う。 ・有期事業（2年）で生活技能を身につけながら，次のステップづくりをする場所。

図9-1　Aさんのエコマップ

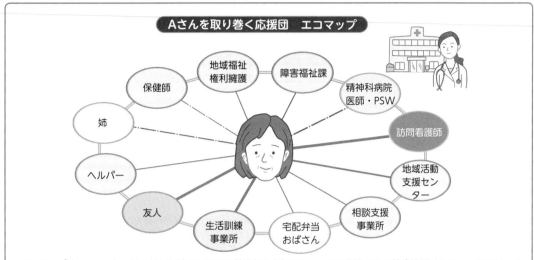

Aさんを取り巻く応援団　エコマップ

地域福祉権利擁護　障害福祉課　精神科病院医師・PSW　訪問看護師　地域活動支援センター　相談支援事業所　宅配弁当おばさん　生活訓練事業所　友人　ヘルパー　姉　保健師

*エコマップ（ecomap）：利用者を支援するために利用者を中心として，その周辺にある社会資源（家族，兄弟姉妹，友人，近隣住民，各種医療・福祉・介護関連機関など）との相関関係を，ネットワークとして表現した地図のこと。

自立支援医療制度（障害者総合支援法）

1 障害者総合支援法とは

①障害者総合支援法の変遷

　障害者総合支援法（障害者の日常生活及び社会生活を総合的に支援するための法律）は，障がい者支援の基本理念と障がい者および障がい児の自立のための障害福祉サービスの給付等の支援について定めている法律です。

　2005（平成17）年に障害者自立支援法（現・障害者総合支援法）が制定される以前は，身体障がい者には身体障害者福祉法，知的障がい者には知的障害者福祉法，精神障がい者には**精神保健福祉法（精神保健及び精神障害者福祉に関する法律）**，児童には児童福祉法と，障がい種別ごとに異なる法律に基づいて福祉サービスや公費負担医療が提供されてきました。障害者自立支援法の成立により，別々に運用されていた障害福祉サービスが一元化されて提供されることとなりました。

⮕精神保健福祉法
（精神保健及び
精神障害者福祉
に関する法律）
p.257参照

　また，障がい者福祉の支援は「措置」として実施していましたが，障がい者が自分の求めるサービスや利用する事業所を選択し，「契約」してサービス提供を受ける形へと変わりました。

　2013（平成25）年4月1日からは「障害者自立支援法」が「障害者総合支援法」へと改称され，障がい者の定義に難病等も追加されました。その後，さまざまな制度改正を経て現在に至ります。

②自立支援給付と地域生活支援事業

　障害者総合支援法に基づく給付は，自立支援給付と地域生活支援事業（都道府県事業および市町村事業がある）があり，障害福祉サービスの実施主体は市町村に一元化し，都道府県は市町村の後ろ盾となり支援することとなっています。自立支援給付は，介護給付・訓練等給付，相談支援，自立支援医療などがあります（**図9-2**）。

③対象

　障がい者とは，身体障がい者，知的障がい者，精神障がい者，発達障がい者のうち18歳以上であるものをいいます。18歳未満の者は障がい児と定義さ

れています。

2013（平成25）年の法改正で，難病等の患者も障がい者と定義されました。

図9-2　障害者総合支援法における給付・事業

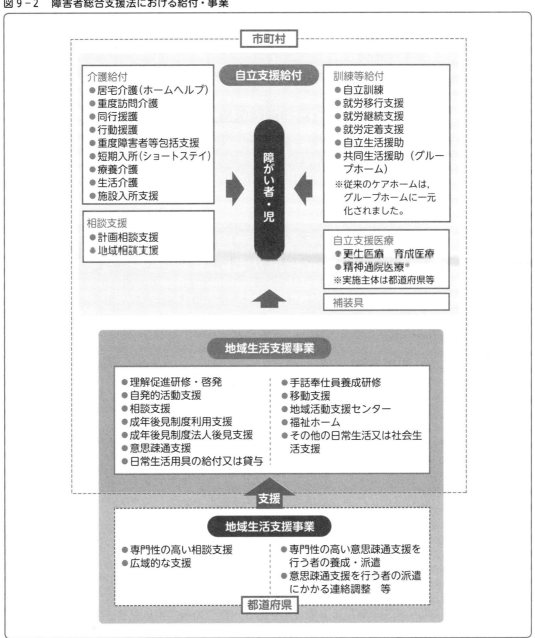

（全国社会福祉協議会：障害福祉サービスの利用について―社会生活における共生の実現に向けて，2018年4月版．p.3,
2018.）

表 9-3　自立支援医療の種類

種類	対　　象	実施主体
更生医療	身体障害者手帳の交付を受けた人で，その障がいを除去・軽減する手術等の治療により確実に効果が期待できる人（18歳以上）	市町村（特別区を含む）
育成医療	身体に障がいのある児童で，その障がいを除去・軽減する手術等の治療により確実に効果が期待できる児童（18歳未満）	市町村（特別区を含む）
精神通院医療	統合失調症などの精神疾患のある人で，通院による精神医療が継続的に必要な人	都道府県，指定都市

④自立支援医療（精神通院医療）

　自立支援医療とは，心身の障がいを除去・軽減するための医療について，医療費の自己負担額を軽減する公費負担医療制度のことです。更生医療，育成医療，精神通院医療の３つに大別されます（**表**9-3）。

2 自立支援医療（精神通院医療）で訪問看護を利用するには

　精神科訪問看護では，自立支援医療（精神通院医療）が用いられることから，自立支援医療費の支給の申請に必要な事項等を中心に解説します。

①利用方法

　訪問看護ステーションが自立支援医療を実施するには，都道府県から指定自立支援医療機関として指定を受ける必要があります。

　さらに利用者は市町村に自立支援医療費支給認定申請書（**表**9-4）を申請し，認定を受ける必要があります（**図**9-3）。

　訪問看護では，利用者に申請をしたかどうかを必ず確認し，自立支援医療受給者証に訪問看護事業者の名称が記載されているか確認が必要です（**表**9-5）。

②負担額

　自立支援医療費の自己負担額は原則１割で，９割が給付となります。ただし，利用者負担は応能負担であり，世帯の所得水準などに応じてひと月当たりの負担額に上限（月額自己負担上限額）が設定されている場合があります。この場合，利用者には自立支援医療受給者証とは別に自己負担上限額管理票が交付されます。

表 9 - 4　自立支援医療費支給認定申請書

自立支援医療費 （ 育成・更生・精神通院 ） 支給認定申請書 （ 新規・再認定・変更 ）								

<table>
<tr><td rowspan="4">障害者・児</td><td>フリガナ</td><td colspan="2">コウロウ　ハナコ</td><td rowspan="2">性別</td><td rowspan="2">男・女</td><td>年齢</td><td>58歳</td><td colspan="2">生　年　月　日</td></tr>
<tr><td>受診者氏名</td><td colspan="2">厚労　花子</td><td></td><td></td><td>明治
大正
昭和
平成</td><td>○○年　△△月　××日</td></tr>
<tr><td>フリガナ</td><td colspan="2">トウキョウト　チヨダク</td><td colspan="2" rowspan="2">電話番号</td><td colspan="2" rowspan="2">03－△△△△△－□□□□</td></tr>
<tr><td>受診者住所</td><td colspan="2">東京都千代田区　○－△－×</td></tr>
</table>

<table>
<tr><td rowspan="4">受診者が18歳未満の場合</td><td>フリガナ</td><td></td><td>受診者との関係</td><td></td></tr>
<tr><td>保護者氏名</td><td></td></tr>
<tr><td>フリガナ</td><td></td><td rowspan="2">電話番号</td><td rowspan="2"></td></tr>
<tr><td>保護者住所</td><td></td></tr>
</table>

<table>
<tr><td rowspan="4">負担額に関する事項</td><td>受診者の被保険者証の記号及び番号</td><td colspan="2">135790</td><td>保険者名</td><td colspan="3">○○○○組合</td></tr>
<tr><td rowspan="2">受診者と同一保険の加入者</td><td colspan="2">厚労　花男</td><td rowspan="2">受診者の属する被保険者証の記号及び番号</td><td colspan="3" rowspan="2">135790</td></tr>
<tr><td colspan="2">厚労　花美</td></tr>
<tr><td>該当する所得区分</td><td colspan="2">生保・低１・低２・中間１・中間２・一定以上</td><td>重度かつ継続</td><td colspan="3">該当・非該当</td></tr>
</table>

身体障害者手帳番号	123456789	精神障害者保健福祉手帳番号	

受診を希望する指定自立支援医療機関（薬局・訪問看護事業者を含む）	○○○○病院 □□□□薬局 △△△△事業所 ○○訪問看護ステーション	東京都千代田区　○○○　03－○○○○－×××× 東京都千代田区　□□□　03－□□□□－×××× 東京都千代田区　△△△　03－△△△△－×××× 東京都千代田区　○○○　03－○○○○－××××
受給者番号		

私は，上記のとおり，自立支援医療費の支給を申請します。
　　　申請者氏名　　　厚労　花男　　　　　㊞
　　　　　令和　○○年　△△月　××日
　　　　　　○○○○都道府県知事
　　　　　　○○○○市町村長　　　　　　殿

（厚生労働省「自立支援医療に係る各種様式」を一部改変. https://www.mhlw.go.jp/topics/2005/04/tp0428-1 g/12.html, 2020.7.15アクセス）

図 9 - 3　自立支援医療費申請の流れ

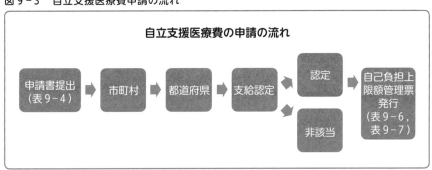

表9-5　自立支援医療受給者証

自立支援医療受給者証 （ 育成医療 ・ 更生医療 ・（精神通院））									
公費負担者番号	1	2	3	4	5	6	7	8	
自立支援医療費受給者番号	9	8	7	6	5	4	3		

受診者	フリガナ	コウロウ　ハナコ		性別	生年月日
	氏　　名	厚労　花子		男・（女）	明治 大正 （昭和） 平成　○○年△△月××日
	フリガナ	トウキョウト　チヨダク			
	住　　所	東京都千代田区　　○－△－×			
	被保険者証の記号 及び番号	135790		保険者名	○○○○組合
	重度かつ継続	（該当）・非該当			

保護者（受診者が18歳 未満の場合記入）	フリガナ		続柄
	氏　　名		
	フリガナ		
	住　　所		

指定医療機関名	病院・診療所	○○○○病院	所在地・ 電話番号	東京都千代田区霞ヶ関○○○ 03－○○○○－××××
	薬　　　局	□□□□薬局	所在地・ 電話番号	東京都千代田区霞ヶ関□□□ 03－□□□□－××××
	訪問看護事業者	△△△△訪問看護ステーション	所在地・ 電話番号	東京都千代田区霞ヶ関△△△ 03－△△△△－××××

自己負担上限額	月額　　　　5,000　　　　円
有効期間	令和○○年△△月××日　　　から　　　令和○○年△△月××日　　　まで

ここに事業所の名称が記載されているか確認が必要です。

（厚生労働省「自立支援医療に係る各種様式」を一部改変.　https://www.mhlw.go.jp/topics/2005/ 04/tp0428-1g/12.html,　2020.7.15アクセス）

③ 自己負担上限額管理票の確認と記載方法

　利用者は，自立支援医療機関の指定を受けた病院・診療所や薬局など（以下「医療機関」）を利用するごとに自己負担上限額管理票（以下「管理票」）を提出し，医療機関は利用者から徴収した自己負担額と月額自己負担額累積額（その月内に利用者が医療機関に支払った自己負担額の合計額。以下「累積額」）を管理票に記載します。

　医療機関が利用ごとに管理票を記載するのに対して，訪問看護ステーションの利用料は月締めの請求となるため，次の手順によりその月の管理票を記載します。

① 　月末か翌月初めに，管理票で当該利用者の累積額を確認します（**表9-6**）。

② 　利用者の同意を得て累積額の複写を取ります。

③ 　自己負担1割とした場合の，訪問看護分の自己負担額を把握します。

④ 　月額自己負担上限額と累積額との差額から，訪問看護分の利用料が支払われることとなります。③で計算した自己負担額がこの利用料を上回る分については，利用者からは徴収しません。

⑤ 　管理票に，訪問看護ステーション名と徴収した利用料を記入します（**表9-7**）。

（佐藤 美穂子，菊地 よしこ）

表9-6　自己負担上限額管理票

○○年○○月分自己負担上限額管理票

月額自己負担上限額　　5,000　　円

下記のとおり月額自己負担上限額に達しました。

日　付	医療機関名	確認印
○○月○○日		印

日　付	医療機関名	自己負担額	月間自己負担額累積額	自己負担額徴収印
○○月○○日	○○○○病院	770	770	印
○○月○○日	○○○○薬局	500	1,270	印
○○月○○日	○○○○病院	750	2,020	印
月　　日				

累積額によって訪問看護ステーションの利用者への請求額が異なってきます。

月末か翌月初めにこの累積額を確認します。

（厚生労働省「自立支援医療に係る各種様式」を一部改変. https://www.mhlw.go.jp/topics/2005/04/tp0428-1g/12.html, 2020.7.15アクセス）

表9-7　自己負担上限額管理票

○○年○○月分自己負担上限額管理票

月額自己負担上限額　　5,000　　円

下記のとおり月額自己負担上限額に達しました。

日　付	医療機関名	確認印
○○月○○日		印

日　付	医療機関名	自己負担額	月間自己負担額累積額	自己負担額徴収印
○○月○○日	○○○○病院	770	770	印
○○月○○日	○○○○薬局	500	1,270	印
○○月○○日	○○○○病院	750	2,020	印
○○月○○日	○○訪問看護ステーション	2,980	5,000	印

この欄に訪問看護ステーションの自己負担額を記入します。

利用者の月額自己負担上限額と同額になります。

（厚生労働省「自立支援医療に係る各種様式」を一部改変. https://www.mhlw.go.jp/topics/2005/04/tp0428-1g/12.html, 2020.7.15アクセス）

精神保健福祉法
（精神保健及び精神障害者福祉に関する法律）

1 精神保健福祉法の目的と対象

　精神保健福祉法（精神保健及び精神障害者福祉に関する法律）は，精神障がい者の福祉の増進および国民の精神保健の向上を図ることを目的とした法律です。

① 目的

　精神保健福祉法の目的は 3 つあります。

・精神障がい者の医療および保護を行うこと。

　障害者総合支援法（障害者の日常生活及び社会生活を総合的に支援するための法律）とともに，精神障がい者の社会復帰の促進，自立と社会経済活動への参加の促進のために必要な援助を行うこと。

・精神疾患の発生の予防や，国民の精神的健康の保持および増進に努めること。

② 対象

　精神保健福祉法の対象とする「精神障がい者」とは，統合失調症，精神作用物質による急性中毒またはその依存症，知的障がい，精神病質その他の精神疾患を有する者です。

2 精神保健福祉法の主な施策

　精神保健福祉法は，目的遂行のために，国および地方公共団体で次の施策を講じなければなりません。

① 精神保健福祉センター

　精神保健の向上および精神障がい者の福祉の増進を図るため，都道府県は精神保健福祉センターを設置します。精神保健福祉センターの業務は次のとおりです。

・精神保健に関する正しい知識の普及
・調査研究および必要な統計資料の収集整備
・精神保健相談・指導（複雑または困難事例等）
・精神医療審査会の審査に関する事務
・保健所・市町村などに対する技術指導および技術援助
・患者会・家族会・社会復帰事業団体などの組織育成
・自立支援医療（精神通院医療）ならびに精神障害者保健福祉手帳の判定等の業務
・その他　企画立案，人材・組織育成　　など

➡ 家族のリカバリー
　　p.196参照
➡ 自立支援医療制度（障害者総合支援法）
　　p.250参照

② 地方精神保健福祉審議会，精神医療審査会

　地方精神保健福祉審議会は，精神保健および精神障がい者の福祉に関する事項を調査審議させるために設置される機関です。都道府県が任意で設置するものとなっています。

　精神医療審査会は，措置入院患者等の定期病状報告や，入院患者またはその家族等からの退院等の請求に対する可否等の審査等や，入院中の者の処遇が適正かどうかを判断する機関です。精神医療審査会については，都道府県が設置することとされています。

③ 精神保健指定医

　措置入院や医療保護入院の要否，行動の制限等の判定を行う医師です。

　一定の精神科実務経験（5年以上の診断・治療に従事し，さらに3年以上の精神障がいの診断・治療に従事した経験等）を有し，法律等に関する研修を終了した医師の申請に基づき，厚生労働大臣が指定します。

④ 精神科病院

　都道府県は，精神科病院を設置しなければならないこととされています。

⑤ 入院形態

　精神保健福祉法では精神障がい者が入院する際の規定が定められています。入院形態としては，「任意入院」「措置入院・緊急措置入院」「医療保護入院」「応急入院」があります（**表9-8**）。

表 9 - 8　精神保健福祉法が根拠となる入院形態

入院形態	判　　定	同意・措置	病院・病棟の条件	期　　間	備　　考
任　　意	医師	自らの意思による入院	一般精神科病院，精神病棟	制限なし	本人の意思による退院可能
措　　置	指定医 2 名以上	知事の措置	都道府県の設置した病院または指定病院	制限なし	警察官などからの通報により，自傷他害のおそれがあると認めたもの
緊急措置	指定医 1 名	緊急の措置	都道府県の設置した病院または指定病院	72時間以内	急速が必要で，措置入院の手続きがとれない場合
医療保護	指定医 1 名	家族などの同意	一般精神科病院，精神病棟	制限なし	家族などの同意があれば本人の同意は不要入院後，退院後は10日以内に知事に届け出る
応　　急	指定医 1 名	緊急入院	応急入院指定病院	72時間以内	急速が必要で，家族などの同意がとれない場合医療・保護が必要，意識障がい・昏迷・身元不明

＊家族などとは，配偶者，親権者，扶養義務者，後見人または保佐人。該当者がいない場合等は市町村長。
＊指定医とは精神保健指定医のこと。

⑥精神障害者保健福祉手帳

　精神障害者保健福祉手帳は，一定程度の精神障がいの状態にあることを認定するもので，精神障がい者の社会復帰を促進し，自立と社会参加の促進を図るため，都道府県知事が交付します。手帳を所持しているとさまざまな支援を受けることができます。

（1）等級と有効期限

　精神疾患の状態と生活能力障がいの状態の両面から総合的に判断し，1 級〜 3 級までの3 等級があります。有効期限は 2 年で，手帳には顔写真が貼付されます。

（2）主な支援

・自立支援医療の支給認定申請に係る事務手続きの一部省略化
・所得税や住民税の障害者控除等の税制上の優遇措置
・手帳 2 級以上であれば，生活保護の障害者加算が加算
・公共施設や公共交通機関の割引（自治体の判断による）　　　など

（3）精神障害者保健福祉手帳と障害年金の等級の関係性

　精神の障がいに対する障害年金は，精神障がい，知的障がいまたは発達障がいにより日常生活に継続的に制限が生じ，支援が必要な場合に，これを障がい状態ととらえ，その障がいの程度に応じて障害等級を決定し，支給されるものです。障害年金は精神障がい者の生活を支える重要な制度の1つです（表9-9）。

表9−9　（参考）障害年金の概要

概要	すべての人が対象となる年金の1つで，国民年金（障害基礎年金），厚生年金保険（障害厚生年金），共済年金（障害共済年金）があります。
対象	うつ病，双極性障がい（躁うつ病），統合失調症，気分障がい，発達障がい（広汎性発達障がい，アスペルガー症候群，学習障がい（LD），注意欠陥多動性障がい（ADHD），自閉症スペクトラム，アルコール依存症，知的障がい（精神遅滞），ダウン症，てんかん，高次脳機能障がい，非定型精神病，若年性アルツハイマー，認知症，トゥレット症候群（チック症）など
申請方法	① 年金事務所で必要書類（受診状況等証明書など）をもらう ② 医師に必要書類（診断書または受診状況等証明書など）を記載してもらう ③ 年金事務所に必要書類を提出 ④ 認定審査 ⑤ 決定 ⑥ 年金証書決定通知書の配布 ⑦ 年金の支給

　精神障害者保健福祉手帳と障害年金制度ではともに，障害等級が決定されます。ただし，それぞれ別の制度であることから，必ずしも同じ等級になるとは限らないため注意が必要です。

⑦ 精神保健福祉相談員

　精神保健福祉センターおよび保健所に配置され，精神保健および精神障がい者の福祉に関する相談に応じたり，精神障がい者およびその家族等を訪問して指導を行います。

　精神保健福祉士，医師，講習会を修了し，精神保健および精神障がい者の福祉に関する経験を有する保健師などが，都道府県知事または市町村長から任命されます。

⑧ 精神障害者社会復帰促進センター

　精神障がい者の社会復帰の促進を図るための訓練および指導等に関する研究開発等を行い，精神障がい者の社会復帰を促進することを目的とする機関です。厚生労働大臣が全国を通じて一個に限り指定することができます。

（佐藤 美穂子，菊地 よしこ）

第 **4** 節

医療観察訪問看護

1 医療観察訪問看護の概要

医療観察訪問看護とは，医療観察法（心神喪失等の状態で重大な他害行為を行った者の医療及び観察等に関する法律）による医療の実施に係る医療の給付（法第81条関係）に基づき行われる訪問看護です。

心神喪失等の状態で重大な他害行為を行って，通院対象者通院医学管理のもとに通院している人に，指定通院医療機関の主治医の指示に基づき，本人または家族の了解を得て訪問し，看護または必要な療養上の指導を行います。

医療観察訪問看護を行う訪問看護ステーションは，訪問看護事業型指定通院医療機関の指定を地方厚生局長から受けますが，指定を受けるにあたっては通院対象者通院医学管理を行う医療機関との連携が条件となっています。

訪問看護の指示書には，医療観察精神科訪問看護指示書，医療観察精神科特別訪問看護指示書があります。

2 医療観察訪問看護の費用の額の算定

① 医療観察訪問看護基本料

医療観察訪問看護基本料(I)と医療観察訪問看護基本料(Ⅲ)があります。週3日を限度として算定できます（日曜日から数え始める）。1日につき訪問時間は30分未満または30分以上で，週の4日目以降の訪問看護には上乗せ報酬が設定されています。

医療観察訪問看護基本料(Ⅲ)は同一建物の2人までは基本料と同点数ですが，3人以上の場合は点数が低く設定されています。

基本料の加算として，複数名訪問看護加算，医療観察特別地域訪問看護加算（所定点数の50／100），医療観察精神科緊急訪問看護加算，医療観察長時間訪問看護加算（週1日を限度），医療観察夜間・早朝訪問看護加算，医療観察深夜訪問看護加算があります。

261

②医療観察訪問看護管理料

　月の初日の訪問と 2 日目以降の訪問の場合とで点数が設定されており，管理料の加算として，医療観察24時間対応体制加算が算定できます。

③医療観察訪問看護情報提供料

　医療観察訪問看護情報提供料(I)（ケア会議の開催ごとに 1 回算定），医療観察訪問看護情報提供料(II)（求めに応じて情報提供 1 回／月）が設定されています。なお，交通費は患家の負担となります。

（佐藤 美穂子）

生活保護の制度

1 医療扶助の概要

① 医療扶助とは

　生活保護法に基づく医療扶助制度では，生活保護の対象者に「医療券」を発行することにより行われます。これにより，要保護者は医療扶助として「居宅における療養上の管理及びその療養に伴う世話，その他看護」を受けることができます。

② 対象

　生活保護の指定医療機関が診察の結果，訪問看護の必要を認めて医療券の交付を受けた被保護者です。

③ 給付割合

　生活保護法による医療扶助は，保険の残り分が給付されることとなります。医療扶助の給付は無保険者の場合はすべて公費です。

2 医療扶助の請求

　訪問看護ステーションが生活保護法の適用を受けるためには，都道府県知事，指定都市または中核市市長の指定による生活保護法の指定医療機関になる必要があります。

　生活保護法の指定医療機関の指定を受けた訪問看護ステーションは，利用者から「生活保護法による医療券」の提出を受けて訪問看護を行い，実施した回数等を明細書等に記載して審査支払機関に請求します（**図9-4**）。

　患家までの交通費など「その他の利用料」は，医療券を発行した福祉事務所に利用料に係る請求書によって請求を行います。

（佐藤 美穂子）

図 9 − 4　医療扶助の一般的な流れ

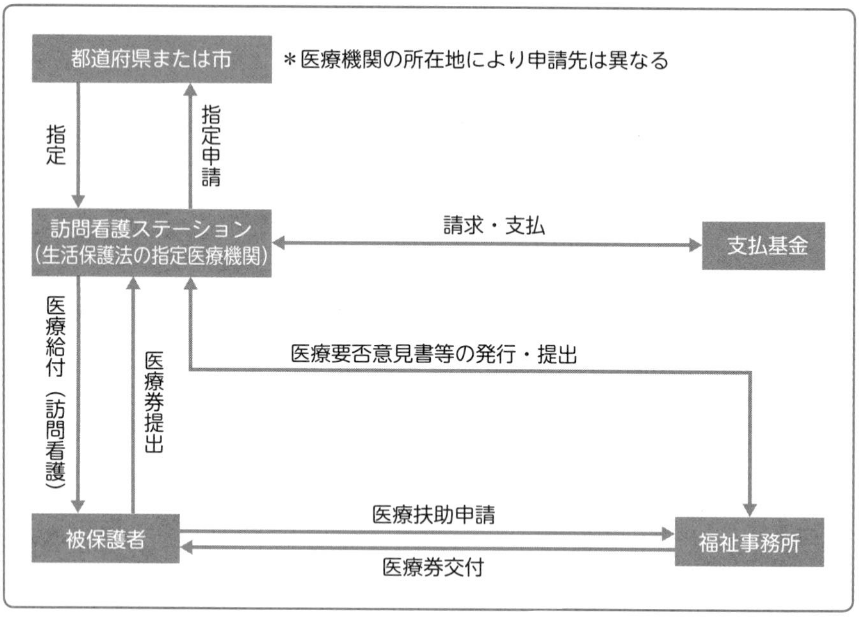

精神科訪問看護に係る
制度・報酬

1 精神科訪問看護の開始にあたって

　精神科訪問看護の対象者は，精神障がいを有する者またはその家族等で，家族への相談等も対象となります。

　精神科看護について相当の経験を有する（または20時間以上の精神科訪問看護の研修を修了した）保健師，看護師，准看護師または作業療法士（以下「保健師等」という）が行うことができます。

　精神科訪問看護を実施するには，一人ひとりの訪問看護従事者が算定要件を満たしていることの届出を訪問看護ステーションが厚生局に行います。

　届出書には，①精神科病棟や外来の勤務経験１年以上，②精神疾患を有する者の訪問看護経験１年以上，③精神保健福祉センターまたは保健所等の精神保健に関する業務経験１年以上，④精神科訪問看護の研修（20時間以上）修了のいずれかに該当する保健師等の氏名を記載することになっています。

2 精神科訪問看護指示書と精神科特別訪問看護指示書

　精神科を標榜する保険医療機関の精神科の主治医が診療に基づき，訪問看護の必要性を認め，訪問看護ステーションに対して，精神科訪問看護指示書を交付します。利用者１人につき月１回に限り保険医療機関は指示料を算定できます。指示書には，複数名訪問の必要性，短時間訪問の必要性，複数回訪問の必要性の有無が記載される必要があります。

　主治医は原則１人ですが，同一の保険医療機関において同一の診療科に所属する複数の医師が，主治医として利用者の診療を共同で担っている場合については当該複数の医師のいずれかにより交付された指示書に基づき，指定訪問看護を行うことは可能です。

　服薬中断等により急性増悪した場合に交付される精神科特別訪問看護指示書は，月１回，主治医の診察の日から14日間有効な頻回訪問看護の指示書です。精神科以外の人には難病等複数回訪問加算がありますが，精神科の特別指示書による訪問看護にはありません。

3 精神科訪問看護計画書と精神科訪問看護報告書，医師との連携

　精神科訪問看護指示書に基づき，看護師が訪問して，病状や日常生活，介護状況などを観察しアセスメントして看護計画を立てて療養生活を支援します。精神科訪問看護報告書には，特に日常生活，精神状態，服薬の状況，作業・対人関係，保健・福祉サービスの利用などを含めて記載し定期的に医師に提供します。

　主治医とは指示書・訪問看護計画書・報告書により密に連携することが重要です。

　利用者が他の疾患で他科を受診している場合は，他科の主治医から診療情報提供書が精神科医（主治医）に提供され，精神科医はそれを踏まえて指示を行うことが可能です。

4 精神科訪問看護に係る診療報酬

　精神科訪問看護に係る診療報酬は，「精神科訪問看護基本療養費と加算」「訪問看護管理療養費と加算」「訪問看護情報提供療養費」「訪問看護ターミナルケア療養費」で成り立っています（**図9-5**）。

図9-5　医療保険の訪問看護療養費と加算のしくみ

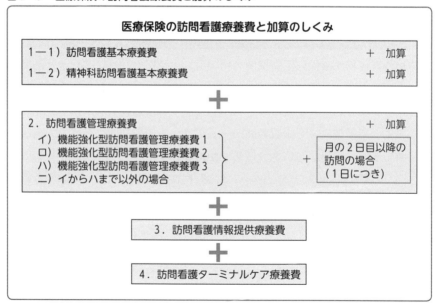

① 精神科訪問看護基本療養費(Ⅰ)または(Ⅲ)およびその加算について

(1)精神科訪問看護基本療養費(Ⅰ)または(Ⅲ)の共通

　精神科訪問看護指示書および精神科訪問看護計画書に基づき，週3日を限度として算定が可能で，当該利用者の精神科病院退院日から起算して3月以内（ただし退院日は含まない）の期間においては，週5日を限度として算定可能です。なお，精神科訪問看護基本療養費は1日に1回しか算定することはできません。

　複数の訪問看護ステーションが共同して訪問看護を行う場合であっても1か所の訪問看護ステーションしか算定することはできませんが，主治医から緊急訪問看護の指示があった場合は，2か所目の訪問看護ステーションが「精神科緊急訪問看護加算」のみ算定できます。

　なお，2020（令和2）年4月1日からは，精神科訪問看護基本療養費(Ⅰ)または(Ⅲ)を算定する場合は，訪問看護記録書，訪問看護報告書および訪問看護療養費明細書に，月の初日の指定訪問看護時における**GAF尺度**により判定した値を記載することとなりました。

➡ GAF尺度を活用した症状評価 p.24参照

(2)精神科訪問看護基本療養費(Ⅳ)

　入院患者の外泊時の訪問看護で，算定対象者は，①厚生労働大臣が定める疾病等（「特掲診療料の施設基準等」別表第7に掲げる疾病等の利用者（以下「別表第7」）），②特別管理加算（「特掲診療料の施設基準等」別表第8の各号に掲げる利用者（以下「別表第8」）），③その他訪問看護が必要と認められた者（要介護者等含む）が在宅療養に備えて一時的に外泊する場合に，入院中1回（ただし，別表第7及び別表第8の利用者は入院中2回）に限り算定できます（**表9-10，表9-11**）。

　精神科訪問看護基本療養費(Ⅳ)は，単独の報酬です。当該精神科訪問看護を受けた後に状態の変化などで退院ができなくなった場合も算定できます。

(3)精神科訪問看護基本療養費の加算

1）特別地域訪問看護加算

　別に厚生労働大臣が定める地域（基準告示第3）に所在する訪問看護ステーションや，別に厚生労働大臣が定める地域外に所在する訪問看護ステーションの所在地から利用者宅までの訪問で，最も合理的な通常の経路で片道1時間以上を要する利用者に訪問看護を行った場合に，精神科訪問看護基本療養費の100分の50に相当する額を加算します。

2）精神科緊急訪問看護加算

　利用者または家族の緊急の求めで，主治医（診療所または在宅療養支援病院）の指示により連携する訪問看護ステーションが緊急訪問看護を行った場

表 9 -10　「特掲診療料の施設基準等」別表第 7 に掲
　　　　げる疾病等の利用者

①末期の悪性腫瘍
②多発性硬化症
③重症筋無力症
④スモン
⑤筋萎縮性側索硬化症
⑥脊髄小脳変性症
⑦ハンチントン病
⑧進行性筋ジストロフィー症
⑨パーキンソン病関連疾患（進行性核上性麻痺，大
　脳皮質基底核変性症，パーキンソン病（ホーエ
　ン・ヤールの重症度分類がステージ 3 以上であっ
　て生活機能障害度が Ⅱ 度又は Ⅲ 度のものに限
　る。））
⑩多系統萎縮症（線条体黒質変性症，オリーブ橋小
　脳萎縮症，シャイ・ドレーガー症候群）
⑪プリオン病
⑫亜急性硬化性全脳炎
⑬ライソゾーム病
⑭副腎白質ジストロフィー
⑮脊髄性筋萎縮症
⑯球脊髄性筋萎縮症
⑰慢性炎症性脱髄性多発神経炎
⑱後天性免疫不全症候群
⑲頸髄損傷
⑳人工呼吸器を使用している状態の者※

※慢性心不全の利用者で「在宅人工呼吸指導管理」，「人工
　呼吸器管理加算の 2 」を算定している場合は人工呼吸器
　を使用している状態に含まれる。

表 9 -11　「特掲診療料の施設基準等」別表第 8 に掲
　　　　げる利用者

①　在宅悪性腫瘍等患者指導管理若しくは，在宅気
　管切開患者指導管理を受けている状態にある者，
　又は，気管カニューレ若しくは留置カテーテルを
　使用している状態にある者
②　在宅自己腹膜灌流指導管理，在宅血液透析指導
　管理，在宅酸素療法指導管理，在宅中心静脈栄養
　法指導管理，在宅成分栄養経管栄養法指導管理，
　在宅自己導尿指導管理，在宅人工呼吸指導管理，
　在宅持続陽圧呼吸療法指導管理，在宅自己疼痛管
　理指導管理，又は，在宅肺高血圧症患者指導管理
　を受けている状態にある者
③　人工肛門又は人工膀胱を設置している状態にあ
　る者
④　真皮を越える褥瘡の状態にある者
⑤　在宅患者訪問点滴注射管理指導料を算定してい
　る者

合に 1 日につき 1 回加算します。

3）長時間精神科訪問看護加算

　1 回の訪問看護が90分を超えた場合に，1 日につき加算します。週 1 日ま
たは週 3 日算定でき，その他の日では「その他の利用料」を受け取ることが
できます。

4）複数名精神科訪問看護加算（30分未満の場合を除く）

　保健師または看護師と同時に保健師，看護師，作業療法士，准看護師，看
護補助者，精神保健福祉士が訪問した場合に算定します。

5）夜間・早朝訪問看護加算，深夜訪問看護加算

　利用者の求めに応じて夜間・早朝，深夜の時間に訪問看護を行った場合に
算定します。

6）精神科複数回訪問加算

　医科点数表の「精神科在宅患者支援管理料（ 1 のハを除く）」を算定する
利用者に対して，主治医の指示に基づき 1 日に 2 回または 3 回以上の訪問看
護を行った場合に，精神科訪問看護基本療養費に加算します。

②訪問看護管理療養費およびその加算について

　訪問看護管理療養費は，安全な訪問看護の提供体制が整備されていることを評価して，算定されるものです。算定要件は次のとおりです。

○休日・祝日等も含めた計画的な管理
○書面または電子的方法による計画等の提出
○安全な提供体制の整備
  ・安全管理に関する基本的な考え方，事故発生時の対応方法の文書化がされていること
  ・訪問先等で発生した事故，インシデント等が報告され，その分析をとおした改善策が実施される体制が整備されていること
  ・日常生活の自立度が低い利用者につき，褥瘡に関する危険因子の評価を行い，褥瘡に関する危険因子のある利用者およびすでに褥瘡を有する利用者については，適切な褥瘡対策の看護計画を作成，実施および評価を行うこと
○報告書の写しは訪問看護記録書に添付のこと
○利用者または家族との電話連絡・連絡調整
○理学療法士，作業療法士および言語聴覚士との連携
○複数の訪問看護ステーションや保険医療機関との連携
○市町村，保健所，精神保健福祉センターにおいて実施する保健福祉サービスとの連携に配慮　　　等

（1）訪問看護管理療養費の加算

1）24時間対応体制加算

　電話等に常時対応でき，緊急時訪問看護を必要に応じて行える体制を説明し，利用者の同意を得た場合に算定します。

2）特別管理加算（週4日以上の訪問看護の算定可）

　特別管理加算の対象者は，週4日以上の訪問看護が算定でき，月1回を限度に加算します。

3）退院時共同指導加算

　病院または介護医療院からの退院や介護老人保健施設からの退所に当たって，訪問看護ステーションの看護師等（准看護師除く）が入院機関等の医師や看護師等と共同して在宅療養生活の指導を行います。その内容を文書で提供した場合に，退院（退所）後に初日の訪問看護実施日に1回加算を算定することができます。

　なお，別表第7または別表第8に規定する利用者に複数回を別日に実施し

表9-12　精神科重症患者支援管理連携加算，精神科複数回訪問加算

	訪問看護の提供体制	訪問看護の回数要件		同一日における訪問看護の算定		同一時間帯における訪問看護の算定		同一日における精神科複数回訪問加算の算定	
		精神科在宅者支援管理料1，2	精神科重症患者支援管理連携加算	病院（OT，PSWを想定）	訪問看護ST	病院（OT，PSWを想定）	訪問看護ST	病院（OT，PSWを想定）	訪問看護ST
管理料1	院内から訪問看護を実施	2回以上／週	－	○	－	○	－	○	－
管理料1	特別の関係の訪問看護STと連携	2回以上／週（病院も実施している場合は，病院とSTの合計）	×	○	○	○	×	○	×
管理料2	訪問看護STと連携	2回以上／週（病院も実施している場合は，病院とSTの合計）	○ 2回以上／週（病院も実施している場合，OT・PSWの訪問に限って病院とSTの合計）	○	○	×	○	×	○

※連携する病院と訪問看護ステーションが特別の関係である場合，精神科重症患者支援管理連携加算は算定できません。
※精神科在宅患者支援管理料の算定に係る同一日の訪問看護については，特別の関係であっても算定可です（病院からの訪問看護が作業療法士，精神保健福祉士の場合に限る）。
※同一時間帯に行われる訪問看護においては，「精神科重症患者支援管理料1」を算定する場合は病院が，「精神科重症患者支援管理料2」を算定する場合は訪問看護ステーションが算定します。
※同一日に行われる複数回訪問看護においては，「精神科重症患者支援管理料1」を算定する場合は病院が，「精神科重症患者支援管理料2」を算定する場合は訪問看護ステーションが複数回加算を算定します。
（厚生労働省資料を一部改変）

た場合は2回まで，退院（退所）後に初日の訪問看護の実施日に加算することができます。

4）精神科重症患者支援管理連携加算

「精神科在宅者支援管理料2」を算定する利用者（措置入院患者の退院直後または入退院を繰り返す等病状が不安定な利用者）の地域での生活を支援するための加算です。「特別の関係」以外の訪問看護ステーションとの連携で保険医療機関が算定できる「精神科在宅患者支援管理料2」があり，その連携に係る報酬です。

5）看護・介護職員連携強化加算

訪問看護利用者に対して，介護職員等が医師の指示書のもとに行う特定行為業務が円滑に行われるように，対応についての助言や実施状況の確認を行った場合に，支援を行った日の属する月の初日の訪問看護実施日に1回算定します。

③訪問看護情報提供療養費1 ～ 3

厚生労働大臣が定める利用者（別表第7，別表第8，精神障がいを有する者またはその家族）の同意を得て，利用者の居住地を管轄する市町村等に対

して市町村等からの求めに応じ訪問看護の状況を示す文書を添えて，健康相談，訪問指導等の保健サービス，またはホームヘルプサービス等の福祉サービスを有効に提供するために必要な情報を提供した場合に訪問看護情報提供療養費1を算定することができます。

15歳未満の超重症児，準重症児等で学校等へ通園・通学する利用者のうち，利用者の同意を得て，学校等からの求めに応じて訪問看護の状況を示す文書を添えて必要な情報を提供した場合に，利用者1人につき各年度1回に限り，訪問看護情報提供療養費2を算定することができます。

利用者が保険医療機関等に入院または入所する場合において，訪問看護ステーションが当該利用者の同意を得て，主治医に訪問看護に係る情報を提供し，主治医を経由して保険医療機関等に情報提供した場合にも，1人につき月1回に限り訪問看護情報提供療養費3を算定することができます。また，当該文書の写しを，求めに応じて入院または入所先の保険医療機関等と共有します。ただし，主治医が所属する医療機関への入院の場合は算定することができません。

④ 訪問看護ターミナルケア療養費

ターミナルケアの実施については，厚生労働省「人生の最終段階における医療・ケアの決定プロセスに関するガイドライン」等の内容をふまえる必要があります。利用者およびその家族と話し合いを行い，利用者本人の意思決定を基本に，他の関係者と連携して進めます。

なお，特別養護老人ホーム等に出向いて行うターミナルケアは，がん末期の患者で医療保険の訪問看護の利用者，または精神科訪問看護基本療養費を算定する利用者となります。特別養護老人ホーム等で看取り介護加算を算定している場合，報酬は減算となります。

訪問看護ステーションが，死亡日および死亡前14日以内（15日間）に2回以上は精神科訪問看護基本療養費を算定し，訪問看護におけるターミナルケアに係る支援体制（訪問看護ステーションの連絡担当者の氏名，連絡先電話番号，緊急時の注意事項等）を，利用者およびその家族等に対して説明したうえでターミナルケアを行った場合に算定できます。

5　精神科訪問看護と精神科以外の訪問看護の相違点

精神科訪問看護と精神科以外の訪問看護を比較すると，**表9-13**のような違いがあります。

（佐藤　美穂子）

表 9 -13　精神科以外の訪問看護と精神科訪問看護の比較

	一般の訪問看護(精神科訪問看護以外)	精神科訪問看護
主治医	当該患者を診療する保険医（精神科訪問看護指示書は交付不可）	精神科の医師に限る（精神科医は精神科以外の訪問看護指示書の交付可）
指示書の交付	患者の同意を得て交付 訪問看護指示書の有効期間は 1 ～ 6 か月 特別訪問看護指示書は診療の日から14日／月 1 回（真皮を超える褥瘡，気管カニューレ使用は 2 回交付）	患者または家族の同意を得て交付（当該指示書により家族への訪問看護も算定可） 精神科訪問看護指示書の有効期間は 1 ～ 6 か月 精神科特別訪問看護指示書は診療の日から14日／月 1 回
訪問看護提供者	保健師，助産師，看護師，准看護師，理学療法士，作業療法士，言語聴覚士	保健師，看護師，准看護師，作業療法士 ※精神科訪問基本療養費に係る届出書による届出が必要
訪問看護の時間	訪問看護基本療養費(Ⅰ)または(Ⅱ)は，1 回当たり30分～ 1 時間30分 外泊中の訪問看護である訪問看護基本療養費(Ⅲ)は30分～ 1 時間30分	精神科訪問看護基本療養費(Ⅰ)または(Ⅱ)は，1 回当たり30分未満または，30分以上 外泊中の訪問看護である精神科訪問看護基本療養費(Ⅳ)は30分～ 1 時間30分
訪問看護の回数	原則週 3 日，ただし別表 7 ，8 の対象者および特別訪問看護指示期間は週 4 日以上で 1 日 2 回または 3 回以上の訪問看護の算定可 訪問看護基本療養費(Ⅰ)または(Ⅱ)は合わせて週 3 日	原則週 3 日。ただし，精神科病院の退院直後から 3 か月間は週 5 日訪問可。特別指示期間は週 4 日以上で毎日 1 回の訪問看護が算定可 訪問看護基本療養費(Ⅰ)または(Ⅲ)は合わせて週 3 日
複数訪問看護	難病等複数回訪問加算 別表第 7 ，8 の対象者および特別訪問看護指示	精神科複数回訪問加算：精神科在宅患者支援管理料（1 のハ除く）を算定する
複数名訪問看護（30分以上の場合）	看護師等と看護師または准看護師の場合は週 1 日 看護補助者とは週 3 日で，1 日に 2 回または 3 回以上算定可 別表第 7 ，8 の対象者，特別訪問看護指示書による訪問看護，暴力等身体的理由による同行は看護補助者	複数名精神科訪問看護加算（30分未満除く） 保健師または看護師と看護師等・准看護師との同行は週 3 日で 1 日に 2 回または 3 回以上の同行訪問算定可 看護補助者または精神保健福祉士との同行は週 1 日 （指示書に複数名または複数回の指示が必要）
訪問看護管理療養費（イ，ロ，ハ，ニ）の加算	24時間対応体制加算，特別管理加算，退院時共同指導加算，特別管理指導加算，退院支援指導加算，在宅患者連携指導加算，在宅患者緊急時等カンファレンス加算 看護・介護職員連携強化加算	左記と同じ （精神科訪問看護のみ） 精神科重症患者支援管理連携加算（精神科の保険医療機関が算定する「精神科在宅患者支援管理料 2 」の連携）

（日本訪問看護財団編集：訪問看護報酬請求マニュアル. p.24，中央法規出版，2019. を一部改変）

【参考文献】

・日本訪問看護財団編集：訪問看護報酬請求マニュアル. 中央法規出版，2019.

・障害者総合支援六法，令和元年版. 中央法規出版，2019.

COLUMN

制度・報酬に関する最新情報等を提供している主な WEB サイト

　制度・報酬に関する最新情報等を提供している主な WEB サイトは次のとおりです。このほかにも訪問看護の制度や報酬について解説した書籍等も活用しながら，最新情報を把握するようにしてください。

　なお，掲載している URL は 2020 年 7 月 15 日時点のものです。今後 URL が変更・削除される可能性があります。あらかじめご了承ください。

●**法令・通知検索**

・厚生労働省「厚生労働省法令等データベースサービス」

https://www.mhlw.go.jp/hourei/

・総務省「電子政府の総合窓口（e-Gov）」

https://elaws.e-gov.go.jp/search/elawsSearch/elaws_search/lsg0100/

・厚生労働省「介護・高齢者福祉」

https://www.mhlw.go.jp/stf/seisakunitsuite/bunya/hukushi_kaigo/kaigo_koureisha/index.html

●**自立支援医療制度（障害者総合支援法）関連**

・厚生労働省「自立支援医療制度の概要」

https://www.mhlw.go.jp/stf/seisakunitsuite/bunya/hukushi_kaigo/shougaishahukushi/jiritsu/gaiyo.html

・厚生労働省「新たな障害福祉サービスの体系」

https://www.mhlw.go.jp/bunya/shougaihoken/jiritsushienhou02/3.html

・厚生労働省「自立支援医療の支給認定に関する事務」

https://www.mhlw.go.jp/topics/2005/04/tp0428-1g/09.html

・厚生労働省「自立支援医療に係る各種様式」

https://www.mhlw.go.jp/topics/2005/04/tp0428-1g/12.html

●**精神保健福祉法（精神保健及び精神障害者福祉に関する法律），障害年金関連**

・厚生労働省「みんなのメンタルヘルス　総合サイト　精神保健福祉法（正式名称：「精神保健及び精神障害者福祉に関する法律」）について」

https://www.mhlw.go.jp/kokoro/nation/law.html

・日本年金機構「障害年金」

https://www.nenkin.go.jp/service/jukyu/shougainenkin/jukyu-yoken/20150401-01.html

・日本年金機構『国民年金・厚生年金保険　精神の障害に係る等級判定ガイドライン』等

https://www.nenkin.go.jp/service/jukyu/shougainenkin/ninteikijun/20160715.html

●**医療観察訪問看護関連**

・厚生労働省「心神喪失者等医療観察法」

https://www.mhlw.go.jp/stf/seisakunitsuite/bunya/hukushi_kaigo/shougaishahukushi/sinsin/index.html

●**生活保護制度関連**

・厚生労働省「生活保護制度」

https://www.mhlw.go.jp/stf/seisakunitsuite/bunya/hukushi_kaigo/seikatsuhogo/seikatuhogo/index.html

●**精神科訪問看護に係る制度・報酬関連**

・厚生労働省「診療報酬改定について」

https://www.mhlw.go.jp/stf/seisakunitsuite/bunya/0000106602.html

・厚生労働省「介護報酬」

https://www.mhlw.go.jp/stf/seisakunitsuite/bunya/hukushi_kaigo/kaigo_koureisha/housyu/index.html

・厚生労働省「中央社会保険医療協議会（中央社会保険医療協議会総会）」

https://www.mhlw.go.jp/stf/shingi/shingi-chuo_128154.html

●**その他**

・一般社団法人 全国訪問看護事業協会

https://www.zenhokan.or.jp/

・一般社団法人 日本精神科看護協会

http://www.jpna.jp/

・公益財団法人 日本訪問看護財団

https://www.jvnf.or.jp/

・公益社団法人 日本看護協会

https://www.nurse.or.jp/

索引

監修・編集・執筆者一覧

監修

一般社団法人全国訪問看護事業協会

編集

〈編集代表〉

萱間真美（かやま・まみ）
　　聖路加国際大学大学院看護学研究科精神看護学　教授

〈編集委員〉（五十音順）

上野桂子（うえの・けいこ）
　　一般社団法人全国訪問看護事業協会　顧問

久保祐子（くぼ・ゆうこ）
　　公益社団法人日本看護協会看護開発部　部長

佐藤美穂子（さとう・みほこ）
　　公益財団法人日本訪問看護財団　常務理事

髙砂裕子（たかすな・ひろこ）
　　一般社団法人全国訪問看護事業協会　副会長

寺田悦子（てらだ・えつこ）
　　株式会社円グループ　代表取締役

仲野　栄（なかの・さかえ）
　　一般社団法人日本精神科看護協会　医療看護部　部長

南方英夫（みなかた・ひでお）
　　JA長野厚生連北アルプス医療センターあづみ病院　統括看護部長

〈編集協力〉（五十音順）

一般社団法人日本精神科看護協会

公益財団法人日本訪問看護財団

執筆者（五十音順）

青木裕見（あおき・ゆみ）……………………………………第8章第2節
　　聖路加国際大学大学院看護学研究科精神看護学　助教

飯田絵里（いいだ・えり）……………………………………第2章第1節
　　相談支援事業所　暖　所長

稲垣　中（いながき・あたる）………………………………第1章第4節4
　　青山学院大学教育人間科学部教育学科　教授

萱間真美（かやま・まみ）……………第1章第1節〜第3節，第4節1〜3，第5節
　　聖路加国際大学大学院看護学研究科精神看護学　教授

菊地俊暁（きくち・としあき）………………………………第4章第1節
　　慶應義塾大学医学部精神・神経科学教室　講師

菊地よしこ（きくち・よしこ）………………………………………… 第9章第2節・第3節
　　公益財団法人日本訪問看護財団　事業部課長

木戸芳史（きど・よしふみ）…………………………………………… 第8章第1節1，2
　　浜松医科大学医学部看護学科　教授

高妻美樹（こうづま・みき）……………………………………………………… 第8章第2節
　　聖路加国際大学大学院看護学研究科精神看護学　助教

小瀬古伸幸（こせこ・のぶゆき）…………………………………………… 第6章第2節1〜5
　　訪問看護ステーションみのり　統括所長

佐竹直子（さたけ・なおこ）……………………………………………………… 第3章第1節1
　　独立研究開発法人国立精神・神経医療研究センター病院　精神科医

佐藤美穂子（さとう・みほこ）………………………………………… 第9章第2節〜第6節
　　公益財団法人日本訪問看護財団　常務理事

鈴木敦子（すずき・あつこ）………………………… 第5章第1節，第6章第1節2，3
　　北海道名寄市立総合病院　精神科認定看護師

瀬戸屋　希（せとや・のぞみ）…………………………………………………… 第1章第1節
　　聖路加国際大学大学院看護学研究科　客員研究員

互　　優（たがい・まさる）……………………………………………………… 第5章第2節
　　JA北海道厚生連倶知安厚生病院　精神科認定看護師

田中文人（たなか・あやと）……………………………………………………………… 第7章
　　NPO法人多摩在宅支援センター　円　グループホーム櫻の杜ハウス　所長

辻脇邦彦（つじわき・くにひこ）………………………………………………… 第4章第2節
　　東都大学ヒューマンケア学部看護学科　教授

寺田悦子（てらだ・えつこ）…………………………… 第6章第2節コラム，第9章第1節
　　株式会社円グループ　代表取締役

中嶋康子（なかじま・やすこ）…………………………………… 第2章第2節，第3節
　　NPO法人多摩在宅支援センター　円　理事長

林　亜希子（はやし・あきこ）……………………………………… 第8章第1節3〜5
　　訪問看護ステーションメンタル名古屋　精神看護専門看護師

原子英樹（はらこ・ひでき）…………………… 第2章第4節，第3章第1節2，第2節，第3節
　　株式会社円グループ　統括所長

福島　鏡（ふくしま・かがみ）………………………………………………… 第8章第2節
　　聖路加国際大学大学院看護学研究科精神看護学　助教

松本和彦（まつもと・かずひこ）……………………………………………… 第6章第1節1
　　株式会社ハートケア鳥栖　プラスワン訪問看護ステーション　代表取締役

村尾眞治（むらお・しんじ）…………………………………………………… 第6章第2節6
　　株式会社ラポート　代表取締役　訪問看護ステーションReafくるめ

精神科訪問看護テキスト
利用者と家族の地域生活を支えるために

2020年　8月　25日　初　版　発　行
2021年　10月　30日　初版第 2 刷発行

監修	一般社団法人全国訪問看護事業協会
編集代表	萱間真美
編集協力	一般社団法人日本精神科看護協会、公益財団法人日本訪問看護財団
発行者	荘村明彦
発行所	中央法規出版株式会社
	〒110-0016　東京都台東区台東 3-29-1　中央法規ビル
	営業　　　　　TEL 03-3834-5817　FAX 03-3837-8037
	取次・書店担当　TEL 03-3834-5815　FAX 03-3837-8035
	https://www.chuohoki.co.jp/
装幀・本文デザイン	北田英梨（株式会社ジャパンマテリアル）
イラスト	小牧良次
制作協力	木野まり
印刷・製本	長野印刷商工株式会社

は　し　が　き

　本書は職業能力開発促進法に定める普通職業訓練に関する基準に準拠し，系基礎学科「電気工学概論」の教科書として作成したものです。

　作成にあたっては，内容の記述をできるだけ平易にし，専門知識を系統的に学習できるように構成してあります。

　本書は職業能力開発施設での教材としての活用や，さらに広く電気分野の知識・技能の習得を志す人々にも活用していただければ幸いです。

　なお，本書は次の方々のご協力により作成したもので，その労に対して深く謝意を表します。

〈監　修　委　員〉
田　中　　　晃　　職業能力開発総合大学校
平　原　英　明　　職業能力開発総合大学校

〈改定執筆委員〉
上　野　洋　資　　茨城県立筑西産業技術専□
髙　橋　典　裕　　東京都立多摩職業能□
安　冨　芳　機　　東京都立多摩職業能力開□

（委員名は五十音順，所属は執筆当時）

令和6年3月

独立行政法人 高齢・障害・求職者雇用支援機構
職業能力開発総合大学校 基盤整備センター

厚生労働省認定教材	
認定番号	第59204号
認定年月日	昭和60年12月23日
改定承認年月日	令和6年1月10日
訓練の種類	普通職業訓練
訓練課程名	普通課程

電気工学概論

独立行政法人 高齢・障害・求職者雇用支援機構
職業能力開発総合大学校 基盤整備センター 編

目　　次

第1章　電気の基礎理論

第2章　電 気 機 器

第3章　電気応用

第5章　電気用図記号

第1章
電気の基礎理論

　電気は，私たちの日常生活やあらゆる産業において広く利用され，その役割は重要な地位を占めている。

　電気を利用するには，電気の流れである電流を用いることが多い。例えば，発電機や電動機では電流による磁気作用を，白熱電灯や電熱器では電流による熱作用を利用し，また，電気めっきや電気分解では電気の化学作用を利用している。このように電気を学ぶには，まず，基礎理論を十分に理解することが必要である。

　本章では，電気の基礎である直流回路，交流回路，電気計測について学ぶ。

第1節　直流回路

1.1　電流・電圧と抵抗

（1）電　荷

　物体を摩擦すると，それぞれの物体に電気が生じることはよく知られており，物体に生じる電気の種類には，陽（＋）電気と陰（－）電気がある。これらの電気は物体固有のものではなく，摩擦する物体の組み合わせによって決まる。

　図1−1に示す物体の中から2種類を選び，これをお互いに摩擦すると，左側にある物体に陽電気が，右側にある物体には陰電気が生じる。

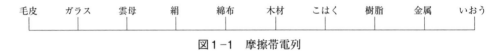

毛皮　　ガラス　　雲母　　絹　　綿布　　木材　　こはく　　樹脂　　金属　　いおう

図1−1　摩擦帯電列

　物体に電気が生じることを，物体が帯電したという。帯電した物体がもつ電気のことを電荷といい，その単位にはクーロン［C］[1]を用いる。

（2）導体と絶縁体

　帯電している物体が乾いた空気で囲まれていれば，帯電している電荷は長時間そのままの状態を維持する。しかし，帯電している物体を銅線などで大地に接続すると，電荷は瞬時に消滅してしまう。これは，電荷が銅線を通って大地に移動したためである。

　銅線のように電荷を通しやすい物体を導体といい，空気のように電荷を通さないものを絶縁体という。ほとんどの物体は，導体と絶縁体に区別することができる。

　導体には，金属，酸，塩，アルカリの水溶液，炭素などがある。また，絶縁体には，ゴム，ガラス，磁器，合成樹脂，絶縁紙，絶縁油，綿，絹，乾いた空気などがある。これらの絶縁体によって物体が囲まれている場合，その物体は絶縁されているという。

（3）電　流

　図1−2に示すように，電池の陽極と陰極の間に導線により電球を接続し，スイッチを閉じると，豆電球は点灯する。これは，電池の陽極から導線を通して豆電球に電流が流れたからである。電流は電荷の移動によって生じる。電流の大きさは，単位時間当たりに移動する電荷の量で表す。電流の単位にはアンペア［A］を用いる。

（1）［　］内の記号は，単位記号を示す。

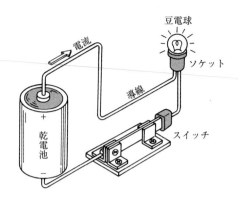

図1-2　電流回路

1Aとは，1秒間当たりに1Cの電荷が移動した場合をいう。したがって，t 秒間にQ［C］の電荷が一定の速さで移動したときの電流の大きさIは，

$$I = \frac{Q}{t}\,[\text{A}] \quad\text{……………………………………………………………}\ (1-1)$$

となる。

例題1　電線のある断面を0.5秒間に4Cの割合で電荷が通過している。この電線に流れている電流の大きさは何［A］か。

解　$I = \dfrac{Q}{t} = \dfrac{4}{0.5} = 8\text{A}$

例題2　電線に5Aの電流が流れている。この電線のある断面を5秒間に通過する電荷は何［C］か。

解　$Q = tI = 5 \times 5 = 25\text{C}$

電流が導体に流れると，これに伴って種々の作用が生じる。私たちは，これらの作用を広く利用している。その主なものは，次のとおりである。

a　熱作用

電流が導体に流れると導体の抵抗により熱が発生する。この熱は白熱電灯や電熱器などに利用されている。

b　磁気作用

電流が流れている導体の周囲の空間には磁界が生じる。この磁界による磁気作用は発電機，電動機，変圧器，電磁石などに利用されている。

c　化学作用

電解液に電流を流すと化学作用を生じる。この作用は化学工業に広く利用されている。

（4）　電　　圧

図1－2に示したように，乾電池に豆電球を接続してスイッチを閉じると，電流が一定方向に流れる。これは，（豆電球に対して）電池によって一定方向の電気的な圧力が加わったためである。このように，電気回路に電流を流す電気的な圧力を電圧という。したがって，導体の両端に電圧を加えると，電流は加えた電圧の高いほうから低いほうへ流れる。電圧の単位にはボルト［V］を用いる。

図1－3に示すように，A及びBの水槽をパイプで接続すると，A，B二つの水槽の水位の差により，水はパイプを通って水位の高い水槽Aから低い水槽Bに流入する。電気にもこれと同じ働きがある。図1－4（a）に示すように，乾電池と豆電球を接続し，スイッチを閉じると，電位の高いほうから，低いほうに電位差を生じて，電気回路に電流が流れる。

電位及び電位差の単位は，電圧と同様に，ボルト［V］を用いる。

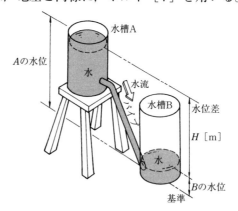

図1-3　水位と水位差

（5）　電気回路と起電力

図1－4（a）に示すように，乾電池に豆電球を導線で接続すると，電流が流れ，豆電球は点灯する。豆電球に電流が流れると，電流の発熱作用により，豆電球のフィラメントが高い温度となり，光を発生する。また，図1－4（b）に示すように，乾電池2本を直列に接続すると，豆電球は明るく点灯する。このように，電流が流れるためには電流の通路が必要である。この通路を電気回路又は単に回路という。

豆電球に一定の電流を連続して流すためには，豆電球の両端に加わる電位差が一定でなければならない。電位差を一定に保つために，図1－4では乾電池が用いられている。このように，電位差を保ちながら，電流を持続して流す装置を電源という。

乾電池に豆電球を接続すると，電流が連続して流れる。これは，乾電池が端子間の電位差を一定にする働きをしているためである。このように電位差を発生する能力を起電力という。起電力の大きさの単位にもボルト［V］を用いる。

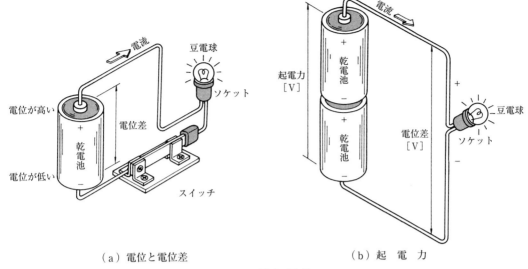

（a）電位と電位差　　　　　　　　（b）起　電　力

図1−4　電　気　回　路

（6）　静 電 容 量

　水を形の異なる種々の容器に入れると，その容器の大きさによって蓄えられる水量は異なる。また，容器の材質によって入れる水圧を上げれば，容器が壊れない限り水量は増えていく。例えば，蛇口に取り付けた水風船を膨らませたとき，風船内と蛇口の水圧が等しくなったところで膨らみは止まる。蛇口の水圧を上げれば，風船はどんどん大きくなり，蓄えられる水量も増していく。

　このような現象は電気の世界でも起こり，絶縁されている二つの導体に電圧を加えると，電荷が蓄えられる。このときの電圧を V［V］，導体に蓄えられた電荷を Q［C］としたとき，次に示す関係式が得られる。

$$Q = CV \text{［C］} \cdots\cdots\cdots\cdots\cdots\cdots\cdots\cdots\cdots\cdots\cdots\cdots\cdots\cdots\cdots (1-2)$$

　上式の比例定数 C を，その導体の静電容量といい，蓄えられる電荷は容量の大きさと電圧の積によって求められる。また，二つの導体があり，その一方に $+Q$［C］，他方に $-Q$［C］の電荷を与え，電位差が V［V］であるとき，その導体間の静電容量 C［F］は，

$$C = \frac{Q}{V} \text{［F］} \cdots\cdots\cdots\cdots\cdots\cdots\cdots\cdots\cdots\cdots\cdots\cdots\cdots\cdots (1-3)$$

となる。

　静電容量の単位にはファラド［F］を用いる。1Fは1Vの電圧で1Cの電荷が蓄えられる静電容量の大きさである。

　静電容量をもち，電気回路において電荷を蓄えたり，放出したりする素子をコンデンサという（図1−5）。

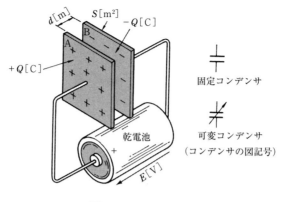

図1-5　コンデンサ

固定コンデンサ

可変コンデンサ
（コンデンサの図記号）

　コンデンサ[2]の静電容量は，図1-5に示したように，絶縁された2枚の平行平面導体からなっているものでは，電極の面積 S [m²]，電極間の距離 d [m] 及び電極間に挿入する誘電体（絶縁体）の種類によって定まり，次式で表される。

$$C = \varepsilon \frac{S}{d} [F] \cdots\cdots\cdots\cdots\cdots\cdots\cdots\cdots\cdots\cdots\cdots\cdots\cdots (1-4)$$

　　　ε：誘電体の誘電率

　コンデンサは誘電体の種類によって分類され，紙コンデンサ，マイカコンデンサ，油入コンデンサ，電解コンデンサなどがある。電解コンデンサは，大きな静電容量を作れるという特徴があり，電源回路に多く用いられる。ただし極性があるので，接続には注意する必要がある。

例題3　2枚の金属板に10Vの電圧を加えたら 10^{-5} Cの電荷が蓄えられた。この金属板間の静電容量は何［μF］か。

解　$C = \dfrac{Q}{V} = \dfrac{10^{-5}}{10} = 10^{-6} = 1 \times 10^{-6} = 1\,\mu\text{F}$

（7）　電気抵抗

　図1-3で示した二つの水槽の間のパイプに水を流した場合，同じ落差でもパイプの太さにより，流れる水の量が異なる。これと同じように，同じ電圧を加えても，電流の流れやすいも

（2）コンデンサの単位は［F］であるが，単位が大きすぎるので一般的にはマイクロファラド［μF］，ピコファラド［pF］を使う。
　　一般に以下のようなSI接頭語がよく用いられる。

10^9 …………G（ギガ）	10^{-3} ………… m（ミリ）	10^{-12} ………… p（ピコ）
10^6 …………M（メガ）	10^{-6} ………… μ（マイクロ）	
10^3 ………… k（キロ）	10^{-9} ………… n（ナノ）	

のと流れにくいものがある。この電流の流れを妨げる性質を電気抵抗又は単に抵抗という。

　導体や絶縁体の区別は，抵抗の値の大小によるものである。導体のように電流が流れやすいものを抵抗が小さいといい，絶縁体のように電流が流れにくいものを抵抗が大きいという。抵抗の単位にはオーム〔Ω〕を用いる。

（8）　オームの法則

　図1－6に示す電気回路で，抵抗R〔Ω〕の両端に電圧を加えると電流が流れる。この場合，抵抗R〔Ω〕に流れる電流の大きさは，加えた電圧の大きさに比例する。また，電流は抵抗に反比例する。この関係を「オームの法則」という。

　「オームの法則」は，抵抗をR〔Ω〕，加えた電圧をE〔V〕，流れる電流をI〔A〕とすれば，

$$I = \frac{E}{R} \text{〔A〕}, \quad E = RI \text{〔V〕}, \quad R = \frac{E}{I} \text{〔Ω〕} \quad\cdots\cdots\cdots\cdots\cdots\cdots\cdots (1-5)$$

の関係がある。この式により，電流，電圧，抵抗のうち，二つが分かれば，他の一つは計算によって求めることができる。

　なお，「オームの法則」とは，オームが実験によって求めた実験式である。

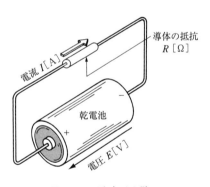

図1-6　電気回路

　例題4　電圧が1.5Vの乾電池に抵抗３Ωの電球を接続すると，電球に流れる電流の大きさは何〔A〕か。

　解　$I = \dfrac{E}{R} = \dfrac{1.5}{3} = 0.5\,\text{A}$

　例題5　50Ωの抵抗をある電源に接続したら，２Aの電流が流れた。電源の電圧の大きさは何〔V〕か。

　解　$E = RI = 50 \times 2 = 100\,\text{V}$

例題6　ある抵抗に100Vの電圧を加えたら，25Aの電流が流れた。この抵抗の値は何[Ω]か。

解　$R = \dfrac{E}{I} = \dfrac{100}{25} = 4\,\Omega$

1.2　抵 抗 回 路

図1－7（a）に示す回路は実体図である。簡単な回路であれば，このような実体図を用いることもできるが，複雑な回路の場合は，図1－7（b）に示すように電気用図記号を用いたほうが，簡潔に表すことができる。

ここで，回路の構成要素を接続する電線の抵抗は無視し，豆電球はその抵抗で表す。

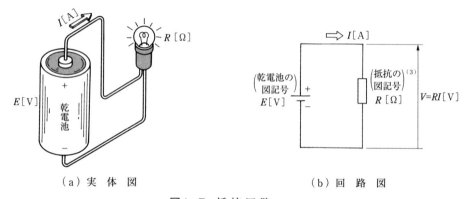

（a）実　体　図　　　　　　　（b）回　路　図

図1-7　抵 抗 回 路

図1－7（b）は，R[Ω]の抵抗にI[A]の電流が流れると，抵抗の両端には$V = RI$[V]の電位差が生じる。電源電圧E[V]と抵抗の両端は接続されているため，$E = V$[V]となり，同じ大きさになる。

次に，2個の抵抗を接続した図1－8（a）の回路図で考える。抵抗R_1[Ω]の両端子a，b間には，$V_1 = R_1 I$[V]の電位差が生じ，端子b点は，図1－8（b）に示すようにa点よりV_1[V]だけ電位が下がる。同様に，抵抗R_2[Ω]の両端子b，c間にも$V_2 = R_2 I$[V]の電位差が生じ，端子c点は，b点よりV_2[V]だけ電位が下がる。それぞれの電位差の合計は電源電圧と同じため，$E = V_1 + V_2$[V]となる（図1－8（b））。

この電位の降下を電圧降下（電位降下）といい，その大きさを電位差で表し，向きは電位の高い方へ→を付けて表す。

このように，抵抗に電流が流れると徐々に電位を下げていき，電源電圧E[V]と各抵抗に生じる電圧降下の総和は同じことがわかる。

（3）抵抗の図記号は，JIS C 0617－4：2011「電気用図記号－第4部：基礎受動部品」に─▭─と規定されている（旧記号は─〰〰─）。

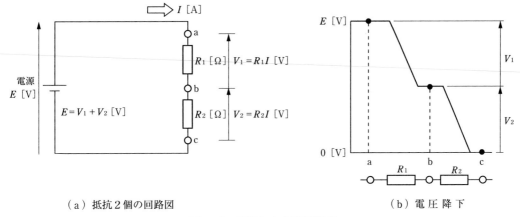

（a）抵抗2個の回路図　　　　　　　　　（b）電圧降下

図1-8　抵抗による電圧降下

（1）　抵抗の接続

　電気回路では，いくつかの抵抗を接続して使用することが多い。基本的な抵抗の接続方法には，図1-9に示すように，直列接続，並列接続及び直並列接続があり，これらの抵抗を接続した回路の両端子a，b間からみた抵抗を合成抵抗という。

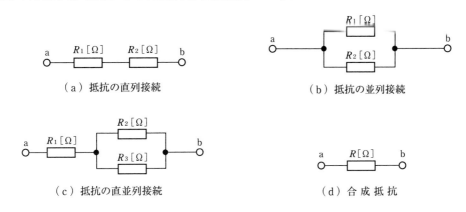

（a）抵抗の直列接続　　　　　　　　　（b）抵抗の並列接続

（c）抵抗の直並列接続　　　　　　　　　（d）合成抵抗

図1-9　抵抗の接続

a　直列接続

　抵抗を一列に接続することを直列接続という。図1-10は，2個の抵抗を直列に接続した直列接続回路である。

　直列接続回路の合成抵抗R〔Ω〕は，各抵抗の値の和となる。これは，直列接続では各抵抗には同じ値の電流I〔A〕が流れるためである。したがって，各抵抗の両端の電圧は「オームの法則」から，

$$V_1 = R_1 I \text{〔V〕}, \quad V_2 = R_2 I \text{〔V〕} \quad\cdots\cdots\cdots\cdots\cdots\cdots\cdots\cdots (1-6)$$

となる。端子a，b間の電圧E〔V〕は，各抵抗の両端の電圧の総和となる。したがって，電圧

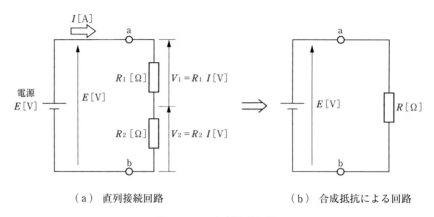

（a）　直列接続回路　　　　　　　　　（b）　合成抵抗による回路

図1-10　直列接続回路

E [V] は,

$$E = V_1 + V_2 = (R_1 + R_2) I \text{ [V]} \cdots\cdots\cdots\cdots\cdots\cdots\cdots\cdots\cdots\cdots（1-7）$$

となる。そこで, 直列に接続された2個の抵抗の合成抵抗の値を R [Ω] とすれば,

$$R = R_1 + R_2 \text{ [Ω]} \cdots\cdots\cdots\cdots\cdots\cdots\cdots\cdots\cdots\cdots\cdots\cdots（1-8）$$

となり,

$$E = RI \text{ [V]} \cdots\cdots\cdots\cdots\cdots\cdots\cdots\cdots\cdots\cdots\cdots\cdots\cdots（1-9）$$

$$\therefore R = \frac{E}{I} \text{ [Ω]} \cdots\cdots\cdots\cdots\cdots\cdots\cdots\cdots\cdots\cdots\cdots（1-10）$$

となる。このことから直列に接続された抵抗の合成抵抗は, 各抵抗の値の和となる。

例題7　25Ω, 30Ω, 45Ωの抵抗を直列接続した回路の合成抵抗の値は何 [Ω] か。

解　$R = R_1 + R_2 + R_3 = 25 + 30 + 45 = 100$ [Ω]

b　並列接続

　図1-11に示すように, 抵抗のそれぞれの両端をまとめて接続することを並列接続という。

　抵抗の並列接続では, 端子a, b間に電圧 E [V] を加えると, 各抵抗に同じ値の電圧が加わる。したがって, 各抵抗を流れる電流は「オームの法則」により,

$$I_1 = \frac{E}{R_1} \text{[A]}, \quad I_2 = \frac{E}{R_2} \text{[A]} \cdots\cdots\cdots\cdots\cdots\cdots\cdots\cdots\cdots\cdots（1-11）$$

となる。

　端子aに流入する電流を I [A] とすれば, I [A] は各抵抗を流れる電流の総和となり,

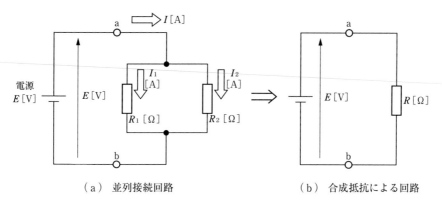

（a）並列接続回路　　　　　　　　（b）合成抵抗による回路

図 1 -11　並列接続回路

$$I = I_1 + I_2 = \left(\frac{1}{R_1} + \frac{1}{R_2} \right) E \; [A] \quad \cdots\cdots\cdots\cdots\cdots\cdots\cdots\cdots (1-12)$$

となる。

　そこで，2 個の抵抗を並列接続した合成抵抗の値を R ［Ω］とすれば，

$$\frac{E}{R} = I = \left(\frac{1}{R_1} + \frac{1}{R_2} \right) E \; [A] \quad \cdots\cdots\cdots\cdots\cdots\cdots\cdots\cdots (1-13)$$

となり，

$$\frac{1}{R} = \frac{1}{R_1} + \frac{1}{R_2} \; [\Omega] \quad \cdots\cdots\cdots\cdots\cdots\cdots\cdots\cdots\cdots\cdots (1-14)$$

よって，

$$R = \frac{1}{\dfrac{1}{R_1} + \dfrac{1}{R_2}} \; [\Omega] \quad \cdots\cdots\cdots\cdots\cdots\cdots\cdots\cdots\cdots (1-15)$$

となる。したがって，抵抗を並列に接続した合成抵抗は，各抵抗の逆数の和の逆数となる。

　さらに式を変形させれば，

$$R = \frac{R_1 \times R_2}{R_1 + R_2} \; [\Omega] \quad \cdots\cdots\cdots\cdots\cdots\cdots\cdots\cdots\cdots (1-16)$$

となり，2 つの並列接続であれば，各抵抗の和分の積で求めることができる。

　抵抗を並列接続した合成抵抗の値は，各抵抗のいずれの抵抗の値よりも小さくなる。

例題8　20 Ω と 30 Ω の抵抗を並列接続した回路の合成抵抗の値は何 ［Ω］か。

解　$R = \dfrac{1}{\dfrac{1}{R_1} + \dfrac{1}{R_2}} = \dfrac{1}{\dfrac{1}{20} + \dfrac{1}{30}} = \dfrac{1}{\dfrac{3}{60} + \dfrac{2}{60}} = \dfrac{1}{\dfrac{5}{60}} = \dfrac{60}{5} = 12 \, \Omega$

c　直並列接続

　抵抗の接続で，直列接続と並列接続を組み合わせた直並列接続回路がある。図1−12（a）に示す直並列接続回路の合成抵抗及び各部の電圧，電流の状態について調べてみる。

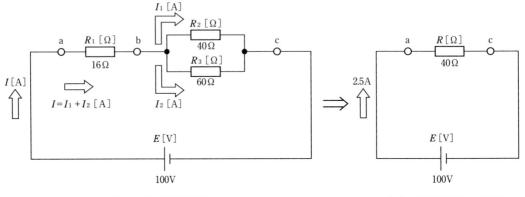

（a）　直並列接続回路　　　　　　　　（b）　合成抵抗による回路

図1−12　直並列接続回路

例題9　図1−12（a）の直並列接続回路の電流 I [A]，I_1 [A]，I_2 [A] 及び端子a，b間，b，c間の電圧 V_{ab} [V]，V_{bc} [V] を求めよ。

解　端子b，c間の合成抵抗の値は，

$$R_{bc} = \cfrac{1}{\cfrac{1}{40}+\cfrac{1}{60}} = \cfrac{1}{\cfrac{3}{120}+\cfrac{2}{120}} = \cfrac{1}{\cfrac{5}{120}} = \frac{120}{5} = 24\,\Omega$$

となる。

　端子a，c間の合成抵抗の値は，

$$R_{ac} = R_{ab} + R_{bc} = 16 + 24 = 40\,\Omega$$

となる。

　次に，端子a，c間に100Vの電圧を加えたとき，それぞれの抵抗を流れる電流 I，I_1 及び I_2 の値を「オームの法則」によって求める。

　端子aから回路に流れる電流 I は，

$$I = \frac{E}{R_{ac}} = \frac{100}{40} = 2.5\text{A}$$

となる。

　次に，端子a，b間及びb，c間の電圧をそれぞれ V_{ab} 及び V_{bc} とすれば，

$$V_{ab} = R_{ab}\,I = 16 \times 2.5 = 40\text{V}$$

$$V_{bc} = R_{bc}\,I = 24 \times 2.5 = 60\text{V}$$

となる。

　また，抵抗 R_2 及び R_3 に流れる電流，I_1 及び I_2 の値を求めると，

$$I_1 = \frac{V_{bc}}{R_2} = \frac{60}{40} = 1.5\,\text{A}$$

$$I_2 = \frac{V_{bc}}{R_3} = \frac{60}{60} = 1\,\text{A}$$

となる。

1.3　キルヒホッフの法則

　多数の電源や抵抗が組み合わされている複雑な回路（回路網という）を解くには，「オームの法則」だけでは不十分で，「キルヒホッフの法則」を用いて計算する。

（1）第1法則（電流に関する法則）

　回路網の任意の接続点において，流入する電流の和は，流出する電流の和に等しい。
　図 1 −13において，点Oに流入する電流の和は，$I_1 + I_4$，点Oより流出する電流の和は，$I_2 + I_3$ となり，流入電流の和＝流出電流の和であるから，

$$I_1 + I_4 = I_2 + I_3 \quad\cdots\cdots\cdots\cdots\cdots\cdots\cdots\cdots\cdots\cdots\cdots\cdots\cdots\cdots\cdots\cdots\cdots\cdots\cdots（1 −17）$$

となる。

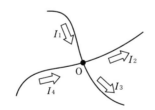

図1−13　キルヒホッフの第1法則

（2）第2法則（電圧に関する法則）

回路網中の任意の閉回路において，起電力の総和は電圧降下の総和に等しい。
図 1 −14において，次のように考える。
① 　閉回路1のたどる向きを任意に決める。ここでは右回り（破線）とする。
② 　起電力と破線の矢印の向きが一致するとき，＋とし，逆向きのとき，−とする。
　起電力の総和 ＝ （＋E_1） ＋ （−E_2）となる。

③　電圧降下について，各電流の向きと破線の矢印の向きが一致するとき，＋とし，逆向きのとき，－とする。

電圧降下の総和＝（＋$R_1 I_1$）＋（－$R_2 I_2$）となる。

④　起電力の総和＝電圧降下の総和であるから，

$$E_1 - E_2 = R_1 I_1 - R_2 I_2 \quad となる。$$

⑤　閉回路2についても同様に考えると，次の式となる。

$$E_2 + E_3 = R_2 I_2 + R_3 I_3$$

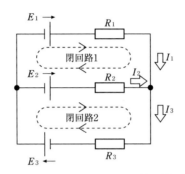

図1-14　キルヒホッフの第2法則

1.4　電力と電力量

（1）　電　　力

図1-15に示す回路に電圧E〔V〕を加えると電流I〔A〕が流れる。このとき抵抗R〔Ω〕では，電気エネルギーが熱エネルギーに変換され，単位時間当たり（1秒間当たり）RI^2〔J〕の熱量が発生する（単位はジュール〔J〕）。

また，蛍光灯やモータなどに電圧を加え，電流が流れると，電気エネルギーが光や機械エネルギーに変換され，用途に応じた仕事をする。

この仕事の割合を電力という。電力の単位にはワット〔W〕を用いる。

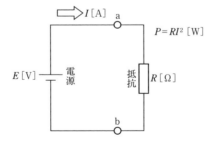

図1-15　抵抗回路の電力

　1 Wの電力は，1秒当たり 1 Jの電気エネルギーに相当する。したがって，回路で消費される電力 P [W] は，電圧を E [V]，電流を I [A]，抵抗を R [Ω] とすれば，次式で表される。

$$P = RI^2 \ [\text{W}] \ \cdots\cdots\cdots\cdots\cdots\cdots\cdots\cdots\cdots\cdots\cdots\cdots\cdots\cdots (1-18)$$

$$P = RI^2 = RI\frac{E}{R} = EI \ [\text{W}] \ \cdots\cdots\cdots\cdots\cdots\cdots\cdots\cdots\cdots\cdots (1-19)$$

$$P = RI^2 = R\frac{E^2}{R^2} = \frac{E^2}{R} \ [\text{W}] \ \cdots\cdots\cdots\cdots\cdots\cdots\cdots\cdots\cdots (1-20)$$

　このように，電圧 E [V] を加え，電流 I [A] が流れている回路の電力 P [W] は，EI [W] となる。電気回路において電力を消費し，熱や動力により仕事を行う回路又は素子を負荷という。

例題10　ある負荷に120Vの電圧を加えたら25Aの電流が流れた。負荷に消費される電力の値は何 [kW] か。

解　$P = EI = 120 \times 25 = 3\,000\text{W} = 3 \text{ kW}$

例題11　抵抗25Ωに電流20Aを流すと，抵抗に消費される電力の値は何 [kW] か。

解　$P = RI^2 = 25 \times 20^2 = 25 \times 400 = 10\,000\text{W} = 10\text{kW}$

（2）　電　力　量

　電流がある時間内に行う仕事（エネルギー）の総量を電力量という。電力量の単位にはワット時 [Wh] を用いる。1 Whとは，1 Wの電力を 1 時間[4] 使用したときの電力量である。
　したがって，P [W] の電力を t [h] の間使用したときの電力量 W は，次式で表される。

$$W = Pt \ [\text{Wh}] \ \cdots\cdots\cdots\cdots\cdots\cdots\cdots\cdots\cdots\cdots\cdots\cdots\cdots (1-21)$$

　大きな電力量を表すには，1 kWの電力を 1 時間使用したときの電力量であるキロワット時 [kWh] を使用する。

$$1 \text{ kWh} = 1\,000\text{W} \times 3\,600\text{s} = 3.6 \times 10^6 \text{ Ws} \ \cdots\cdots\cdots\cdots\cdots (1-22)$$

例題12　250Wの電力を 2 時間30分使用したときの電力量の値は何 [kWh] か。

解　$W = Pt = 250 \times 2.5 = 625\text{Wh} = 0.625\text{kWh}$

（4）時間は [h]，分は [min]，秒は [s] を用いる。

（3）　ジュールの法則

抵抗を有する導体に電流が流れると，熱が発生し，発生する熱をジュール熱という。

このように発生した熱量は，抵抗の大きさと，電流の大きさの2乗と，流した時間の積に比例する。

この関係を「ジュールの法則」という。R [Ω] の抵抗に，I [A] の電流を t 秒間流したときに発生する熱量 H は，次式で表される。

$$H = RI^2 t \, [\text{J}] \cdots\cdots\cdots\cdots\cdots\cdots\cdots\cdots\cdots\cdots\cdots\cdots\cdots\cdots\cdots\cdots (1-23)$$

したがって，式（1−21）の単位 [Ws] は，[J] に置き換えることができる。

例題13　4 Ωの抵抗に電流2 Aを20分流したとき，抵抗に発生する熱量の値は何 [J] か。

解　$H = RI^2 t = 4 \times 2^2 \times 20 \times 60 = 19\,200$ J

第2節　交流回路

2.1　交　　流

（1）　直流（DC：Direct current）と交流（AC：Alternating current）

電流が電線中を絶えず一方向にのみ流れる電流を直流電流という。また，流れる電流の方向及び大きさが一定の周期で変化する電流を交流電流という。

交流電流にも，その波形は三角波，方形波などのいろいろなものがある。普通，我々が利用している交流は図1−16に示すような正弦波状に変化する。これを正弦波交流電流という。

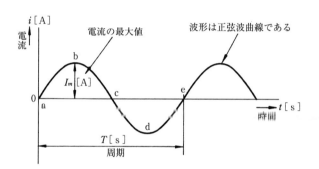

図1−16　正弦波交流電流の波形

電圧についても同様で，その大きさ及び方向が一定の周期で，正弦波状に変化する電圧を正弦波交流電圧という。

（2）　正弦波交流の表し方

図1−16に示すように，電流が正弦波状に変化している場合，時間aからeまでの1波形に要する時間を周期といい，単位は秒［s］を用いる。

規則正しく繰り返される波形の，単位時間あたりに繰り返す回数のことを周波数といい，単位はヘルツ［Hz］を用いる。

いま，周波数をf［Hz］，周期をT［s］とすれば，

$$f = \frac{1}{T} \text{［Hz］} \cdots\cdots\cdots\cdots\cdots\cdots\cdots\cdots\cdots\cdots\cdots\cdots\cdots\cdots (1-24)$$

の関係がある。

日本の商用周波数は，電力会社ごとに50Hzと60Hzの2つの異なる周波数で構成されている。新潟県，長野県，静岡県は50Hz地域と60Hz地域が混在しており，山梨県は中部地方に属するが，

東京電力の電力供給地域であり50Hzとなっている。周波数が異なる間は，直接接続ができないため，一度直流変換して連系接続している[5]。

例題14　50Hzの交流の周期は何［ms］か。

解　$T = \dfrac{1}{f} = \dfrac{1}{50} = 0.02 = 20\text{ms}$

　正弦波交流を表すのに，周波数が f［Hz］で，最大値が I_m［A］の正弦波交流電流の瞬時値 i［A］は，次式で表される。

$$i = I_m \sin 2\pi^{[6]} ft = I_m \sin \omega t \ [\text{A}] \quad\cdots\cdots\cdots\cdots\cdots\cdots (1-25)$$

　また，周波数が f［Hz］で最大値が E_m［V］の正弦波交流電圧の瞬時値 e［V］は，次式で表される。

$$e = E_m \sin 2\pi ft = E_m \sin \omega t \ [\text{V}] \quad\cdots\cdots\cdots\cdots\cdots\cdots (1-26)$$

　ここで，ω は角速度又は角周波数といい，単位はラジアン毎秒［rad／s］を用い，$\omega = 2\pi f$［rad／s］の関係がある。

　2π（$2\pi = 360°$）とは1周期に相当する角度で，ラジアン［rad］を用い，周波数 f は1秒間に f 回，波形が繰り返されることを示している。

　交流は大きさが絶えず変化するために，実際に交流を取り扱う場合には，交流電流又は交流電圧がする仕事の大きさから定めた実効値を用いる。

　実効値は，交流の各瞬時値（i 又は e）の2乗の平均の平方根（$\sqrt{(i^2\text{の平均})}$ 又は $\sqrt{(e^2\text{の平均})}$）として求められる。

　一般に電流，交流電圧を取り扱う際，何［A］，何［V］というのは，すべて実効値を指している。

　正弦波交流電流，電圧で，最大値がそれぞれ I_m［A］，E_m［V］の場合の実効値 I［A］，又は E［V］は，次式で表される。

$$I = \dfrac{I_m}{\sqrt{2}} \ [\text{A}], \quad E = \dfrac{E_m}{\sqrt{2}} \ [\text{V}] \quad\cdots\cdots\cdots\cdots\cdots\cdots (1-27)$$

（5）各電力会社の周波数
　　　50Hz：東京電力，東北電力，北海道電力
　　　60Hz：中部電力，北陸電力，関西電力，中国電力，四国電力，九州電力，沖縄電力
（6）π（パイ）：円の周と直径の比の値を円周率といい，ふつう記号 π（パイ）で表す。その値は詳しく計算されている（$\pi = 3.141592\cdots\cdots$）。

したがって，実効値が I [A] 又は E [V] の正弦波交流の瞬時値 i 及び e は次式で表される。

$$i = \sqrt{2}\,I \sin \omega t \text{ [A]}, \quad e = \sqrt{2}\,E \sin \omega t \text{ [V]} \quad \cdots\cdots\cdots\cdots\cdots\cdots\cdots\cdots (1-28)$$

例題15 実効値が100Vの正弦波交流電圧の最大値は何 [V] か。

解 $E_m = \sqrt{2}\,E = 1.414 \times 100 = 141.4\text{V}$

例題16 最大値が20Aの正弦波交流の実効値は何 [A] か。

解 $I = \dfrac{I_m}{\sqrt{2}} = \dfrac{20}{\sqrt{2}} \fallingdotseq 14.14\text{A}$

（3）　交流のベクトル表示

　力などのように，方向と大きさをもつ物理量をベクトルという。交流はベクトル量ではないが，正弦波交流はベクトルに置き換えて考えると，その性質がよく表され，また，取り扱いも便利である。したがって，正弦波交流では，ベクトル表示法がよく使用されている。

　なお，ベクトルは図1-17のように，作用する向きに対して，実効値に比例した長さの線分を描き，先端に矢印で向きを表す。また，ベクトルを表す記号は，$\dot{A}$ のように文字の上に・（ドット）を付けて表す。

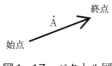

図1-17　ベクトル図

　図1-18（a）に示すように，電流の最大値が I_m [A] で偏角が φ [rad] のベクトル $\dot{I}_m$ を，矢印で示す反時計方向に一定の角速度 ω [rad/s] で回転している場合，Y軸上の投影 i [A] は，

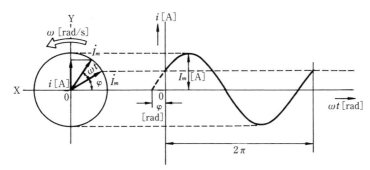

（a）角速度 ω の回転ベクトル　　　（b）電流 i の瞬時変化

図1-18　交流のベクトル表示

次式で表される。

$$i = I_m \sin\ (\omega t + \varphi)\ [\mathrm{A}]\ \cdots\cdots\cdots\cdots\cdots\cdots\cdots\cdots\cdots\cdots\cdots\cdots\ (1-29)$$

したがって，$i\,[\mathrm{A}]$ は最大値が $I_m\,[\mathrm{A}]$ で位相角が $+\varphi\,[\mathrm{rad}]$ となり，正弦波交流電流と同じ変化をする。

横軸に $\omega t\,[\mathrm{rad}]$ をとって $i\,[\mathrm{A}]$ の変化を描くと，図 1 −18（b）に示すような波形となる。

このように，最大値が $I_m\,[\mathrm{A}]$ で，位相角が $+\varphi\,[\mathrm{rad}]$ の正弦波交流は，最大値が $I_m\,[\mathrm{A}]$ で，偏角が $+\varphi\,[\mathrm{rad}]$ の回転ベクトルに置き換えて表すことができる。

2.2　基本回路

（1）　R，L，C 回路とその計算

a　抵抗 R だけの回路

交流回路の構成要素として，抵抗 $R\,[\Omega]$，インダクタンス $L\,[\mathrm{H}]$，静電容量 $C\,[\mathrm{F}]$ がある。交流回路は，これらの要素をいろいろな形に組み合わせて作られている。まず，抵抗 $R\,[\Omega]$ だけの交流回路について考えてみる。

図 1 −19に示すように，抵抗 $R\,[\Omega]$ だけの回路に交流電圧 $e = \sqrt{2}\,E \sin\ \omega t\,[\mathrm{V}]$ の電圧を加えた場合，回路には「オームの法則」に従って電流 $i\,[\mathrm{A}]$ が流れる。

電流 $i\,[\mathrm{A}]$ は，次式で表される。

$$i = \frac{e}{R} = \sqrt{2}\ \frac{E}{R} \sin\ \omega t = \sqrt{2}\,I \sin\ \omega t\,[\mathrm{A}]\ \cdots\cdots\cdots\cdots\cdots\cdots\cdots\cdots\cdots\cdots\ (1-30)$$

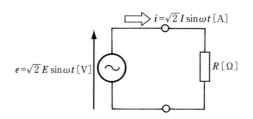

図1-19　抵抗 R だけの回路

電流 $i\,[\mathrm{A}]$ は電圧 $e\,[\mathrm{V}]$ と同相である。この関係は，図 1 −20に示すように，波形及びベクトル図で表すことができる。

このように，抵抗だけの回路では，交流の場合も，直流の場合と同じように簡単に計算して求めることができる。抵抗だけの回路とは，白熱電球や電熱器が負荷の場合である。

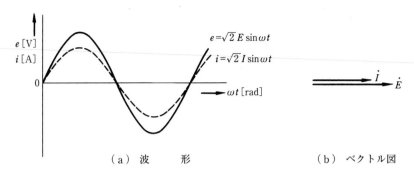

（ａ）　波　　形　　　　　　　　（ｂ）　ベクトル図

図 1 −20　抵抗だけの回路の波形とベクトル図

b　インダクタンス *L* だけの回路

　コイル（銅線を巻いたもの）に電流 *i*［A］を流すと，これに比例してコイルに磁束が発生する。磁束の単位には，ウェーバ［Wb］を用いる。この電流と磁束の比例定数 *L* をインダクタンスといい，単位はヘンリー［H］を用いる。

　図 1 −21に示すようなインダクタンス *L*［H］のコイルだけの回路に，交流電圧 $e = \sqrt{2}E \sin \omega t$［V］を加えると，回路に交流電流 *i*［A］が流れ，コイルには，誘導起電力が発生する。

　このとき回路に流れる電流 *i*［A］は，次式で表される。

$$i = \frac{\sqrt{2}E}{\omega L} \sin \left(\omega t - \frac{\pi}{2} \right) = \sqrt{2} I \sin \left(\omega t - \frac{\pi}{2} \right) \text{［A］} \cdots\cdots\cdots\cdots\cdots (1-31)$$

　ただし，$I = \dfrac{E}{\omega L}$

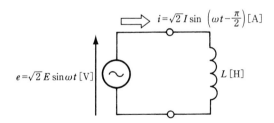

図 1 −21　インダクタンス *L* だけの回路

　この式から，コイルを流れる電流は最大値が $\sqrt{2}\,\dfrac{E}{\omega L}$［A］で，位相は電圧 *e*［V］に対して90°遅れることが分かる。これらの関係をベクトル及び波形で示すと，図 1 −22になる。

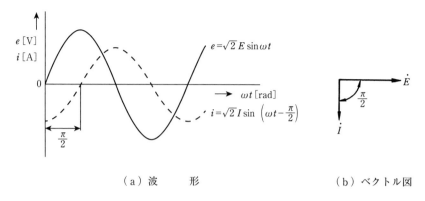

（a）波　　形　　　　　　　　　　（b）ベクトル図

図1-22　インダクタンスだけの回路の波形とベクトル図

電圧，電流の関係を実効値で表すと，次式になる。

$$I = \frac{E}{\omega L} \ [\text{A}] \quad \cdots\cdots\cdots\cdots\cdots\cdots\cdots\cdots\cdots\cdots\cdots\cdots\cdots\cdots\cdots\cdots\cdots\cdots\cdots\cdots\cdots\cdots (1-32)$$

式（1-32）のωLは，回路に電流が流れるのを妨げる働きを表すもので，これを誘導性リアクタンスX_Lといい，単位にはオーム［Ω］を用いる。

例題17　インダクタンス$L=0.2$Hのコイルの50Hz及び60Hzの交流に対する誘導性リアクタンスX_{50}, X_{60}は，それぞれ何［Ω］か。

解　$X_{50} = \omega L = 2\pi fL = 2 \times 3.14 \times 50 \times 0.2 = 62.8\,\Omega$

$X_{60} = \omega L = 2\pi fL = 2 \times 3.14 \times 60 \times 0.2 = 75.4\,\Omega$

c　静電容量Cだけの回路

図1-23に示すような静電容量C［F］のコンデンサだけの回路に，交流電圧$e = \sqrt{2}E \sin \omega t$［V］を加えると，電圧$e$［V］の変化に従ってコンデンサに蓄えられる電荷の値も絶えず変化する。

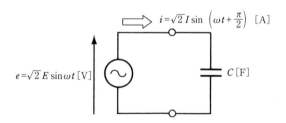

図1-23　静電容量Cだけの回路

　このように，静電容量と電源との間で電荷の移動が常に行われるために，回路に電流 i [A] が流れる。この電流 i [A] は，次式で表される。

$$i = \frac{\sqrt{2}\,E}{\dfrac{1}{\omega C}} \sin\left(\omega t + \frac{\pi}{2}\right) = \sqrt{2}\,\omega CE \sin\left(\omega t + \frac{\pi}{2}\right)$$

$$= \sqrt{2}\,I \sin\left(\omega t + \frac{\pi}{2}\right) \text{ [A]} \quad\cdots\cdots\cdots\cdots\cdots\cdots (1-33)$$

　　　ただし，$I = \omega CE$

　この式からコンデンサを流れる電流 i [A] は最大値が $\sqrt{2}\,E\omega C$ [A] で，位相は電圧 e [V] より $90°$ 進むことが分かる。これらの関係をベクトル及び波形で示すと，図 1-24 になる。

　電圧，電流の関係を実効値で表すと，次式になる。

$$I = \frac{E}{\dfrac{1}{\omega C}} = \omega CE \text{ [A]} \quad\cdots\cdots\cdots\cdots\cdots\cdots\cdots\cdots\cdots\cdots (1-34)$$

　式（1-34）の $\dfrac{1}{\omega C}$ は，回路に電流が流れるのを妨げる働きを表すもので，これを容量性リアクタンス X_c といい，単位はオーム [Ω] を用いる。

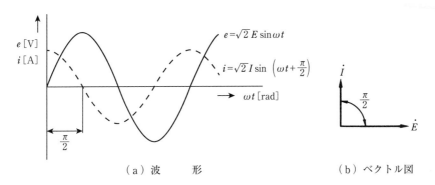

（a）波　　　形　　　　　　　（b）ベクトル図

図1-24　静電容量だけの回路の波形とベクトル図

例題18　静電容量が $10\,\mu$F のコンデンサに 100Hz，100V の電圧を加えたとき，コンデンサに流れる電流 I の値は何 [A] か。

解　$I = \omega CE = 2\pi fCE = 2\pi \times 100 \times 10 \times 10^{-6} \times 100 = 2\pi \times 10^{-1} = 0.628\text{A}$

d　*RLC* の回路

　図 1-25 に示すように，R [Ω]，L [H]，C [F] が直列に接続された回路について考えてみる。図に示した R [Ω]，L [H]，C [F] の直列回路の電圧と電流の関係を表すベクトル図は，図 1-26 に示すようになる。

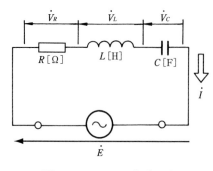

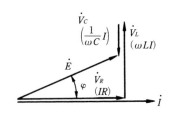

図1-25　*RLC*の直列回路　　　　　図1-26　*RLC*直列回路のベクトル図

　図1-26のベクトル図によって，電圧と電流の大きさの関係と位相は，次式になる。

$$E = \sqrt{V_R{}^2 + (V_L - V_C)^2} = I\sqrt{R^2 + \left(\omega L - \frac{1}{\omega C}\right)^2} \ \ [\text{V}] \ \ \cdots\cdots\cdots\cdots (1-35)$$

$$I = \frac{E}{\sqrt{R^2 + \left(\omega L - \frac{1}{\omega C}\right)^2}} = \frac{E}{Z} \ \ [\text{A}] \ \ \cdots\cdots\cdots\cdots\cdots\cdots\cdots\cdots (1-36)$$

$$\varphi = \tan^{-1}\left(\frac{\omega L - \dfrac{1}{\omega C}}{R}\right) \ \ [\text{rad}] \ \ \cdots\cdots\cdots\cdots\cdots\cdots\cdots (1-37)$$

　図1-26からも分かるように回路に流れる電流は，$\omega L > \dfrac{1}{\omega C}$ ［Ω］のときは電圧より遅れ，

$\omega L < \dfrac{1}{\omega C}$ ［Ω］のときは電圧より進む。

　ここで，$Z = \sqrt{R^2 + \left(\omega L - \dfrac{1}{\omega C}\right)^2}$ ［Ω］は*RLC*直列回路のインピーダンスという。

例題19　*RLC*直列回路で，抵抗60Ω，誘導性リアクタンス$\omega L = 500$Ω，容量性リアクタンス$\dfrac{1}{\omega C} = 420$Ω，電源電圧$E = 100$Vのとき，回路に流れる電流 I の値は何 ［A］ か。また，位相は電圧より進んでいるか遅れているか。

解　$I = \dfrac{E}{\sqrt{R^2 + \left(\omega L - \dfrac{1}{\omega C}\right)^2}} = \dfrac{100}{\sqrt{60^2 + (500 - 420)^2}}$

$$= \frac{100}{\sqrt{60^2 + 80^2}} = \frac{100}{100} = 1 \text{ A}$$

電圧は ωL の値が $\dfrac{1}{\omega C}$ の値より大きいため，電流は電圧より遅れる。

（2）交流電力

　直流回路の電力は，回路に加わる電圧と回路に流れる電流との積で求められる。

　交流回路では，電圧及び電流は時刻によって変化する。したがって，電力の値も時刻によって変化している。電圧の瞬時値 e [V] と電流の瞬時値 i [A] を，

$$e = \sqrt{2}E \sin \omega t \text{ [V]} \quad \cdots\cdots\cdots\cdots\cdots\cdots\cdots\cdots (1-38)$$

$$i = \sqrt{2}I \sin (\omega t - \varphi) \text{ [A]} \quad \cdots\cdots\cdots\cdots\cdots\cdots\cdots (1-39)$$

とすれば，瞬時の電力 p [W] の値は，e [V] と i [A] の値の積で，次式で表される。

$$p = ei = (\sqrt{2}E \sin \omega t) \times (\sqrt{2}I \sin (\omega t - \varphi)) \text{ [W]} \quad \cdots\cdots\cdots (1-40)$$

　このように，電力の瞬時値 p [W] は，図1-27に示すように，1周期ごとに同じ変化を繰り返している。したがって，交流回路での電力 P [W] は，p [W] の1周期の平均値として求め，次式で表す。

$$P = (p \text{ の平均}) = EI \cos \varphi \text{ [W]} \quad \cdots\cdots\cdots\cdots\cdots\cdots (1-41)$$

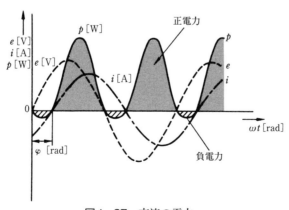

図1-27　交流の電力

（3）交流電力の計算

　式（1-41）で示した電力 P [W] は，負荷で有効に使用される電力のため，有効電力とも

いう。

　また，負荷に加わる電圧 E [V] と負荷電流 I [A] の積 EI は，見かけ上の電力である。これを皮相電力といい，単位にはボルトアンペア [V・A] を用いる。

　負荷に加わる皮相電力のうち，どれだけの電力が有効電力として使われたか，その割合を表すものを力率といい，次式で表す。また，力率は百分率 [%] で表されていることが多い。

$$力率 = \frac{有効電力}{皮相電力} = \frac{P}{EI} = \frac{EI \cos \varphi}{EI} = \cos \varphi \quad\cdots\cdots\cdots\cdots\cdots\cdots\cdots\cdots\cdots (1-42)$$

　このほか，無効電力として $EI \sin \varphi$ があり，単位にはバール [var] を用いる。

　有効電力，皮相電力，無効電力の間には，図1-28のような直角三角形の関係がある。

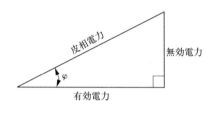

図1-28　電力の関係

例題20　力率が0.6の負荷に100Vの正弦波交流電圧を加えたら，20Aが流れた。負荷に消費される電力 P の値は何 [kW] か。

解　$P = EI \cos \varphi = 100 \times 20 \times 0.6 = 1\,200\text{W} = 1.2\text{kW}$

例題21　ある負荷に100Vの正弦波電圧を加えたら，10Aの電流が流れ，負荷は600Wの電力を消費した。この回路の皮相電力の値は何 [V・A] か。また，負荷の力率の値はいくらか。

解　皮相電力 $= EI = 100 \times 10 = 1\,000\text{V} \cdot \text{A}$

$$力率 = \frac{有効電力}{皮相電力} = \frac{600}{1\,000} = 0.6$$

2.3　三 相 交 流

　三相交流は，位相の異なる三つの交流電圧又は電流を組み合わせたものである。三相交流は，いろいろな優れた特徴をもっており，発電所で発電される電気は，ほとんどが三相交流である。この電力を3本の送電線を使用して需要場所に送電している。

　単相交流は，三相交流の3線のうち，任意の2線から電力を取り出すことによって得られる。

（1）　三 相 交 流

三相交流の電圧波形は，図1-29に示すように，各相間の位相差がいずれも120°つまり $\dfrac{2\pi}{3}$ [rad] ずつずれたものである。

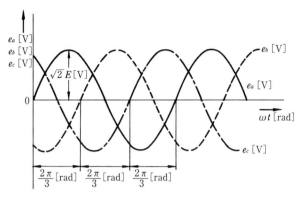

図1-29　三相交流電圧

このような三相交流を発生させるには，図1-30に示すように，互いに120°ずつの角度をもったコイル（巻線）a，b，cを磁界中で回転させる。こうすると図1-29で示したように互いに120°ずつの位相差をもつ，大きさ及び周波数の等しい起電力 e_a [V]，e_b [V]，e_c [V] が発生する。

$$\left.\begin{aligned} e_a &= E_m \sin \omega t \ [\mathrm{V}] \\ e_b &= E_m \sin \left(\omega t - \frac{2\pi}{3}\right) \ [\mathrm{V}] \\ e_c &= E_m \sin \left(\omega t - \frac{4\pi}{3}\right) \ [\mathrm{V}] \end{aligned}\right\} \cdots\cdots\cdots\cdots\cdots\cdots\cdots\cdots (1-43)$$

これらの電圧を組み合わせたものを三相交流電圧という。三相交流電圧のベクトル図は，図1-31に示すようになる。

コイル a，b，c には，それぞれ単相交流電圧が発生している。

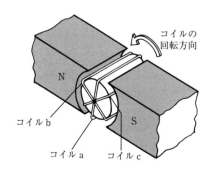

図1-30　三相交流電圧の発生

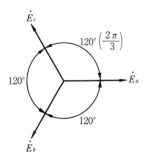

図1-31　三相交流電圧のベクトル図

（2）　三相交流回路の結線法

　三相交流を使用する場合には，三つの相の交流を組み合わせて，一つの電源として使用する。三相交流を組み合わせる接続法を三相結線という。この結線法には，Y結線（スター結線，星形結線）とΔ結線（デルタ結線，三角結線）という方法がある。また，三相のうち，二つの相の電圧だけで三相交流を得るV結線（ブイ結線）が用いられることもある。

a　Y　結　線

　発電機の結線がY結線の場合は，図1–32に示すように，各コイルの一端を1点で接続し，他端から3本の導線で出力を取り出す。ここで，共通の接続点Oは中性点という。

　Y結線において，各コイルに発生する電圧 $\dot{E}_a, \dot{E}_b, \dot{E}_c$ を相電圧といい，端子ab，bc，ca間の電圧 $\dot{V}_{ab}, \dot{V}_{bc}, \dot{V}_{ca}$ を線間電圧という。

　Y結線における相電圧と線間電圧の関係は，図1–33に示すベクトル図から，

$$\dot{V}_{ab} = \dot{E}_a - \dot{E}_b \quad \cdots\cdots\cdots\cdots\cdots\cdots\cdots\cdots\cdots\cdots\cdots\cdots\cdots\cdots\cdots（1-44）$$

となり，線間電圧の大きさ V_{ab} と相電圧の大きさ E_a との関係は，次式で表される。

$$V_{ab} = \sqrt{3}\,E_a \quad \cdots\cdots\cdots\cdots\cdots\cdots\cdots\cdots\cdots\cdots\cdots\cdots\cdots\cdots\cdots\cdots（1-45）$$

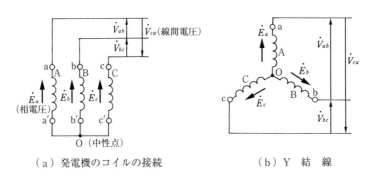

（a）発電機のコイルの接続　　　　　（b）Y　結　線

図1–32　Y　結　線

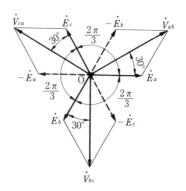

図1–33　Y結線の電圧ベクトル図

例題22　相電圧が115.4Vの三相Y結線の線間電圧の値は何 [V] か。

解　$V_{ab} = \sqrt{3}\,E_a = \sqrt{3} \times 115.4 \fallingdotseq 200\text{V}$

b　Δ　結　線

　発電機の結線がΔ結線の場合は，図1－34に示すように，各コイルを環状に接続し，その各接続点から3本の導線を用いて出力を取り出す。

　Δ結線において，各コイルに発生する電圧$\dot{E}_a, \dot{E}_b, \dot{E}_c$を相電圧という。また，Δ結線では，相電圧と線間電圧の大きさは同じ値となる。

$$E_a = V_{ab} \quad\cdots\cdots\cdots\cdots\cdots\cdots\cdots\cdots\cdots\cdots\cdots\cdots\cdots\cdots\cdots (1-46)$$

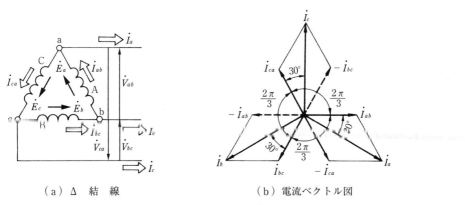

（a）Δ　結　線　　　　　（b）電流ベクトル図

図1－34　Δ　結　線

（3）　三相負荷と電流

　三相交流電源に三相負荷を接続すると，負荷に電流が流れる。三相負荷も，三相電源と同じように，負荷のインピーダンスがY結線またはΔ結線となっている。そこで，図1－35に示すように，電源の結線法と負荷の結線法が等しいY－Y回路及びΔ－Δ回路について考えてみる。

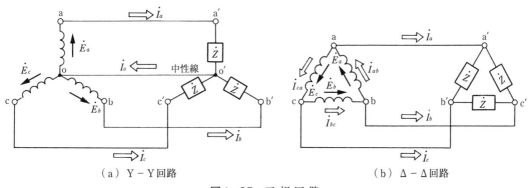

（a）Y－Y回路　　　　　（b）Δ－Δ回路

図1－35　三相回路

　Y－Y回路又はΔ－Δ回路では，負荷の各相に流れる相電流の値は，一相の負荷インピーダンスと，これに対応する相電圧で構成される。したがって，単相回路の電流を求めるのと同じ計算によって求めることができる。

　図1－35（a）に示すY－Y回路を例にとって計算すると，線電流$\dot{I}_a$の大きさ I_a［A］は，次式で表される。

$$I_a = \frac{E_a}{Z}\,[\text{A}] \cdots\cdots\cdots\cdots\cdots\cdots\cdots\cdots\cdots\cdots\cdots\cdots\cdots\cdots\cdots (1-47)$$

$$E_a\,[\text{V}]:\dot{E}_a\text{の大きさ，}\ Z\,[\Omega]:\text{負荷インピーダンス}\dot{Z}\text{の大きさ}$$

　また，図1－35（b）に示すΔ－Δ回路では，負荷の各相のインピーダンス$\dot{Z}$には，電源側の各相の電圧$\dot{E}_a, \dot{E}_b, \dot{E}_c$に対応した電圧が加わっている。したがって，負荷の各相の電流 $\dot{I}_{ab}, \dot{I}_{bc}, \dot{I}_{ca}$ は，次式で表される。

$$\dot{I}_{ab} = \frac{\dot{E}_a}{\dot{Z}} \qquad \dot{I}_{bc} = \frac{\dot{E}_b}{\dot{Z}} \qquad \dot{I}_{ca} = \frac{\dot{E}_c}{\dot{Z}} \cdots\cdots\cdots\cdots\cdots\cdots\cdots\cdots (1-48)$$

　この場合，電源の各相には，負荷の各相に流れる電流と同じ電流が流れる。

　次に，この場合の線電流の大きさ I_aは，Δ結線の相電流と線電流の関係から，

$$I_a = \sqrt{3}\,I_{ab} \cdots\cdots\cdots\cdots\cdots\cdots\cdots\cdots\cdots\cdots\cdots\cdots\cdots\cdots\cdots\cdots\cdots (1-49)$$

となる。

例題23　Δ結線で線電流が20Aの場合，相電流の値は何［A］か。

解　$I_a = \sqrt{3}\,I_{ab}$

$$I_{ab} = \frac{I_b}{\sqrt{3}} = \frac{20}{\sqrt{3}} = 11.54\text{A}$$

（4）三相電力

　一般に三相回路全体の電力を三相電力という。したがって，平衡三相回路の三相電力P［W］は，三相各相の電力をP_a［W］，P_b［W］，P_c［W］とすれば，次式で表される。

$$P = P_a + P_b + P_c\,[\text{W}] \cdots\cdots\cdots\cdots\cdots\cdots\cdots\cdots\cdots\cdots\cdots\cdots (1-50)$$

　平衡三相回路の一相の電力を$P_p = E_p I_p \cos\varphi$［W］とすれば，三相電力 P［W］は，次式で表される。

$$P = 3\,P_p = 3\,E_p I_p\,\cos\,\varphi\ [\text{W}] \cdots\cdots\cdots\cdots\cdots\cdots\cdots\cdots\cdots (1-51)$$

電源がY結線である場合は，相電圧の大きさE_p [V] と線間電圧の大きさV_ℓ [V] 間には，

$$E_p = \frac{V_\ell}{\sqrt{3}} \text{ [V]} \cdots\cdots\cdots\cdots\cdots\cdots\cdots\cdots\cdots\cdots\cdots\cdots\cdots\cdots (1-52)$$

の関係があり，相電流の大きさI_p [A] と線電流I_ℓ [A] は等しい。この関係を式（1-51）に代入して求めると，三相電力P [W] をV_ℓ [V]，I_ℓ [A] で表せば，次式になる。

$$P = 3 \frac{V_\ell}{\sqrt{3}} I_\ell \cos \varphi = \sqrt{3} \ V_\ell I_\ell \cos \varphi \text{ [W]} \cdots\cdots\cdots\cdots\cdots\cdots\cdots\cdots (1-53)$$

また，三相電源がΔ結線の場合には，$E_p = V_\ell$ [V]，$I_p = \dfrac{I_\ell}{\sqrt{3}}$ [A] となり，これを式（1-51）に代入すると三相電力は，式（1-53）と同じで，

$$P = 3 V_\ell \cdot \frac{I_\ell}{\sqrt{3}} \cos \varphi = \sqrt{3} \ V_\ell I_\ell \cos \varphi \text{ [W]} \cdots\cdots\cdots\cdots\cdots\cdots\cdots (1-54)$$

となる。

例題24 　線間電圧が200Vで，線電流が10A，負荷の力率が60％の三相回路の電力 P の値は何 [kW] か。

解　$P = \sqrt{3} \ V_\ell I_\ell \cos \varphi = \sqrt{3} \times 200 \times 10 \times \dfrac{60}{100}$

　　　$= 2\,078.4\text{W} = 2.078\text{kW}$

（5）　回転磁界

磁石を一定の回転速度で回転させたときにできるような回転する磁界を回転磁界という。

また，図1-36に示すように三つのコイルA，B，Cを，軸が互いに120°ずつ異なる方向に向くよう配置し，このコイルに三相交流電流 i_a [A]，i_b [A]，i_c [A] の順に，120°ずつ位相の遅れた電流を流すと，各コイルに生ずる磁界$\dot{H}_a$, $\dot{H}_b$, $\dot{H}_c$の合成磁界は，大きさが一定で方向が1周期の間に1回転する。このような磁界を三相交流による回転磁界といい，交流電動機などに広く利用されている。

このときの回転磁界の回転速度を同期速度といい，三相交流の周波数をf [Hz] とすれば，同期速度N_S [min^{-1}] は，次式で表される。

$$N_S = 60 f \text{ [min}^{-1}\text{]} \cdots\cdots\cdots\cdots\cdots\cdots\cdots\cdots\cdots\cdots\cdots\cdots\cdots (1-55)$$

また，電動機などの場合，電動機の極数をpとすれば，電動機の同期回転速度は，次式で表される。

$$N_S = \frac{120 f}{p} \text{ [min}^{-1}\text{]} \cdots\cdots\cdots\cdots\cdots\cdots\cdots\cdots\cdots\cdots\cdots (1-56)$$

例題25 磁極が2個の三相コイルに，60Hzの交流電流を流した場合に生じる，回転磁界の同期速度は何［min^{-1}］か。

解 $N_S = \dfrac{120\,f}{p} = \dfrac{120 \times 60}{2} = 3\,600\,\text{min}^{-1}$

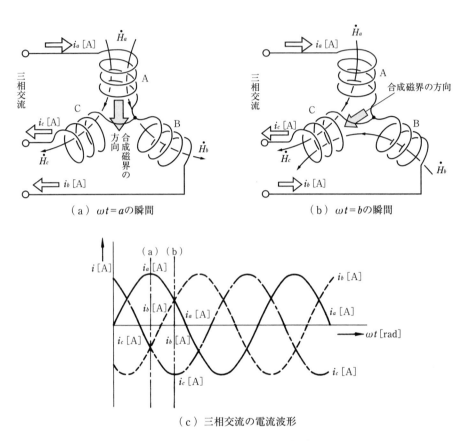

（a）$\omega t = a$の瞬間　　　　（b）$\omega t = b$の瞬間

（c）三相交流の電流波形

図1-36　三相交流による回転磁界

第3節　電 気 計 測

3.1　電気測定器

（1）　指示電気計器の分類

　電圧や電流の測定には，電圧計や電流計などの指示電気計器が使用される。これら指示電気計器にもいろいろな形のものがあり，測定量の大きさや種類によって異なった形の計器が使用される。指示電気計器に関する図記号の一部を，表1－1～表1－3に示す。

表1-1　指示電気計器の一般記号（JIS C 1102 - 1：2007（一部抜粋））

項　　目	記　号	項　　目	記　号
永久磁石可動コイル形計器		誘導形計器	
可動鉄片形計器		非絶縁熱電対（熱変換器）	
空心電流力計形計器		測定回路における電子デバイス	
鉄心入電流力計形計器		整流器	

表1-2　直流と交流の記号（JIS C 1102 - 1：2007（一部抜粋））

項　　目	記　　号
直流回路	
交流回路	
直流，交流回路	
三相交流回路（一般記号）	

表1-3　使用時の計器の姿勢（JIS C 1102 - 1：2007（一部抜粋））

項　　目	記　号	項　　目	記　号
目盛板を鉛直にして使用する計器		目盛板を水平面から傾斜した位置（例60°）で使用する計器	
目盛板を水平に使用する計器			

　指示電気計器は，動作原理による分類や直流と交流の別，使用する際の計器の姿勢などについて，JIS C 1102－1：2007「直動式指示電気計器－第1部：定義及び共通する要求事項」で定められている。

　また，指示電気計器の正確さによる分類を表1－4に，目盛板の一例を図1－37に示す。

表1-4　指示電気計器の正確さによる分類

階　　　級	許　容　差［%］	主　な　用　途
0.2級	±0.2	標準器
0.5	±0.5	精密測定
1.0	±1.0	普通測定
1.5	±1.5	工業用測定
2.5	±2.5	正確さを求めない測定

注：この各階級に対する許容差は，測定器の定格値に対するもので，測定値に対するものではない。
　　例えば，定格値1A，0.5級の指示計器による測定値には，
　　　　1A×（±0.005）＝±0.005A
　の誤差が含まれることになる。これで，0.25Aの測定を行うと，
　　　　±0.005/0.25＝±0.02＝±2%
　の誤差が含まれることになる。したがって指示電気計器では，誤差を小さくするために，なるべく定格近くで測定したほうがよい。

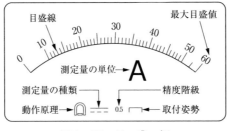

図1-37　目　盛　板

（2）　指示電気計器の種類と特徴

a　可動コイル形計器

　可動コイル形計器の構造を，図1－38に示す。強力な永久磁石と円筒状鉄心によって，そのすきまに放射状の磁束密度（単位はテスラ［T］）の強い平等磁界を作る。このすきまに可動コイルを置き，可動コイルは金属バンドにより固定されている。この可動コイルに測定しようとする電流 I［A］を流すと，可動コイルには，すきまの磁束密度 B［T］と電流 I［A］の積に比例した駆動トルク T［Nm/rad］が生じる。

　駆動トルク T［Nm/rad］は，次式で表される。

$$T \propto BI^{(7)} \text{ 又は } T = K_1 I \text{ [Nm/rad]} \quad\cdots\cdots\cdots\cdots\cdots\cdots（1-57）$$

　　　K_1：すきまの磁束密度がコイルの形状によって定まる定数

（7）∝：比例記号を示す。

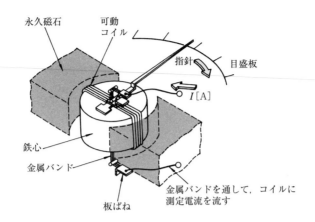

図1-38　可動コイル形計器

　式（1-57）から，駆動トルクは電流の大きさに比例することがわかる。一方，可動コイルが回転すると，可動コイルを支持している金属性バンドがねじれ，バンドの弾性により可動コイルを元の位置に戻そうとする制御トルクT' [Nm/rad] が可動コイルに働く。

　T' の大きさは，可動コイルの回転角 θ に比例し，次式で表される。

$$T' = K_2\,\theta\ \text{[Nm/rad]} \quad\cdots\cdots\cdots\cdots\cdots\cdots\cdots (1-58)$$

可動コイルは T と T' がつり合ったところで止まり，

$$K_1 I = K_2\,\theta\ \text{[Nm/rad]} \quad\cdots\cdots\cdots\cdots\cdots\cdots\cdots (1-59)$$

となる。回転角 θ は，

$$\theta = \frac{K_1}{K_2} I = KI\ \text{[rad]} \quad\cdots\cdots\cdots\cdots\cdots\cdots\cdots (1-60)$$

となり，可動コイルが止まる回転角 θ は，電流の大きさ I に比例する。したがって，可動コイルに取り付けられた指針の振れの大きさから，電流の大きさを測定することができ，計器の目盛は等分目盛となる。

　また，可動コイルが振れた場合，可動部分は慣性をもっているため，可動コイルが回転した場合，可動コイルはすぐには静止しない。

　可動コイルを早く静止させるために，コイルの巻き枠にアルミニウムなどを使用し，この巻き枠に生じるうず電流により，可動コイルに制動トルクをかけ，指針を早く静止させる電磁制動が用いられている。

　可動コイル形計器は，直流回路の測定に使用する計器で，電圧計及び電流計がある。このほかにも，回路計や絶縁抵抗計などにも使用されている。

　可動コイル形計器の特徴は，磁界を作る永久磁石に強力な磁石を使用することができること

である。このために，指示電気計器の中で最も感度のよい計器ができる。また，目盛が等分目盛なので，読み取りが容易であり，かつ，精密に読み取ることができる。

例題26　可動コイル形計器は，指示電気計器中，最も感度がよい。この理由は何か。

解　強力な永久磁石を用い，これによる強い磁界を利用しているためである。

b　可動鉄片形計器

可動鉄片形計器は，交流回路の測定に使用する計器で，交流電圧計及び交流電流計がある。

その内部の構造は，図1-39に示すように，固定コイルの内側に鉄片を配置し，固定コイルに測定電流を流す。この測定電流により磁界が生じ，この磁界により鉄片を磁化すると，鉄片間に反発力及び吸引力が生じ，これにより可動部に駆動トルクが生じる。

この駆動トルクは，磁界の強さと鉄片の磁化の強さの積となる。したがって，駆動トルクは固定コイルに流れる電流の値のほぼ2乗に比例する。目盛も2乗目盛となるので，鉄片の形状を変えて，計器の目盛が等分目盛に近くなるようにしてある。

可動鉄片形計器の特徴は，交流電圧又は電流を測定した際，計器の指針は実効値を指示することである。

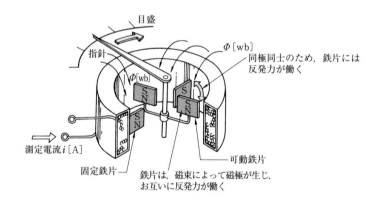

図1-39　可動鉄片形計器

例題27　可動鉄片形計器は主として交流回路の測定に用いられ，直流回路の測定には適さない理由は何か。

解　可動鉄片形計器は，その指示が交流の実効値であるため，交流回路の測定に使用される。

直流測定においても指示はするが，可動鉄片にヒステリシスによる残留磁気が残るため，直流回路の測定には適さない。

c　電流力計形計器

　電流力計形計器は，図1−40に示すように，固定コイルの内側に可動コイルを設け，両方の
コイルを直列に接続して測定電流を流す。

　測定電流により固定コイル内に生じる磁界と，可動コイルに流れる測定電流によって，可動
コイルに駆動トルクを生じさせる。

　この計器は，直流及び交流回路の測定に使用することができ，交流回路の測定では，実効値
を指示する。しかし，電流力計形計器は電圧計，電流計としてはあまり使用されていない。一
般に，電流力計形計器は，固定コイルに負荷電流を流し，可動コイルには電圧に比例した電流
を流し，計器の演算機能により電流及び電圧の積である電力を測定する電力計として広く使用
されている。

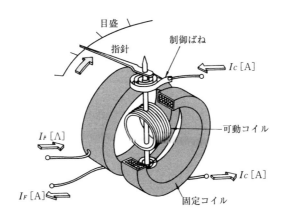

図1−40　電流力計形計器

例題28　電流力計形計器が交直両用となる理由は何か。

解　電流力計形計器は，コイルに鉄心を使用していないので，電流と磁界が比例するた
めである。

d　整流形計器

　整流形計器は，図1−41に示すように，ダイオードなどの整流器を用いて交流を直流に変換
し，この直流を可動コイル形計器で指示させるものである。また，整流形計器は，可動コイル
形計器を使用しているために，交流回路測定用の計器中で最も感度のよい電圧計，電流計が得
られる。目盛もほぼ等分目盛である。

　しかし，可動コイル形計器の指針の振れは，平均値 I_a [A] に比例した値である。したがって，
交流回路の測定には実効値が使用されるため，目盛は正弦波の実効値に換算してある。このた
め，整流形計器は，正弦波以外の交流波形の電圧及び電流を測定すると誤差が生ずる。

　なお，整流器にダイオードを使用した計器では，比較的高い周波数の交流回路の電圧及び電

流の測定を行うことができる。

e　熱電形計器

　熱電形計器は，図1－42に示すように，熱線に測定電流を流し，この熱線の温度を熱電対で直流熱起電力に変換し，変換された直流電圧を可動コイル形計器によって指示させる。

　熱電形計器は，直流及び交流回路の測定に使用することができる。特に交流回路の測定では，真の実効値を指示する。

　また，周波数特性がよいために，高周波回路の電圧・電流測定やひずみ波の測定にも使用することができる。ただし，熱線に測定電流を流しており，過負荷耐力が小さく過負荷電流を流すと熱線を断線させることが多く，測定に当たっては，計器の測定レンジに注意する。

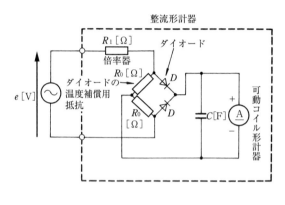

図1-41　整流形計器の内部回路例

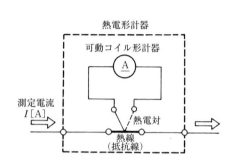

図1-42　熱電形計器の原理

3.2　測定器と測定法

（1）　電流・電圧の測定

　電流及び電圧の測定には，電流計や電圧計を使用する。図1－43に示すように，電気回路の負荷に流れる負荷電流や負荷に加わる電圧を測定するには，電流計は負荷に直列に接続する。また，電圧計は負荷と並列に接続する。

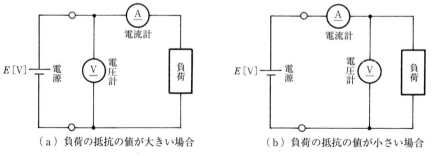

（a）負荷の抵抗の値が大きい場合　　　　　（b）負荷の抵抗の値が小さい場合

図1-43　電圧・電流の測定

このように，電流計は負荷に直列に接続されるため，内部抵抗は 0 であることが望ましい。また，電圧計は負荷に並列に接続されるため，内部抵抗は無限大（∞）であることが望ましい。しかし，いずれもこれらは有限な値をもっている。

したがって，負荷の抵抗値が大きい場合には，図 1 - 43（a）の接続を，また，負荷の抵抗値が小さい場合には，図 1 - 43（b）の接続を行うと誤差が小さくなる。

（2）　電力と電力量の測定

a　電力の測定

電力の値を測定する電力計には，電流力計形電力計が多く使用されている。図 1 - 44は，電流力計形電力計の原理を示したものである。

電流力計形電力計の固定コイルF_1，F_2に負荷電流 I［A］を流し，可動コイルMに負荷に加わる電圧 V［V］を加えると，可動コイルMは負荷の電力に相当する駆動トルクが生じて指針を振らせ，電力の値を指示する。

また，三相回路で消費される三相電力の測定には，図 1 - 45に示すように，電力計を接続する。それぞれの電力計の指示をW_1［W］及びW_2［W］とすれば，三相電力は次式で表される。

$$P = W_1 + W_2 \text{［W］} \qquad\qquad\qquad\qquad (1 - 61)$$

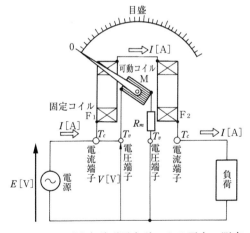

図1-44　電流力計形電力計による電力の測定

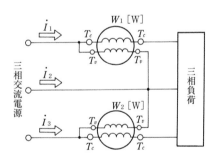

図1-45　三相電力の測定

例題29　2台の単相電力計で三相電力を測定したところ，一つの電力計の指示は4.2kW，他方の電力計の指示は3.8kWであった。三相電力の値は何［kW］か。

解　$P = W_1 + W_2 = 4.2 + 3.8 = 8 \text{ kW}$

b　電力量の測定

電力量は瞬時電力 p [W] の積算量である。したがって、瞬時電力に比例した値を、ある時間中、積算して測定する。

電力量を測定する電力量計には、図1－46に示すような誘導形電力量計を用いる。誘導形電力量計は、アルミニウム円板を電力に比例した速度で回転させ、電力を使用した時間の円板の回転数で電力量を表示する。

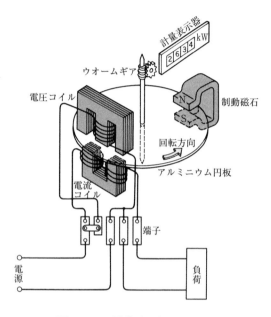

図1-46　誘導形電力量計

（3）　抵抗の測定

抵抗を測定するには、いろいろな方法がある。ここでは、電圧計と電流計を用いる電位降下法、回路計（テスタ）を用いる方法及びブリッジによる測定法について述べる。

a　電位降下法による抵抗測定

電圧計及び電流計を図1－47に示すように接続し、直流電流計で被測定抵抗に流れる電流の値を測定し、電圧計で被測定抵抗の両端に加わる電圧を測定する。

これらの測定した値と「オームの法則」から被測定抵抗 R_x [Ω] の値は、次式で表される。

$$R_x = \frac{E}{I}\ [\Omega] \cdots\cdots\cdots\cdots\cdots\cdots\cdots\cdots\cdots\cdots\cdots\cdots\cdots\cdots\cdots\cdots\cdots\cdots (1-62)$$

この方法は簡単であるが、可変抵抗器 R_h [Ω] の値を調整して流れる電流の値を変化させ、それぞれの電流値における抵抗値 R_x [Ω] を求め、それらの値を平均して R_x [Ω] の値を求める。この測定法では、測定回路に流す電流の値を整数にすれば、計算が簡単になる。

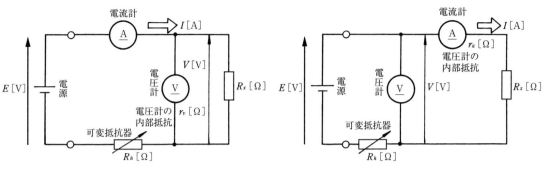

（a）$R_x[\Omega]$ が $r_v[\Omega]$ に対して小さい場合　　　　（b）$R_x[\Omega]$ が $r_a[\Omega]$ に対して大きい場合

図1-47　電位降下法による抵抗の測定

b　回路計による抵抗測定

　回路計は図1-48（a）に示すように，一つのケースの中に直流電流計，分流器，倍率器，整流器及び抵抗測定用の電源（電池）を収め，切替スイッチにより，直流電圧，交流電圧，直流電流及び抵抗を測定することができる。

　回路計で抵抗を測定するには，まず最初に測定端子間を短絡し，切替スイッチを抵抗レンジにして回路計の指針を振らせ，ゼロオーム調整用つまみを回し，指針を目盛の0の位置にセットする。次に，測定端子間に被測定抵抗を接続すると，指針が振れ，指針と抵抗目盛から抵抗値を読み取ることができる。

　なお，測定値がモニタにディジタル表示されるため，ゼロオーム調整が不要なディジタルマルチメータを図1-48（b）に示す。

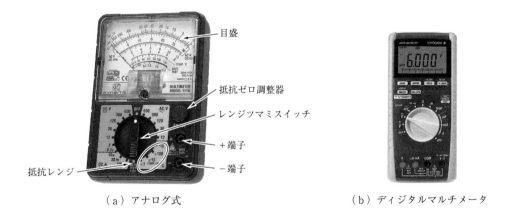

（a）アナログ式　　　　　　　　　　（b）ディジタルマルチメータ

図1-48　回　路　計
出所：（a）共立電気計器（株）
　　　（b）横河計測（株）

　回路計で抵抗を測定する回路は，図1-49に示す回路が使用されている。抵抗測定の原理は，被測定抵抗に一定の大きさの電圧を加えたときに流れる電流の値が，抵抗の大きさに反比例することを利用している。

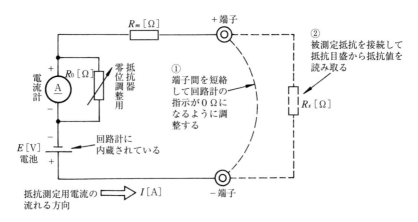

図1-49　回路計による抵抗測定回路

c　ホイートストンブリッジ

抵抗の値を精密に測定するには，ホイートストンブリッジが使用される。

ホイートストンブリッジは，図1-50に示すように，四つの抵抗 $P\,[\Omega]$，$Q\,[\Omega]$，$R\,[\Omega]$，$X\,[\Omega]$ と検流計及び電池を接続した回路である。この抵抗の間に

$$\frac{P}{Q}=\frac{X}{R}\ [\Omega] \cdots\cdots\cdots\cdots\cdots\cdots\cdots\cdots\cdots\cdots\cdots\cdots\cdots\cdots (1-63)$$

の関係があると，c，d間の電位差が0となり，スイッチK_1及びK_2を閉じても検流計Gに電流は流れない。

$P\,[\Omega]$ と $Q\,[\Omega]$ を既知抵抗，$R\,[\Omega]$ を可変抵抗，$X\,[\Omega]$ を未知抵抗とすると，可変抵抗 $R\,[\Omega]$ を調整してスイッチK_1及びK_2を閉じても検流計Gが振れないようにすれば，未知抵抗 $X\,[\Omega]$ は，次式で表される。

$$X=R\frac{P}{Q}\ [\Omega] \cdots\cdots\cdots\cdots\cdots\cdots\cdots\cdots\cdots\cdots\cdots\cdots\cdots\cdots (1-64)$$

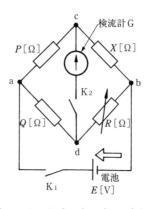

図1-50　ホイートストンブリッジ

例題30　ホイートストンブリッジで，$P=100\Omega$，$Q=1\,000\Omega$，$R=2\,651\Omega$でブリッジが平衡した。未知抵抗Xの値は何［Ω］か。

解　$X = R\dfrac{P}{Q} = \dfrac{100}{1\,000} \times 2\,651 = 265.1\,\Omega$

（4）　絶縁抵抗と絶縁抵抗計

絶縁抵抗の値は導体の抵抗に比べて非常に大きく，抵抗の単位も［Ω］の10^6倍の［MΩ］（メガオーム）を用いる。

配線の絶縁抵抗や電気機器の絶縁抵抗の測定には，絶縁抵抗計が使用される。

絶縁抵抗計はメガとも呼ばれ，手回し発電機を内蔵し，この発電機により測定電圧を得る発電機式のものもあるが，現在では電池や発振回路及び整流回路を内蔵し，これによって測定電圧を得ている電池式が一般的である。図1−51にアナログ式とディジタル式の例を示す。

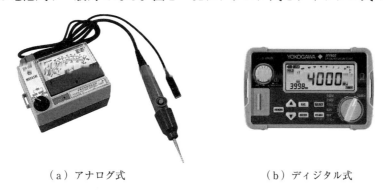

（a）アナログ式　　　　　　　（b）ディジタル式

図1−51　絶縁抵抗計
出所：（a）（株）ムサシインテック
（b）横河計測（株）

絶縁抵抗計には，定格測定電圧が100V，250V，500V，1\,000V及び2\,000Vのものがあり，絶縁抵抗を測定する回路によって絶縁抵抗計の測定電圧が定められている。一般の配電線で使用する電気機器及び電気工作物の絶縁抵抗の測定には，定格測定電圧が500Vの絶縁抵抗計を使用して絶縁抵抗の値を測定する。

なお，絶縁抵抗計の測定方法については，「第3章第4節」に示す。

例題31　低圧回路で使用する電気機器の絶縁抵抗を測定するには，測定電圧が何［V］の絶縁抵抗計を使用すればよいか。

解　低圧回路に使用する電気機器の絶縁抵抗の測定には，測定電圧が500Vの絶縁抵抗計を使用する。

第1章のまとめ

　本章では，直流回路，交流回路，電気計測について学んだ。
　主な項目をまとめると，次のようになる。

1．電流の向きと大きさ

　電流は，陽（＋）極から陰（－）極へ流れ，その大きさは，$\dfrac{Q}{t}$［A］である。

（Q：電荷［C］，t：時間［s]）

2．静電容量

（1）　コンデンサに蓄えられる電荷 Q［C］，導体の電位差 V［V］，静電容量 C［F］とすると，$Q = CV$［C］の関係式が成り立つ。

（2）　電極の面積 S［m^2］，電極間の距離 d［m］とすると，静電容量は $C = \varepsilon \dfrac{S}{d}$［F］で表される。（$\varepsilon$：誘電体の誘電率）

3．オームの法則

　電流 I［A］は，電圧 E［V］に比例し，抵抗 R［Ω］に反比例する。

$$I = \frac{E}{R}\text{［A］},\ E = RI\text{［V］},\ R = \frac{E}{I}\text{［Ω］}$$

4．抵抗の接続（2個の場合）

（1）　直列接続　　合成抵抗 R［Ω］$= R_1 + R_2$

（2）　並列接続　　合成抵抗 R［Ω］$= \dfrac{1}{\dfrac{1}{R_1} + \dfrac{1}{R_2}} = \dfrac{R_1 \times R_2}{R_1 + R_2}$

5．キルヒホッフの法則

（1）　電流に関する法則（第1法則）

　　回路網の任意の一つの接続点において，流入する電流の和は流出する電流の和に等しい。

（2）　電圧に関する法則（第2法則）

　　任意の閉回路において，起電力の総和は電圧降下の総和に等しい。

6．電力と電力量，ジュールの法則

　（1）　電力 P [W]，電圧 E [V]，電流 I [A]，抵抗 R [Ω] とすると，次のようになる。

$$P = RI^2 \text{ [W]} = EI \text{ [W]} = \frac{E^2}{R} \text{ [W]}$$

　（2）　P [W] の電力を t [h] の間，使用したときの電力量 W [Wh] は，$W = Pt$ [Wh] で表される。

　（3）　発生した熱量 H [J] は，抵抗 R [Ω] と電流 I [A] の2乗と流した時間 t [s] の積に比例し，$H = RI^2 t$ [J] で表される。

7．電気の種類

　　一方向にのみ流れる電流を直流（DC）といい，方向及び大きさが周期的に変化する電流を交流（AC）という。

8．正弦波交流の表し方

　（1）　周期 T [s]，周波数 f [Hz] とすると，$f = \dfrac{1}{T}$ [Hz] となる。

　（2）　角周波数は，$\omega = 2\pi f$ [rad/s] で表わされる。

　（3）　最大値 I_m [A]，E_m [V]，実効値 I [A]，E [V] の関係式は次のとおりである。

$$I = \frac{I_m}{\sqrt{2}} \text{[A]}, \quad E = \frac{E_m}{\sqrt{2}} \text{ [V]}$$

　（4）　瞬時値の式は，$i = I_m \sin \omega t$ [A]，$e = E_m \sin \omega t$ [V] で表わされる。

9．RLC基本回路

回路構成	抵抗, リアクタンス [Ω]	電流 [A]	電圧基準の電流位相
抵抗R	R	$\dfrac{E}{R}$	同相
コイルL	$X_L = \omega L$　誘導性	$\dfrac{E}{\omega L}$	$\dfrac{\pi}{2}$ の遅れ
コンデンサC	$X_C = \dfrac{1}{\omega C}$　容量性	ωCE	$\dfrac{\pi}{2}$ の進み

10．交流電力

　　負荷に加える電圧 E [V]，負荷電流 I [A]，力率$\cos\varphi$ [%] とすると，次のようになる。

　　有効電力　$P = EI \cos \varphi$ [W]

　　無効電力　$Q = EI \sin \varphi$ [var]

　　皮相電力　$S = EI$ [V・A]

11. 三相交流

（1）　大きさと周波数は等しいが，互いに位相差が $\dfrac{2\pi}{3}$ [rad] ずつずれている。

（2）　結線方法は，Y結線，Δ結線及びV結線がある。

（3）　Y結線では，線電流と相電流は等しく，線間電圧＝$\sqrt{3}$ 相電圧の関係がある。

（4）　Δ結線では，線電流＝$\sqrt{3}$ 相電流の関係があり，線間電圧と相電圧は等しい。

12. 三相電力

線間電圧 V [V]，線電流 I [A]，力率$\cos\varphi$ [%] とすると，次のようになる。

三相電力　$P=\sqrt{3}\,VI\cos\varphi$ [W]

13. 指示電気計器の分類と用途

種　　類	用　　途	種　　類	用　　途
可動コイル形	直流	誘導形	交流
可動鉄片形	交流	非絶縁熱電対	直流・交流
空心電流力計形	直流・交流	整流器	交流

14. ホイートストンブリッジ

$PR=XQ$の関係があると，検流計に電流が流れない。

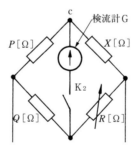

ホイートストンブリッジ

第1章　演習問題

1．下記の回路図について，次の問いに答えなさい。
 （1）　合成抵抗 R [Ω] を求めなさい。
 （2）　R_1 に加わる電圧 V_1 [V]，流れる電流 I_1 [A] を求めなさい。
 （3）　R_2，R_3 に流れる電流 [A] を求め，それぞれに加わる電圧 V_2 [V]，V_3 [V] を求めなさい。

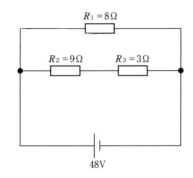

2．「キルヒホッフの法則」を用いて，各抵抗を流れる電流 I_1 [A]，I_2 [A]，I_3 [A] を求めなさい。

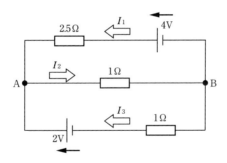

3．100 V，200 W の電熱器がある。この電熱器を95 V の電圧で使用したとき，消費される電力 [W] を求めなさい。

4．次の式で表される正弦波交流がある。実効値 E [V]，実効値 I [A] と周波数 f [Hz] を求めなさい。
 $$e = 5.64 \sin (100\pi t) \text{ V} \qquad i = 14.1 \sin (120\pi t) \text{ A}$$

5．RLC 直列回路に100 V の正弦波交流電圧を加えると，電流が 2 A 流れた。誘導リアクタンス100 Ω，容量リアクタンス70 Ω したときの，抵抗 [Ω] を求めなさい。

6．ある交流回路に200Vの電圧を加えたとき，5Aの電流が流れ，消費された有効電力は600Wであった。このときの皮相電力［V・A］，力率cosφ，無効電力［var］を求めなさい。

7．三相交流回路において線間電圧100V，線電流10Aであった。次の問いに答えなさい。
　（1）　負荷がΔ結線であった。この負荷の相電圧［V］と相電流［A］を求めなさい。
　（2）　負荷がY結線であった。この負荷の相電圧［V］と相電流［A］を求めなさい。

8．次の　　　　　に適切な語句を入れなさい。
　（1）　電圧を測定するには，　a　を負荷と　b　に接続する。
　（2）　電流を測定するには，　a　を負荷と　b　に接続する。
　（3）　指示計器の目盛板に記載されている記号のうち，　～　は　a　を表わし，　　は　b　を表す。

9．次の測定レンジの場合，各値を読みなさい。
　（1）　ACV（交流電圧）300
　（2）　ACV（交流電圧）120
　（3）　DCV（直流電圧）3
　（4）　Ω（抵抗）×1
　（5）　Ω（抵抗）×1k

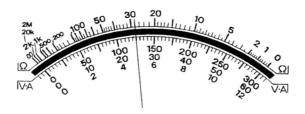

10．回路計（アナログ）で抵抗を測定する場合の使用方法について，正誤判定をしなさい。
　（1）　測定端子間を短絡して，指針が振れないときは，回路計の電池の消耗やヒューズの断線が考えられる。
　（2）　測定中，測定レンジを切り替えたときは，ゼロオーム調整をしなくてもよい。
　（3）　ある電線の断線診断を行った。断線の場合，指針は0オームを指し，正常の場合は，∞（無限大）を指す。
　（4）　回路計を使用しないときは，回路計の電池が消耗してしまうので，抵抗レンジ以外のレンジかOFFにしておく。

第2章
電気機器

　電気機器には電動機，発電機，変圧器
など，多くの種類があり，それぞれの生
産現場や各種の機器の動力源として使用
されている。

　本章では生産現場，事務所及び一般家
庭に広く用いられている機器や器具を中
心に，その原理，構造，特性，取り扱い
方について学ぶ。

　また，電気機器の働きを理解するため
には，電気と磁気の関係を十分に理解し
ておく必要がある。そこで，電流と磁気
の関係，電磁力及び磁気による起電力に
ついても学ぶ。

第1節　電流と磁気

1.1　電流の磁気作用

（1）　磁気の概念

a　磁石と磁力

　磁鉄鉱という鉱石がある。この鉱石は鉄粉，小鉄片などの軽い鉄を吸引する。この原因となるものを磁気といい，磁気を帯びているものを磁石という。

　磁石は，両端に強い磁性を生じ，それを磁極という。図2−1に示すように，磁石を水平につるすと，磁石は南北の方向に静止する。北を向いている磁極を北極又はN極といい，南を向いている磁極を南極又はS極という。

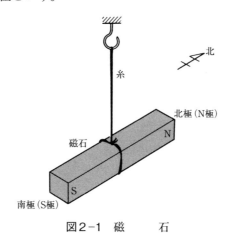

図2−1　磁　　石

　磁極のもつ磁性の強さは，磁気量によって決まる。磁極の強さの単位にはウェーバ［Wb］を用いる。

　磁石の二つの磁極間には，吸引力又は反発力が働く。この力を磁力という。

　磁極間に働く磁力の大きさは，両極間の強さの積に比例し，磁極間の距離の2乗に反比例する。また，その方向は，両磁極を結ぶ直線上にある。

　両磁極間に働く力は，両磁極が同種のときは反発し，異種のときは吸引する。これを磁極に対する「クーロンの法則」という。m_1［Wb］，m_2［Wb］の磁極が真空中で，r［m］の距離にあるとき，磁極間に働く磁力の大きさF［N］は，次式で表される。力の大きさの単位にはニュートン［N］を用いる。

$$F = 6.33 \times 10^4 \frac{m_1 m_2}{r^2} \ [\text{N}] \ \cdots\cdots\cdots\cdots\cdots\cdots\cdots\cdots\cdots\cdots (2-1)$$

b　磁界と磁束

　磁力の働くところを磁界という。磁界の強さは，磁界中に正の単位磁極を置いたとき，これに働く磁力の大きさと方向で表す。

　なお，磁力の大きさを，その点の磁界の大きさ，磁力の方向を，その点の磁界の方向としている。磁界の大きさの単位にはアンペア毎メートル［A/m］を用いる。

　1 A/mとは，1 Wbの磁極に1Nの磁力の働く磁界の大きさである。一般に，H［A/m］の磁界中に m［Wb］の磁極を置いたとき，これに働く磁力をFとすると，

$$F = mH \ [\mathrm{N}] \quad\cdots\cdots\cdots\cdots\cdots\cdots\cdots\cdots\cdots\cdots\cdots\cdots\cdots\cdots\cdots\cdots\cdots\cdots\cdots (2-2)$$

となる。

　磁界中に正の小磁極を置き，この小磁極が自由に移動できるようにしておけば，小磁極はこれに働く磁力の方向に移動して図2－2に示すような形を描く。

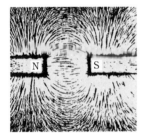
（a）磁石と鉄粉（N，S極）

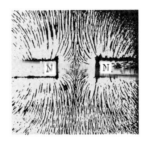
（b）磁石と鉄粉（N，N極）

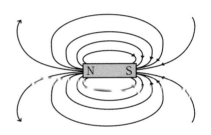
（c）磁　力　線

図2-2　磁　力　線

　磁界の各点について，このような線を描けば，これらの線の方向と密度から磁界の状態を表すことができる。このような仮想的な線を磁力線という。磁力線はN極から出てS極に入る。

　磁力線も，一つの磁極からは磁極の強さ1 Wb当たり1本の磁気的な線が出るものとして取り扱うと便利である。このように考えた磁気的な線を磁束という。磁束の単位もウェーバ［Wb］が用いられる。磁界の大きさは磁束の密度で表すことが多く，この磁束密度の単位にはテスラ［T］を用いる。[8]

　磁界の大きさH［A/m］と磁束密度B［T］の間には，

$$B = \mu H \ [\mathrm{T}] \quad\cdots\cdots\cdots\cdots\cdots\cdots\cdots\cdots\cdots\cdots\cdots\cdots\cdots\cdots\cdots\cdots\cdots\cdots (2-3)$$

の関係がある。

（8）磁束密度の単位にはテスラ［T］のほかに，ガウス［Gauss］（1T＝10^4 Gauss）の単位も多く用いられている。

ただし，μは透磁率で物質によって異なる。真空又は空気中では，

$$\mu_0 = 4\pi \times 10^{-7} \quad \cdots\cdots\cdots\cdots\cdots\cdots\cdots\cdots\cdots\cdots\cdots\cdots\cdots\cdots\cdots\cdots\cdots\cdots\cdots \quad (2-4)$$

となる。鉄のような強磁性体では，

$$\mu = \mu_0 \mu_\gamma \quad \cdots\cdots\cdots\cdots\cdots\cdots\cdots\cdots\cdots\cdots\cdots\cdots\cdots\cdots\cdots\cdots\cdots\cdots\cdots\cdots \quad (2-5)$$

と表される。ここでμ_0は，真空（空気中）の透磁率：$4\pi \times 10^{-7}$，μ_γは比透磁率である。このμ_γは，真空（空気中）の透磁率の比を表していて，この値が大きい材料ほど，磁束を集めやすい性質をもつ。

c　磁　　化

鉄片を磁界中に置くと，鉄片には図2-3に示す極性に磁気を生じて磁石となる。このように，磁界中の物体が磁気をもつことを磁化されたという。

磁界中で磁化される物体を磁性体という。磁性体の中でも磁化される程度が強く，周囲の磁界を取り除いても磁気が残るものを強磁性体という。強磁性体には，鉄，ニッケル，コバルト及びそれらの合金がある。

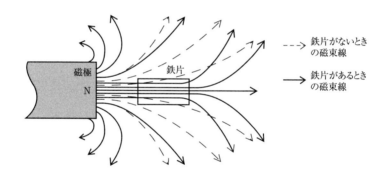

図2-3　磁化された強磁性体

（2）　電流と磁界

a　電流の磁気作用

図2-4に示すように，南北の方向に静止している磁針の上部に，これと平行に電線を置き，この電線に直流電流を流せば，磁針は今まで静止していた方向から移動する。

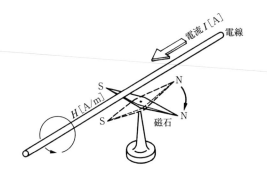

図2-4　電流による磁界

　これは，電流が流れている導体の周囲に磁界が生じ，磁気作用により磁針が動いたためである。電流による磁界は，電流を中心とした同心円状に生じる。

　電流の方向と磁界の方向の関係は，図2-5に示すように，右ねじの進む方向に電流を流すと，ねじの回転する方向に磁界が生じる。図2-5（b）は，この関係を平面上に表したもので，⊗印は電流が紙面の表側から裏側に，●印は裏側から表側に向かう方向を表している。これを「アンペアの右ねじの法則」という。

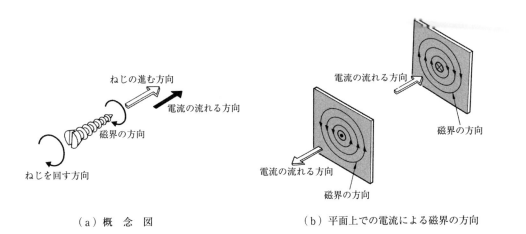

（a）概　念　図　　　　　　　　　　　（b）平面上での電流による磁界の方向

図2-5　アンペアの右ねじの法則

b　鉄の磁化とヒステリシス

　図2-6に示すように，コイルに電流I［A］を流すと，コイル内に磁界が生じる。

　コイルに鉄心を入れると，鉄心はコイル内の磁界により磁化されて磁石となる。このような磁石を電磁石という。

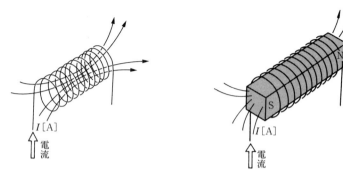

（a）円筒形コイル（空心コイル）による磁界　　　（b）磁化された鉄心の磁極の現れ方

図2-6　電　磁　石

　電磁石の極性の強さは，コイルに流す電流の値によって変化する。また，電流の流れる方向を変えると磁極も変わる。

　鉄心を磁界中に入れて磁化する場合，その磁化の度合い，つまり磁束密度B［T］は，磁化力H［A/m］を増してもどこまでも大きくなるわけではなく，図2-7に示す$B-H$曲線のようになる。

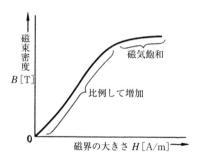

図2-7　$B-H$曲線

　磁化力H［A/m］は，コイルに流す電流に比例する。したがって，B［T］とH［A/m］の関係は，B［T］とI［A］の関係と表すこともできる。この曲線を磁化曲線という。

　H［A/m］の小さい間は，B［T］はほぼH［A/m］に比例して増加する。しかし，H［A/m］がある値以上になると，H［A/m］が増加してもB［T］はほとんど増加しなくなる。これを磁気飽和という。

　一般に鉄のような強磁性体を磁化し，その後，磁化力H［A/m］を取り去っても，中性の状態に戻らず少量の磁気が残る。

　磁化されていない鉄心をはじめて磁化させるには，図2-8に示すようにする。

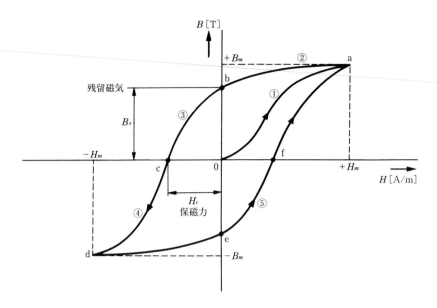

図2-8　ヒステリシスループ（ヒステリシス曲線）

（1）　0→aの経路①について

まず，磁化力を0から$+H_m$［A/m］まで少しずつ増加させていくと，磁束密度は0−aの磁化曲線となる。磁化曲線がa点に達して磁束密度は$+B_m$［T］となる。

（2）　a→bの経路②について

次に磁化力H［A/m］が減少していくと，磁束密度の減少は最初の磁化曲線とは一致せず，曲線abとなる。磁化力H［A/m］を0にしても，磁束密度は0b（$=B_r$［T］）に相当する値が残る。これを残留磁気という。

（3）　b→cの経路③について

この残留磁気を打ち消し，磁束密度を0にするためには，反対方向の磁化力0c（$=H_c$［A/m］）を加えなければならない。このH_c［A/m］を保磁力という。

（4）　c→dの経路④について

さらに磁化力を負の方向に増していくと，磁化力が$-H_m$［A/m］になり，鉄心は反対方向にcdのように磁化される。このときの磁束密度は$-B_m$［T］となる。

（5）　d→e→f→aの経路⑤について

最後に，磁化力を正の方向に増加していくと，e，f，aの経路をたどってa点に帰る。このように磁化力が$+H_m$［A/m］と$-H_m$［A/m］の範囲で一巡すると，磁束密度B［T］もまた，$+B_m$［T］から$-B_m$［T］まで変化する。その変化はa，b，c，d，e，f，aという閉曲線となる。

この場合のH［A/m］とB［T］の関係を表す曲線を，ヒステリシスループ（ヒステリシス曲線）という。

c　磁気回路

　電気機器には，磁気回路を利用したものが多い。磁気回路は，鉄心などの強磁性体で磁束の通路を作り，鉄の上に巻線を施し，その巻線に電流を流して，その起磁力により，鉄による磁束の通路に多くの磁束を生じさせるものである。

　図2-9（a）は変圧器で，鉄心と巻線により磁気回路を形成し，一次側に電圧を加え電流を流して鉄心に磁束を作り，二次側から再び電圧を得ている。また，図2-9（b）は直流機の磁気回路で，磁束は磁極鉄心，回転子鉄心（電機子鉄心），継鉄（外枠）などを通る。

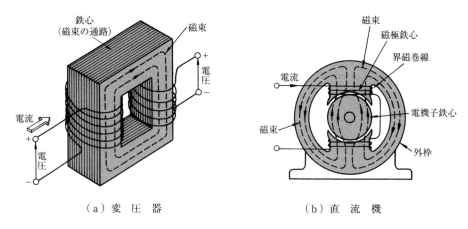

（a）変圧器　　　　　　　　　　　（b）直流機

図2-9　磁気回路

　磁気回路中に生じる磁束 Φ［Wb］は，巻線の巻回数 N［回］及び巻線に流れる電流 I［A］による起磁力 IN［A］の大きさと，磁束の通路の材料や形状などによって決まり，次式で表される。

$$\Phi = \frac{IN}{R}\ [\mathrm{Wb}] \cdots\cdots\cdots\cdots\cdots\cdots\cdots\cdots\cdots\cdots\cdots\cdots\cdots\cdots\cdots\cdots\cdots\cdots (2-6)$$

この式に用いる R［Ω］を磁気抵抗といい，単位には毎ヘンリー［H^{-1}］を用いる。

　磁気回路の磁気抵抗の大きさは，磁束の通路の長さに比例し，通路の断面積と鉄心材料の比透磁率に反比例する。

d　電磁力とフレミングの左手の法則

　磁界内に電流の流れている導線を置くと，その導体には力が働く。図2-10に示すように，磁石の磁極の間にコイルを置き，電気回路のスイッチを閉じて磁界の中にあるコイルに電流を流すと，コイルは矢印の方向に振れる。これは，コイルに流れた電流と磁界の相互作用によって，矢印の方向に力が生じたためである。

　一般に，磁界中にある導体に電流を流すと導体に力が働く。この力を電磁力という。

　コイルに働く電磁力の方向（図2-11）は，図2-12に示すように，左手の親指，人差し指，中指を互いに直角になるように開き，人差し指を磁界の方向に，中指を電流の方向に向けると，親指の方向に電磁力が働く。これを「フレミングの左手の法則」という。

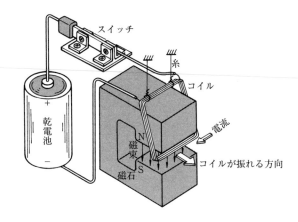

図2-10　電磁力の発生

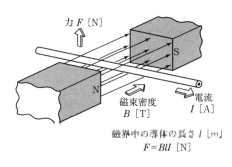

図2-11　電磁力の方向

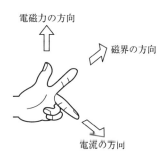

図2-12　フレミングの左手の法則

　電磁力は，電気エネルギーを運動のエネルギーに変換する。電磁力を応用したものに，電動機や指示電気計器などがある。

1.2　電磁誘導（作用）

　導体に電流を流すと磁界が生じる。また，磁界によって導体に起電力を生じる現象がある。これを電磁誘導という。導体に生じる起電力を誘導起電力といい，導体に流れる電流を誘導電流という。

（1）　レンツの法則

　図2-13に示すように，コイルに磁石を近づけたり遠ざけたりすると，コイルに接続されている検流計の指針が振れる。これは，磁石の位置を変化させると，コイル内を通る磁界の強さが変化することにより，コイルに誘導起電力が生じるためである。この誘導起電力によって誘導電流が流れ，検流計の指針が振れる。

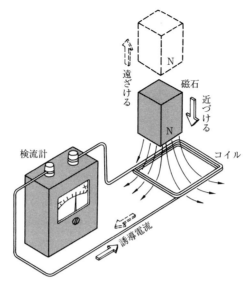

図2-13　電磁誘導作用

　コイルに生じる誘導起電力 e ［V］の方向は，図2-14に示すように，コイルを通る磁束が増加するときは，これを減少させる方向に生じ，また，減少するときは，増加させる方向に生じる。誘導起電力の方向は，磁束の変化を妨げる方向に生じる。この関係を「レンツの法則」という。

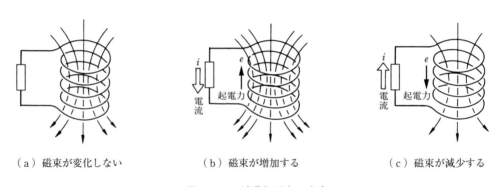

（a）磁束が変化しない　　　　（b）磁束が増加する　　　　（c）磁束が減少する

図2-14　誘導起電力の方向

（2）　フレミングの右手の法則

　導体が磁界中で運動して磁束を切ると，導体には誘導起電力が生じる。

　起電力 e ［V］の大きさは，図2-15に示すように，磁束密度 B ［T］の平等磁界中に長さが l ［m］の導体を磁界と直角方向に置いて，磁界，導体の方向とも直角の方向に v ［m／s］の速度で移動させると，次式で表される。

$$e = Blv \text{ ［V］} \cdots\cdots\cdots\cdots\cdots\cdots\cdots\cdots\cdots\cdots\cdots\cdots\cdots\cdots\cdots (2-7)$$

　また，誘導起電力の方向は，図 2 −16に示すように，右手の親指，人差し指，中指を互いに直角になるように開き，人差し指を磁界の方向に，親指を運動の方向に向けると，中指の方向に誘導起電力が生じ，電流が流れる。これを「フレミングの右手の法則」という。

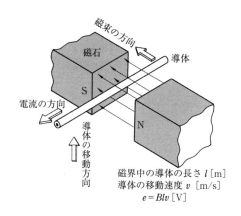

磁界中の導体の長さ l [m]
導体の移動速度 v [m/s]
$e = Blv$ [V]

図2−15　起電力の方向

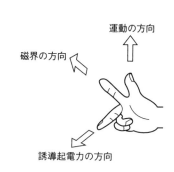

図2−16　フレミングの右手の法則

　発電機は，この電磁誘導を利用したものである。交流発電機は，図 2 −17に示すように，平等磁界の中にコイルを入れ，磁界と直角な軸の周りを一定の速度で回転させると，コイルには周期的に変化する誘導起電力が発生する。この誘導起電力をコイルに取り付けられたスリップリング，ブラシを通して取り出すと，図 2 −18に示すような正弦波状に変化する誘導起電力が得られる。

　このように，方向と大きさとが周期的に変化する電圧を交流電圧という。

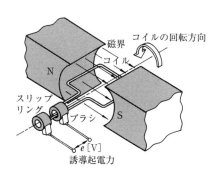

図2−17　交流発電機の原理

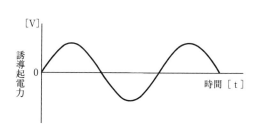

図2−18　正弦波交流

（3）　自己誘導作用

　図 2 −19に示すように，コイルに電流 I [A] を流すと，電流 I [A] に比例した磁束 Φ [Wb] が生じる。

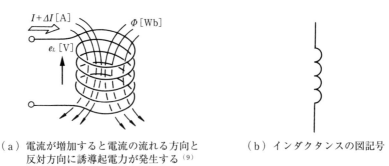

（a）電流が増加すると電流の流れる方向と
　　　反対方向に誘導起電力が発生する[9]　　　　　（b）インダクタンスの図記号

図2-19　自 己 誘 導

　この磁束Φ[Wb]はコイルの中を貫く。電流I[A]が変化すると，電流I[A]に比例して磁束Φ[Wb]も変化する。磁束が変化すると，「レンツの法則」に従って，コイルには誘導起電力e_L[V]が生じる。このように，コイルを流れる電流が変化したとき，そのコイルに誘導起電力の生じる現象を自己誘導という。

　誘導起電力の大きさは，コイルの巻数をN回とすれば，

$$e_L = -\frac{N\Delta\Phi}{\Delta t}\ [\text{V}] \cdots\cdots\cdots\cdots\cdots（2-8）$$

となる。電流によって生じる磁束は電流に比例するから，式（2-8）は，

$$e_L = -N\frac{\Delta\Phi}{\Delta t} \propto -\frac{\Delta I}{\Delta t}\ [\text{V}] \cdots\cdots\cdots\cdots\cdots（2-9）$$

としてもよい。したがって，比例定数をLとおけば，

$$e_L = -L\frac{\Delta I}{\Delta t}\ [\text{V}] \cdots\cdots\cdots\cdots\cdots（2-10）$$

となる。

　Lはコイルによって定まる比例定数で，これを自己インダクタンスといい，単位はヘンリー[H]を用いる。1Hの自己インダクタンスは，電流が，1秒間に1Aの割合で変化するときに1Vの起電力が生じる大きさである。

（4）　相互誘導作用

　図2-20に示すように，独立した2個のコイルPとSを近づけておき，一方のコイルPに電流I_P[A]を流すと，電流I_P[A]によって磁束Φ_P[Wb]が生じる。

（9）図2-19（a）の上向きの矢印e_Lは，誘導起電力が発生する方向を示している。
　　　ただし，誘導起電力の正方向は，磁束が増加する電流の方向（下向き）に定義され，式（2-8）で表される。式（2-8）の負符号は，「磁束変化を妨げる方向に誘導起電力が発生する」という「レンツの法則」を表す。

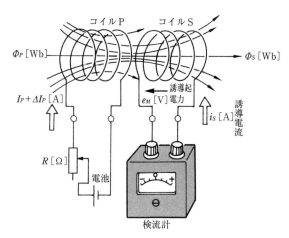

図2-20　相互誘導

　磁束Φ_P［Wb］の一部又は全部がコイルSを貫く。このとき，コイルPに流れる電流I_P［A］をΔI_P［A］だけ変化させると，磁束Φ_P［Wb］も変化し，コイルSには誘導起電力e_M［V］が生じる。この誘導起電力により誘導電流i_S［A］が流れる。この現象を相互誘導という。

　誘導起電力e_M［V］は，Δt［s］当たりの電流変化分ΔI_P［A］に比例し，次式で表される。

$$e_M = M\frac{\Delta I_P}{\Delta t}\;[\text{V}] \quad\cdots\cdots\cdots\cdots\cdots\cdots\cdots\cdots\cdots\cdots\cdots (2-11)$$

　ここで，Mを相互インダクタンスといい，単位には自己インダクタンスと同じ単位のヘンリー［H］を用いる。1Hの相互インダクタンスは，一方のコイルの電流が1秒間に1Aの割合で変化したとき，他方のコイルに1Vの誘導起電力が生じる大きさである。

（5）　電磁誘導作用の応用

　図2-21に示すように，一次コイルPと二次コイルSとの間に鉄心を入れると，漏れ磁束が少なくなり，相互誘導作用が強くなる。このように，鉄心にコイルを巻き付けたものを変圧器

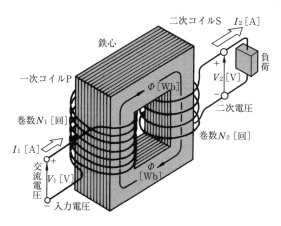

図2-21　変圧器の原理

という。

　一次コイルPに正弦波交流電圧を加えると，一次コイルPに一次電流 I_1 が流れ，正弦波状に変化する磁束 $\varPhi$ [Wb] が生じる。一次コイルPには，自己誘導作用による正弦波状に変化する起電力が生じて，一次コイルPに加えた一次電圧 V_1 [V] とつり合っている。

　また，二次コイルSも，正弦波状に変化する起電力 V_2 [V] を生じ，二次電流 I_2 が流れる。いま，漏れ磁束がないとして，一次コイルPで生じた磁束 $\varPhi$ [Wb] が全部二次コイルSを貫くものとし，一次コイルP及び二次コイルSの巻数を，それぞれ N_1，N_2 とすれば，

$$V_1 = N_1 \frac{\varDelta \varPhi}{\varDelta t}, \quad V_2 = N_2 \frac{\varDelta \varPhi}{\varDelta t} \ [\text{V}] \quad\cdots\cdots\cdots\cdots\cdots\cdots\cdots\cdots (2-12)$$

の関係から，

$$\frac{V_1}{V_2} = \frac{N_1}{N_2} \quad\cdots\cdots\cdots\cdots\cdots\cdots\cdots\cdots\cdots\cdots\cdots\cdots (2-13)$$

$$V_2 = \frac{N_2}{N_1} V_1 \ [\text{V}] \quad\cdots\cdots\cdots\cdots\cdots\cdots\cdots\cdots\cdots\cdots (2-14)$$

となり，二次側電圧は $\frac{N_2}{N_1}$ に比例する。

　このように，コイルの巻数比を適当に選ぶことにより，任意の電圧を得ることができる。これが変圧器の原理である。

（6）　うず電流と鉄損

　図2-22に示すように，永久磁石の空隙部に円板を設け，この円板を回転させると導体である円板は磁束 $\varPhi$ [Wb] を切って回転する。円板が回転すると，図2-23に示すように，導体中に誘導起電力が生じ，この起電力により導体中にうず状に電流が流れる。

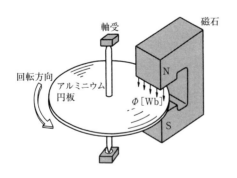

図2-22　磁束を切って回転する円板

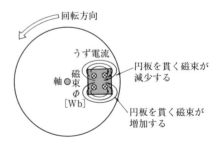

円板の上部より見た場合

図2-23　円板に生じるうず電流

　また，図2-24に示すように，鉄や銅などに入り込む磁束 $\varPhi$ [Wb] が変化すると，鉄や銅の表面に誘導起電力が生じ，その磁束変化を妨げようとする方向に電流が流れる。この電流を

うず電流という。うず電流は，磁束の周波数が高くなるほど，鉄や銅の表面に，より強くうず電流が生じ，磁束は挿入しにくくなる。

鉄心にうず電流が流れると，鉄心の抵抗によって電力損失が生じる。これを防ぐために，鉄心相互間を電気的に絶縁した薄い鉄板を重ねて使用する。このような鉄心を積層鉄心という。

電気機器などでは交流を用いた場合，うず電流による電力損失は発熱作用を伴い，損失となる。これをうず電流損という。鉄心には，この他にヒステリシス損があり，この両者を合わせた損失を鉄損という。

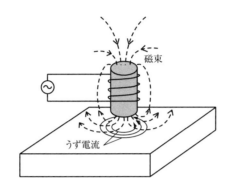

図2-24 鉄や銅に生じるうず電流

1.3 電磁力応用

（1） 電磁力の応用例

a 電磁石

鉄心にコイルを巻いて電流を流すと，磁石として働く。電磁石は，この機械力を利用する方法である。磁石は，鉄などに対して吸引力を発生するが，この力を制御することはできない。一方，電磁石は，電流をオン・オフ又は変化させることにより，吸引力を制御することができる。これを用いて，電磁チャック，つり上げ電磁石，電磁クラッチなどに応用できる。

電磁チャックは，工作機械に用いて，鉄材のような強磁性体の工作物を固定するために使われる。取り付け，取り外しがスイッチのオン・オフで簡単にできる利点がある。

つり上げ電磁石は，鉄材をクレーンなどで移動するのに用いられる。電磁石をオン・オフすることにより，ワイヤーや容器を使わずに直接取り扱うことができ，迅速で安全性の高い作業となる。

電磁クラッチは，回転力の伝達を機械的な操作を行うことなく，電磁石の電流のオン・オフで制御することができる。電磁石と鉄の円板で構成され，クラッチを頻繁にかつ高速に動作させるところに用いられる。励磁電流をコントロールすることにより，負荷の回転速度を変化させることもできる。

b　起電導磁石の応用

電磁石で大きな力を発生させようとすると，大きな電流をコイルに流す必要があり，コイルの発熱と電源が大きくなり，実用には限度がある。電気抵抗がゼロになる超電導線材を用いてコイルを作ると，強力な電磁石を作ることができる。この応用として，医療用MRI（核磁気共鳴現象で断層的に生体内の可視化像を得る技術）のマグネットや磁気浮上式鉄道などに用いられている。磁気浮上式鉄道は，電磁力で軌道上を浮いた状態で走ることができるため，高速走行が可能である。

（2）　電磁ブレーキ

ブレーキは，回転体に機械的摩擦を加えて制動（ブレーキ）するのが一般的であるが，ここでは電気的にブレーキをかける方法として電動機を用いたブレーキと，うず電流によるブレーキについて述べる。

電動機で駆動している負荷の回転を，駆動に用いている電動機を用いてブレーキをかけるには，発電抵抗ブレーキと電力回生ブレーキの二つの方式がある。電動機は，負荷の回転運動のエネルギーを吸収して，発電機として動作することもできる。

a　発電抵抗ブレーキ

電動機を発電機として動作させた出力に抵抗をつなぐと電流が流れ，電力が消費される。これによって回転エネルギーが吸収され，回転が制御される。この方式を，発電抵抗ブレーキという。吸収したエネルギーは熱になるので，大形の抵抗器が必要になる。

b　電力回生ブレーキ

電力回生ブレーキは，発電された電力を電源側に返す方式である。回転エネルギーは電力エネルギーに変換され，電源側で消費されるので，ブレーキ力として働く。電力回生ブレーキは，回転エネルギーを再利用できる利点があり，省エネルギー化を考慮した電車や電気自動車に用いられている。ただし，停電のときに動作しない欠点もあるので，他のブレーキシステムを併用すべきである。

c　うず電流ブレーキ

直流によって作られた磁界中を鉄心が回転すると，鉄心中にうず電流が発生する。そのうず電流による発熱で回転エネルギーを吸収する方式が，うず電流ブレーキである。うず電流ブレーキは，非接触にブレーキがかけられるので，消耗品を必要としないという利点がある。

第2節　電気機器

2.1　電気機器の総説

（1）　電気機器の種類

　電気機器には多くの種類があり，それぞれの用途により使い分けられている。電気機器は，電気のもつエネルギーを，動力源や熱源など用途に適したものに変換して使用する。電気機器の主要なものとしては，

　　発電機：機械的な力のエネルギーを電力に変換する機械

　　電動機：電気エネルギーを動力に変換する機械

　　変圧器：交流電力の電圧の大きさを変える装置

　　整流器：交流電力を直流電力に変換する装置

などがある。

　発電機や電動機のように，回転部をもつ電気機器を回転機といい，変圧器，整流器のように，回転部をもたない電気機器を静止器という。

（2）　温 度 上 昇

　電気機器を使用すると機器の温度が上昇する。温度上昇の原因には，電気機器の巻線に電流が流れることにより，巻線の抵抗と電流による I^2R 損失（銅損），また，鉄心の中の磁束が変化することによって生じる損失（鉄損）による発熱がある。

　このように電気機器は，銅損と鉄損によって機器の温度が上昇する。電気機器の温度が上昇すると，電気機器に使用されている絶縁物が劣化して，電気機器の寿命を短くする。電気機器の寿命を損なわないためには，電気機器の温度上昇に注意しなければならない。

　電気機器の最高温度上昇の許容温度は，絶縁物の種類によって異なる。絶縁物の種類とその最高許容温度を表2－1に示す。電気機器の最高許容温度上昇の値は，電気機器に使用されている絶縁物によって定まる。

表2-1　耐熱クラス及び温度（JIS C 4003：2010（参考））

耐熱クラス	温度〔℃〕	絶縁物の例
Y	90	木綿，絹，紙など
A	105	木綿，絹，紙などの材料で構成され，ワニス類を含浸し，又は油中に浸したもの
E	120	エナメル線用エポキシ樹脂，フェノール樹脂で処理した紙積層品など
B	130	マイカ・ガラス繊維などの材料を接着材料とともに用いて構成されたもの
F	155	マイカ・ガラス繊維などの材料をシリコンアルキド樹脂などの接着材料とともに用いて構成されたもの
H	180	マイカ・ガラス繊維などの材料をケイ素樹脂又は同等の性質を持った材料からなる接着材とともに用いたもの
N	200	生マイカ・磁器などを単独で用いて構成されたもの，又は接着材料とともに用いたもの
R	220	
250	250	

注：250℃を超える温度は25℃間隔で増し，耐熱クラスも，それに対応する温度の数値で呼称する。

（3）定　　格

　電気機器の使用限度を示すものに定格がある。電気機器の定格とは，例えば，定格出力が50kWの直流発電機であれば，50kWまでの出力を負荷に供給することができる。定格には，この他に電圧，電流，回転数，周波数などがある。

　また，電気機器によっては，長時間連続して運転する機器や，短時間しか運転しない機器もあるので，電気機器の定格には，連続定格と短時間定格が定められている。

　連続定格とは，長時間連続して機器を運転しても，機器の温度が表2-1に示した温度以上に上昇しないということである。短時間定格とは，例えば，30分定格なら30分以内の使用であれば，機器の温度が最高許容温度を超えないということである。短時間定格には，30分定格，60分定格など，運転可能な時間で定格値が定められている。

　これらの定格は，機器のよく目につくところに銘板を取り付け，この銘板に必要事項が記してある。

2.2　直　流　機

（1）直流機の構造と原理

　直流電動機は，図2-25に示すように，磁極N，Sを固定子として，その間に回転子コイルを置き，このコイルを整流子と呼ぶ銅片S_1，S_2に取り付ける。

　整流子にブラシB_1，B_2を接触させる。このブラシに直流電源を接続して回転子コイルに電

流を流すと，コイル辺ab及びcdと磁極の磁束との間に「フレミングの左手の法則」により，電磁力が働き，コイルは矢印の方向に回転する。コイルが回転して，図2－25（c）に示す位置にくると，整流子S_1がブラシB_2に，S_2がB_1に接触し，コイルを流れる電流の方向が反対になる。コイル辺a，b，c，dに働く電磁力は，図2－25（c）の矢印の示す方向に働き，コイルには引き続いて図2－25（b）の場合と同じ方向にトルクが生じ，コイルは回転を続ける。

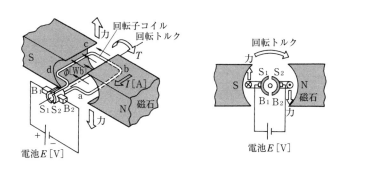 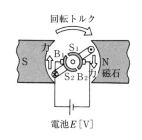

（a）直流電動機の構造　　（b）電流を流し始めたとき　　（c）コイルに流れる電流が反対になるとき

図2-25　直流電動機の原理

　直流発電機の場合は，電動機の電源として用いた電池をブラシから外し，今度は回転子コイルを外部から回転させると，コイル辺ab及びcdは，固定子磁極（永久磁石）の磁束を切り，コイルには電磁誘導作用「フレミングの右手の法則」により，誘導起電力が生じる。この起電力は，コイル辺がN極側及びS極側を通過するたびに，交互にその方向が変わるので，コイルに生じる起電力は，交流起電力となる。

　しかし，コイルに取り付けられた整流子及びブラシの働きにより，ブラシB_1，B_2間には，一定方向の起電力，すなわち直流起電力を取り出すことができる。

（2）　直流機の種類

　直流機は，励磁電源の取り方，界磁巻線と電機子巻線の接続の方法によって，次のような種類がある。

a　他励磁電動機

　他励磁電動機は，図2－26に示すように，界磁電流を他の直流電源から加えるもので，これを接続図で示すと図2－26（b）のようになる。

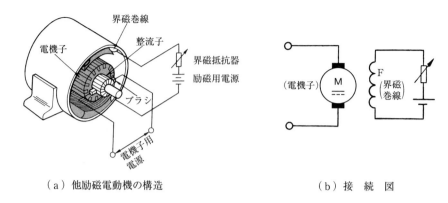

　（a）他励磁電動機の構造　　　　　　　（b）接　続　図

図2-26　他励磁電動機

b　分巻電動機

分巻電動機は，図2-27に示すように，界磁巻線Fと電機子を並列に接続したものである。

c　直巻電動機

直巻電動機は，図2-28に示すように，界磁巻線Fを電機子に接続したものである。界磁巻線には，電機子電流が流れるために，太い電線が使用されている。

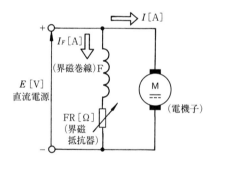

図2-27　分巻電動機の接続図

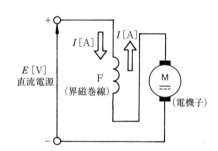

図2-28　直巻電動機の接続図

d　複巻電動機

複巻電動機は，図2-29に示すように，直巻界磁巻線F_Sと分巻界磁巻線Fを接続したものである。

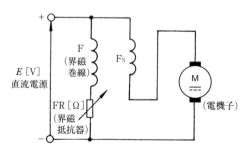

図2-29　複巻電動機の接続図

　直流発電機も直流電動機と同じで，界磁巻線と電機子を接続する方法により，電動機の場合と同様に分類されている。

（3）　直流機の特性

　直流電動機の回転速度 N [min^{-1}] は，電源電圧 E [V] にほぼ比例し，界磁磁束 $\varPhi$ [Wb] に反比例する。また，トルク T [N・m] は，界磁磁束 $\varPhi$ [Wb] と電機子電流 I [A] との相乗積に比例する。

$$N = \frac{E}{K\varPhi}\ [\text{min}^{-1}] \cdots\cdots\cdots\cdots\cdots\cdots\cdots\cdots\cdots\cdots\cdots\cdots\cdots\cdots\cdots\cdots （2-15）$$

$$T = K'\varPhi I_a\ [\text{N・m}] \cdots\cdots\cdots\cdots\cdots\cdots\cdots\cdots\cdots\cdots\cdots\cdots\cdots\cdots （2-16）$$

　　　K, K'：比例定数

それぞれの電動機の特性は，次のとおりである。

a　分巻電動機

　分巻電動機の界磁磁束は，負荷の大きさに関係なく，ほぼ一定に保たれる。したがって，速度もほぼ一定で，ほとんど変化しない。

　また，トルク T [N・m] は負荷電流に比例する。したがって，分巻電動機の負荷曲線は，図2-30に示すような特性となる。

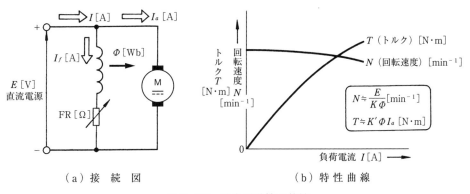

（a）接　続　図　　　　　　（b）特　性　曲　線

図2-30　分巻電動機の特性

b　直巻電動機

　直巻電動機では，負荷電流が全部励磁電流となる。したがって，界磁磁束がほぼ負荷電流に比例する。このため，回転速度 N [min^{-1}] は，ほぼ負荷電流 I [A] に反比例する。トルク T [N・m] は，ほぼ負荷電流の2乗に比例し，負荷特性曲線は，図2-31に示すようになる。

　このように，直巻電動機は速度変化が大きく，始動トルクも大きい。直巻電動機は，負荷に対応して速度が増減し，重負荷においても小さい出力で強いトルクを発生することができるので，電車用電動機やクレーン用電動機などに使用されている。

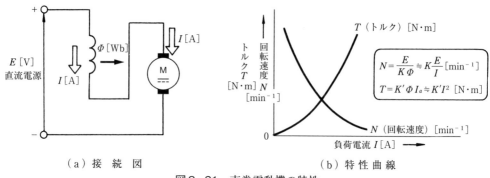

（a）接　続　図　　　　　　　　（b）特 性 曲 線

図2-31　直巻電動機の特性

（4）　速　度　制　御

　直流電動機を始動するには，図2-32に示すような始動器を使用する。これは直流電動機の電機子巻線の抵抗が極めて小さく，電動機を始動させる際に直接電源電圧を加えると過大な電流が流れて，電機子巻線を焼損させるおそれがあるためである。始動時に適当な値の始動抵抗器R_{st}〔Ω〕を電機子回路に直列に接続して，始動電流を定格電流の2倍程度に制限し，電動機の速度が増すに従って，始動抵抗器R_{st}〔Ω〕の値を順次減少させる構造となっている。

　始動器には，電源電圧が切れると自動的に始動抵抗が入るようになった無電圧開放器が付いている。

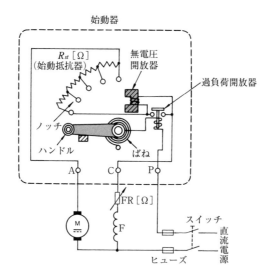

図2-32　直流電動機の始動器

　直流電動機の回転方向を変えるには，電機子電流の流れる方向か，界磁磁束のいずれかを反対の方向にすればよい。図2-33に示すように，電機子の接続を反対にするか，界磁巻線を反対に接続すると，直流電動機の回転方向は逆になる。

　直流電動機の速度は，電機子に加わる電圧の大きさに比例し，磁極の磁束の大きさに反比例

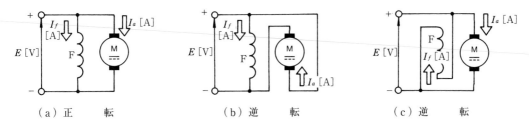

図2-33　直流電動機の回転方向の変更

する。したがって電動機の速度を変えるには，界磁磁束の大きさか，電機子電圧のいずれかを調整すればよい。

a　界磁制御

界磁制御とは，界磁の強さを変える方法で，図2-34に示すように，界磁抵抗器FR［Ω］によって界磁電流の大きさを変えて速度を制御する。この方法は，装置が簡単で取り扱いやすいため，他励，分巻及び複巻の各電動機に広く利用されている。

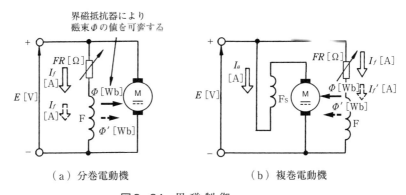

図2-34　界磁制御

b　抵抗制御

抵抗制御とは，図2-35に示すように，電機子回路に直列に抵抗器を接続し，この抵抗器による電圧降下を利用する方法である。この方法も，取り扱いが簡単で，停止状態から広い範囲の速度制御を行うことができる。

しかし，抵抗器には大きな電機子電流が流れるために大形の抵抗器を必要とし，電力損失も大きな値となる。

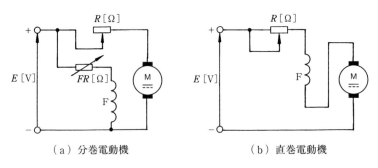

（a）分巻電動機　　　　　　　　　　　（b）直巻電動機

図2-35　抵 抗 制 御

c 電 圧 制 御

電圧制御は，電機子に加わる電圧を加減して速度を制御する方法である。一般にこの制御には，図2-36に示すようなワードレオナード方式と呼ばれる電圧制御方式が使用される。

電圧制御方式は速度制御範囲が広く，逆回転も簡単に行うことができ，制御の精度がよく，また，効率もよい。しかし，この方式は設備が複雑で，しかも高価である。電圧制御方式は，主に製鋼用の圧延機，巻上機，エレベータなどに用いられる。

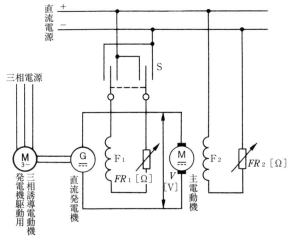

図2-36　ワードレオナード方式

2.3 交 流 機

交流機には，同期機，誘導電動機，交流整流子電動機などがある。これらの中で，誘導電動機は構造が簡単で丈夫である。また，取り扱いが簡単で，保守が容易であり，価格も安価で，動力用電動機として最も多く使用されている。

（1） 誘導電動機の原理

図2-37に示すように，永久磁石の磁極間を自由に回転できる銅円板を入れ，磁石を矢印の

方向に回すと，銅板にうず電流が生じる。このうず電流と永久磁石の磁束との作用によって，銅板は永久磁石と同じ方向に回る。誘導電動機は，この原理を応用したものである。

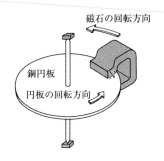

図2-37　誘導電動機の原理

　図2-38に示すように，3個のコイルを組み合わせて固定子とし，これに三相交流電流を流すと2極の回転磁界が生じる。

　この中に，回転子としてかご形をした導体を入れると，図2-38（b）に示すように，導体には電磁誘導作用によって誘導電流が流れ，この電流と回転磁界との間に電磁力が働く。このため，かご形導体は回転磁界と同じ方向にトルクを生じて，回転子は回転を始める。

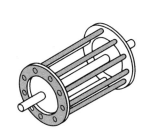

（a）回転子の構造（かご形導体）

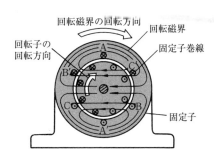

（b）回転磁界と回転子の回転

図2-38　三相誘導電動機の原理

（2）　誘導電動機の種類と構造

三相誘導電動機は，回転子の構造によって，かご形と巻線形に分けられる。

a　かご形誘導電動機

図2-39に示すかご形誘導電動機は，三相巻線を施した固定子，かご形巻線を施した回転子，軸受，ブラケットなどにより構成されており，その構造は極めて簡単である。

b　巻線形誘導電動機

巻線形誘導電動機の固定子の構造は，かご形誘導電動機と全く同じである。

　回転子は，図2-40に示すように，絶縁した導体を用いて三相巻線を施し，スリップリング及びブラシをもつ構造となっている。

　回転子巻線は，スリップリング，ブラシを通して外部の巻線抵抗器に接続される。この抵抗器の値を調整することにより，始動又は速度制御を行う。巻線形誘導電動機は，中容量以上の電動機に使用されている。

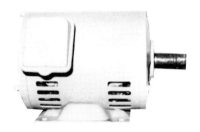

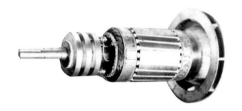

図2-39　かご形誘導電動機の外観　　　　図2-40　巻線形誘導電動機の回転子

（3）　誘導電動機の特性

　誘導電動機の固定子に三相交流を加えると，固定子には回転磁界が生じる。この回転磁界の速度を同期速度という。固定子極数を p，供給電源の周波数を f [Hz] とすれば，同期速度 Ns [min^{-1}] は，次式で表される。

$$Ns = \frac{120}{p} f \, [\text{min}^{-1}] \cdots\cdots\cdots\cdots\cdots\cdots\cdots\cdots\cdots\cdots\cdots\cdots\cdots\cdots\cdots\cdots (2-17)$$

　回転磁界は同期速度で回転するが，もし，回転子がこれと同じ速度で回転すると，回転子は全く磁束を切らず，回転子には起電力が生じないために，電流が流れずトルクも生じない。誘導電動機がトルクを発生して回転するためには，回転子の速度は同期速度以下でなければならない。

　実際の回転速度 N [min^{-1}] が同期速度より遅れる割合をすべりといい，これを s とすれば，

$$s = \frac{Ns - N}{Ns} \cdots\cdots\cdots\cdots\cdots\cdots\cdots\cdots\cdots\cdots\cdots\cdots\cdots\cdots\cdots\cdots\cdots\cdots (2-18)$$

となる。一般に s は [％] で表し，全負荷で2〜5％程度である。回転子が静止しているときは，$s = 1$ で100％であり，同期速度（無負荷で運転する場合は，ほぼ同期速度）で回転しているときは，$s = 0$ で0％である。

　また，すべり s のときの電動機の回転速度 N [min^{-1}] は，式（2-17）と式（2-18）により，次式で表される。

$$N = Ns\,(1-s) = \frac{120}{p} f(1-s) \, [\text{min}^{-1}] \cdots\cdots\cdots\cdots\cdots\cdots\cdots\cdots\cdots (2-19)$$

　三相誘導電動機に負荷を接続し，その負荷を次第に増加していくと，すべり，電流，トルク，効率，力率などが，図2-41に示す曲線のように変化する。この負荷特性を表す曲線を負荷特性曲線という。

　図2−41からも分かるように，誘導電動機は速度変動が少なく，ほぼ定速度である。しかし力率の低いのが欠点で，力率の値は定格出力において，75〜85％程度，無負荷においては特に低く，20〜30％である。

　誘導電動機を始動させたとき，電動機の負荷電流，トルクなどは，始動の瞬時から無負荷に至るまで，すべりの変化に従って，図2−42に示すように変化する。この曲線を誘導電動機の速度特性曲線という。

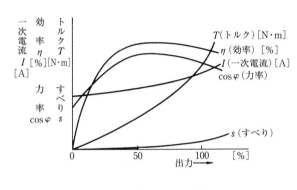

図2−41　負荷特性曲線　　　　　図2−42　速度特性曲線

　図2−42からも分かるように，誘導電動機は始動電流の値が極めて大きく，かご形誘導電動機の場合には定格電流の4〜8倍に達する。また，始動トルクは定格トルクの約1〜1.5倍である。

　このため，全電圧を加えて始動させるといろいろな障害が出る。これを防ぐために，次に示すような始動法が用いられている。

a　全電圧始動法

　全電圧始動法は，三相誘導電動機において，3.7kW程度以下の小形電動機に用いる方法である。直接に全電圧を加えて始動する最も簡単な始動法で，直入れ始動ともいう。

b　Y−Δ（デルタ）始動法

　誘導電動機は，6端子あり，U−X，V−Y，W−Zなどの3つの固定子巻線で構成されている。

　Y−Δ始動法は，図2−43に示すように，Y−Δ切替スイッチを用いて，電動機の固定子巻線をY結線にして始動する。電動機が加速してから，固定子巻線をΔ結線に切り替え，全電圧を加えて運転に入る方法である。

　Y−Δ始動法は，全電圧始動法に比べて始動電流を3分の1程度に制限することができる。しかし，始動トルクも3分の1程度となる。Y−Δ始動法による電動機の始動は，11kW程度の電動機の始動に使用されている。

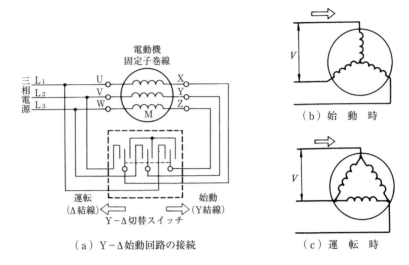

図2-43　Y－Δ始動法

c　始動補償器法

　　始動補償器法は，図2－44に示すように，始動補償器と呼ばれる単巻変圧器によって，最初に印加する電圧を定格電圧より60～40％低くして始動し，その後全電圧を加えて運転する方法である。

　　始動補償器法は，電動機の容量が15kW程度より大きい電動機の始動に使用されている。

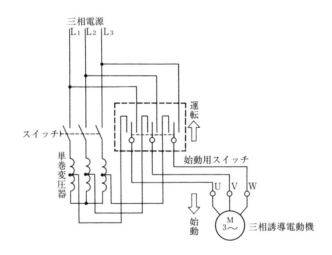

図2-44　始動補償器法

d　二次抵抗法

　　二次抵抗法は，図2－45に示すように，巻線形電動機の回転子回路のスリップリングに始動抵抗器を接続し，始動時に抵抗の値を大きくして始動電流を制限するとともに，大きなトルクを発生させて始動する。

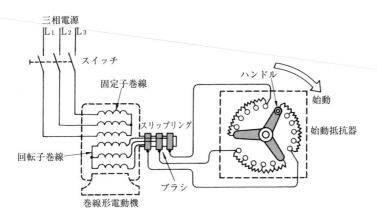

図2-45　二次抵抗法

（4）　誘導電動機の速度制御

誘導電動機は，本来は定速度電動機であるが，次の方法によれば速度を変えることができる。誘導電動機の速度は，次式で表される。

$$N = \frac{120}{p} f\,(1 - s)\ [\text{min}^{-1}]\ \cdots\cdots\cdots\cdots\cdots\cdots\cdots\cdots\cdots\cdots\ (2 - 20)$$

速度を変えるには，電源の周波数 f を変える方法，一次巻線の極数 p を変える方法，二次抵抗の値を変えてすべり s を変える方法などがある。

三相誘導電動機の回転方向は，図2-46に示すように，電源の相回転の方向を L_1，L_2，L_3 相の順とすると，三相誘導電動機の端子U，V，Wに，それぞれ L_1-U，L_2-V，L_3-W と接続した場合，連結側の反対側から見て時計方向を正回転方向としている。

また，三相誘導電動機の回転方向を変えるには，三相回路の任意の2線を入れ替えればよい。しかし，L_2 相は接地側電線のため，入れ替えは，図2-47に示すように，L_1 相と L_3 相を入れ替えている。

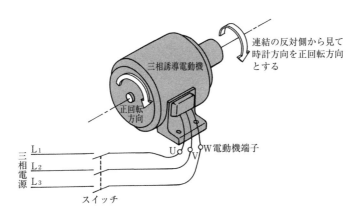

図2-46　三相誘導電動機の回転方向

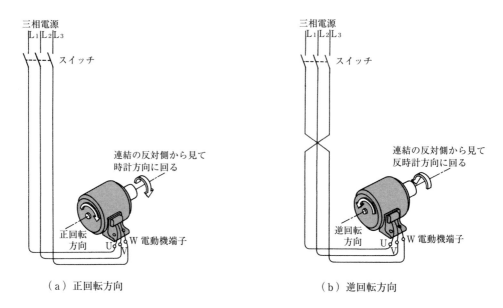

（a）正回転方向　　　　　　　　　　　　　　（b）逆回転方向

図2-47　回転方向を変えるための電線の入れ替え

（5）　同期電動機

　三相同期電動機は，三相誘導電動機と同じように，三相巻線を施した固定子巻線に，三相交流電流を流して回転磁界を生じさせる。

　回転子は，図2-48に示すように，回転子として磁極を置く。これを同期速度で回転磁界を同じ方向に回転させる。このとき，磁界と回転子の相対位置が，図2-48で示した位置になると，両者間には常に矢印で示した方向にトルクが働き，回転子は同期速度で回転し続けるようになる。これが同期電動機の原理である。

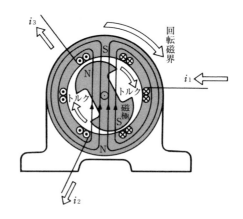

図2-48　同期電動機の原理

　同期電動機の固定子は，三相誘導電動機と同じ構造である。回転子は，小形機では永久磁石を用いたものもあるが，大形機では磁極と励磁巻線から構成され，スリップリングとブラシに

よって外部から励磁巻線に直流電流を供給して励磁している。

　同期電動機は，回転子を同期速度まで回転させないとトルクが生じない。したがって，三相誘導電動機のように，固定子巻線に電圧を加えただけでは始動せず，特別な始動法が必要となる。まず，固定子に加える電圧を始動補償器によって低電圧とし，回転子のかご形巻線を利用して，はじめは誘導電動機として始動させる。そして，回転子の速度が同期速度に近くなってから磁極を励磁して，同期電動機として運転する方法が用いられている。

　同期電動機の特徴は，

$$\text{同期速度}\quad N_S = \frac{120f}{p}\ [\text{min}^{-1}]$$

で回転し，励磁電流の値を調整することによって，固定子電流の力率を100％に保つことである。

（6）　整流子電動機

　整流子電動機の単相直巻整流子電動機は，直流直巻電動機とほぼ同じ構造となっている。しかし，巻線の巻数は直流に比べて少ない。また，界磁を円筒形にして，磁極は交流を用いているために，ケイ素鋼板が使用されている。

　単相直巻整流子電動機の特性は，直流直巻電動機と同じで始動トルクが大きく，軽負荷になると6 000～10 000min^{-1}程度の高速で回転することである。単相直巻整流子電動機は，単相100Vで使用できるために，電気ドリルや電気掃除機など，小形の高速電動機として広く使用されている。

2.4　変　圧　器

（1）　変圧器の原理

　変圧器は，二つのコイル間に働く相互誘導作用を利用して，電圧の値を変えるものである。その構造は，図2－49に示すように，磁束を通すための鉄心と，この鉄心に巻かれた二つの巻線PとSから構成されている。

　巻線Pに交流電圧V_1[V]を加えると，交流電流I_0[A]が流れて，鉄心に交番磁束Φ[Wb]が生じる。この交番磁束Φ[Wb]による電磁誘導で，交流電圧V_1[V]とほぼ等しい誘導起電力e_1[V]が生じる。また，同時に巻線Sにも誘導起電力e_2[V]が生じ，これが巻線Sの端子電圧V_2[V]となる。

　変圧器では，電源が接続される巻線Pを一次巻線，負荷が接続される巻線Sを二次巻線という。変圧器の一次及び二次側に巻かれている巻数を，それぞれ，N_1回及びN_2回とすれば，一次電圧V_1[V]と二次電圧V_2[V]との間には，次の関係がある。

$$\frac{V_1}{V_2} \fallingdotseq \frac{e_1}{e_2} = \frac{N_1}{N_2} = a \quad \cdots\cdots\cdots\cdots\cdots\cdots\cdots\cdots\cdots\cdots\cdots\cdots\cdots\cdots\cdots\cdots\cdots\cdots (2-21)$$

a：巻数比

したがって，変圧器は一次電圧の値が一定でも，巻数比を変えることによって任意の二次電圧 V_2[V] を得ることができる。

図2-50に示すように，変圧器の二次側に負荷を接続すると，二次巻線Sには負荷電流 I_2[A] が流れる。

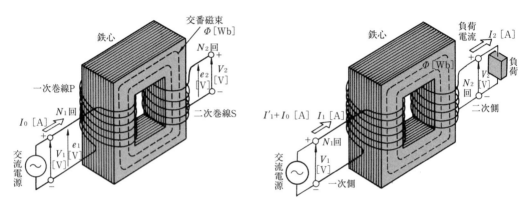

図2-49　変圧器の構造　　　　　　　図2-50　変圧器に負荷を接続した場合

これに対応して，一次巻線には一次電圧 V_1[V] によって流れる励磁電流 I_0[A] と，二次電流 I_2[A] による起電力を打ち消すための電流 I'_1[A] が流れる。したがって，一次電流 I_1[A] は，I'_1[A] と I_0[A] との和となる。しかし，励磁電流 I_0[A] は，I'_1[A] に比べて小さいため，I'_1[A] と I_1[A] はほぼ等しいと考えてよい。

一次巻線と二次巻線の巻数を N_1 回及び N_2 回とすれば，一次電流と二次電流との間には，

$$\frac{I_1}{I_2} = \frac{N_2}{N_1} \quad \cdots\cdots\cdots\cdots\cdots\cdots\cdots\cdots\cdots\cdots\cdots\cdots\cdots\cdots\cdots\cdots\cdots\cdots\cdots\cdots\cdots (2-22)$$

という関係が成り立ち，電流比は巻数比に反比例する。したがって，電流は $\frac{N_1}{N_2}$ の比に，電圧は $\frac{N_2}{N_1}$ の比に変換されて，電力が一次側から二次側に伝達される。

（2）　変圧器の構造と種類

変圧器は，図2-51に示すように，その構造は極めて簡単である。変圧器の鉄心は一次及び二次巻線を施した本体と，鋼板製の外箱及び巻線の絶縁を行う絶縁油などで構成されている。

一般に配電用変圧器は，一次巻線にタップが設けられている。例えば，配電線に使用されている6 000Vから，100V又は200Vに下げる配電用変圧器には，図2-52に示すように5 700，6 000，6 300，6 600，6 900Vのタップが設けられており，変圧器の二次側の電圧105V又は

210Vになるように，配電線の電圧に合致した値の電圧タップに，配電線の電圧を供給する。

　変圧器も高電圧，大容量のものになると，一次，二次巻線の端子のブッシングにより外部に引き出されている。また，変圧器の温度上昇を防ぐために，絶縁油を冷やす冷却フィンが取り付けられている。

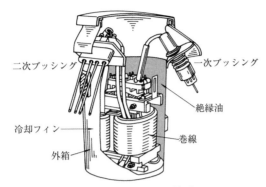

図2-51　変圧器の構造

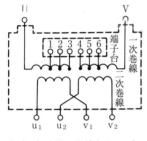

（a）変圧器の巻線とタップ

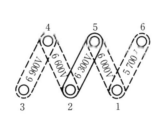

（b）タップ用端子台

一　次　側		二次側
タップ	電　圧	電　圧
3 - 4	6 900V	
4 - 2	6 600V	210V
2 - 5	6 300V	
5 - 1	6 000V	105V
1 - 6	5 700V	

（c）タップと電圧

図2-52　配電用変圧器の内部接続

（3）　定格と特性

　変圧器には，使用電圧，使用周波数などが指定され，また，変圧器の出力や流すことのできる電流の限度が定められている。これを変圧器の定格という。変圧器には，それぞれ定格電圧，定格電流，定格周波数，定格容量が明記されている。変圧器の定格容量は，定格周波数のとき，定格二次電圧と定格二次電流の積で示され，単位にはボルトアンペア［V・A］を用いる。

　変圧器は回転部分がないため，他の電気機器に比べて非常に効率がよい。定格容量において効率は，小形の変圧器では約94〜96％，大容量の変圧器では約98〜98.5％である。

　効率とは，入力に対する出力の割合をいい，変圧器の効率η（イータ）は，次式で表される。

$$\eta = \frac{出力}{入力} \times 100 = \frac{出力}{出力 + 鉄損 + 銅損} \times 100\% \cdots\cdots\cdots\cdots (2-23)$$

　このように，変圧器の損失には鉄損と銅損（抵抗損）がある。鉄損は，鉄心内に交番磁束を通すために生じるうず電流損とヒステリシス損で，この値はほぼ一定である。銅損は，負荷電流による一次巻線及び二次巻線のもつ抵抗による損失で，ほぼ電流の2乗に比例する。

（4）　変圧器の取り扱い

　変圧器には，極性が定められている。これは，変圧器を並列に接続して使用する場合に，電圧の極性を間違えないようにするためで，図2－53に示すように，端子記号が示されている。

　一次側の端子記号は大文字でU，V，二次側はどのような瞬時でもUと同じ極性になる端子を小文字でuと表し，また，Vと同じ極性になる端子をvで表す。一般には，一次，二次の相対する側の端子が，同じ極性となるように定めてある。

　配電用の柱上変圧器は，図2－52で示したように，変圧器の巻線を配電電圧に合わせるために，一次巻線にタップが設けられている。一次電圧に合致したタップを使用することにより，二次側の電圧が210V又は105Vの定格電圧が得られる。

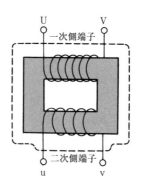

図2-53　変圧器の極性

　また，図2－54に示すように，二次側の結線を変えることにより，210V又は105Vの単相2線式あるいは210/105Vの単相3線式の電圧を得ることができる。

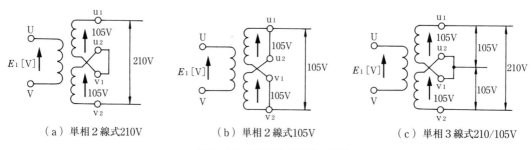

　（a）単相2線式210V　　　　（b）単相2線式105V　　　　（c）単相3線式210/105V

図2-54　配電用変圧器の結線

　1台の変圧器では容量が不足する場合には，図2－55に示すように，2台以上の変圧器を並列接続にして使用することができる。この場合，それぞれの変圧器の定格容量は異なっていてもよいが，一次・二次定格電圧，電圧変動率などは一致している必要がある。

　電圧変動率は，図2－56に示すように，変圧器に負荷を接続し，スイッチSを開閉すると，変圧器の二次電圧の値が変動する割合である。負荷電流によって変圧器の巻線に電圧降下が発

生するため，二次電圧の変動が生じる。電圧変動率 ε （イプシロン）は，次式で表される。

$$\varepsilon = \frac{V_{20} - V_{2n}}{V_{2n}} \times 100 \ [\%] \quad \cdots\cdots\cdots\cdots\cdots\cdots\cdots\cdots\cdots\cdots\cdots\cdots (2-24)$$

V_{20}：無負荷二次電圧，V_{2n}：定格二次電圧（全負荷電圧）

　配電用変圧器の電圧変動率は，負荷の力率を100％として1.6～3.1％程度で，容量が大きくなるほど，この値も小さくなる。

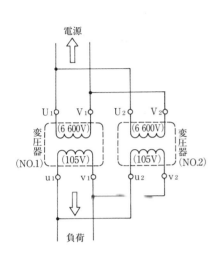

図2-55　配電用変圧器の並列接続

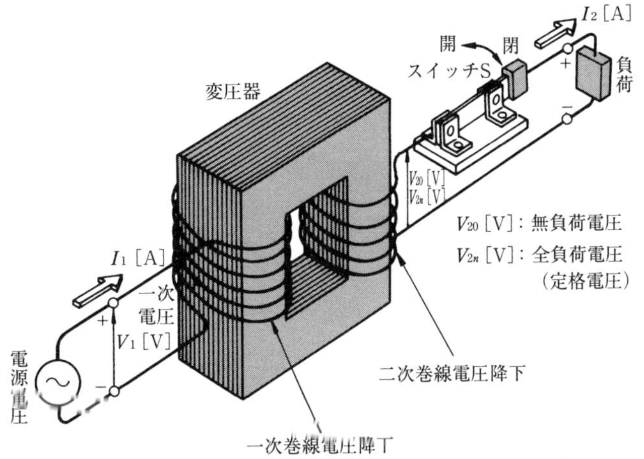

図2-56　変圧器の電圧変動率

（5）　特殊変圧器

単巻変圧器は，図2-57に示すように，一次巻線と二次巻線の一部を共用する。

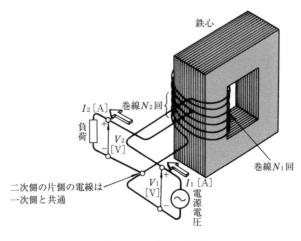

図2-57　単巻変圧器

　単巻変圧器は，電圧比の小さい変圧器に使用されている。特に，図2-58に示すような可変電圧調整器は，つまみを回すことにより，手軽に任意の電圧が得られる小容量の電圧調整器として広く使用されている。

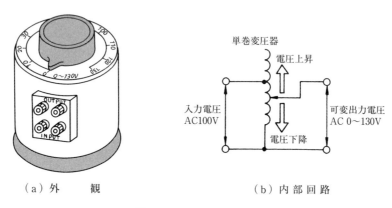

（a）外　　　観　　　　　　　　（b）内 部 回 路

図2-58　可変電圧調整器

　このほか，電気溶接機用の変圧器としては，図2-59に示すような磁気漏れ変圧器が使用される。磁気漏れ変圧器は，磁気回路の一部に磁気分路を設け，漏れ磁束を通すようにしたものである。負荷電流の値が大きくなると漏れ磁束が生じて，二次電圧が低くなり，負荷電流の値を一定に保つように働く。磁気漏れ変圧器は，主に交流電気溶接機や水銀放電灯，ネオン放電灯などの変圧器として使用されている。

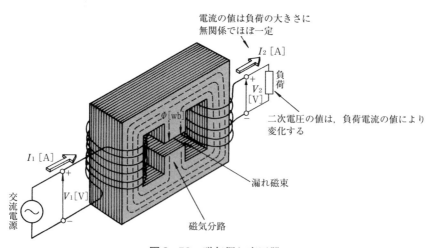

図2-59　磁気漏れ変圧器

2.5　整　流　器

整流器は，交流を直流に変換する装置である。この装置には電動発電機や回転変流機のような回転機械があるが，普通，静止形で交流を直流に変換する装置を整流器という。

静止形整流器には，主にシリコン整流器が使用されている。これらの整流素子は，一方向には抵抗が小さく，よく電流を流すが，逆方向には抵抗の値が大きくなり，電流を阻止する性質がある。

（1）　整流回路

シリコン整流器を用いた整流回路には，単相半波整流回路，単相全波整流回路，三相半波整流回路，三相全波整流回路など各種の回路がある。

単相回路に使用される整流回路を，図2-60に示す。図2-60（a）は，単相半波整流回路，図2-60（b），（c）は，単相全波整流回路である。図2-60（c）のブリッジ方式は，一般的に図2-60（d）のように示される。半波整流回路は，全波整流回路に比べて，出力電圧のリップル（電圧の変動）が大きくなる。

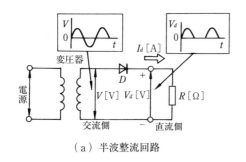

（a）半波整流回路

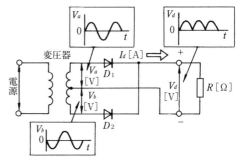

（b）全波整流回路（センタタップ方式）

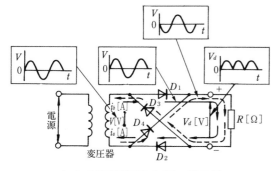

（c）全波整流回路（ブリッジ方式）

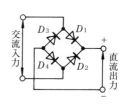

（d）ダイオードブリッジ回路

図2-60　　単相整流回路

　三相回路に使用される整流回路を，図2-61に示す。図2-61（a）が三相半波整流回路，図2-61（b）が三相全波整流回路である。三相全波整流回路では，出力電圧にリップルがほとんどみられない。

　ここで使用されるシリコン整流器は，素子の逆耐電圧や電流容量が大きく，構造が極めて簡単で小形である。また，取り扱いが容易，保守も簡単で，しかも寿命が長いという特徴をもっている。

　短所としては，熱容量が小さいため，冷却に注意しなければならない。また，過負荷に弱く，サージ電圧が加わると素子が破壊されるため，サージ電圧に対する保護対策が必要である。

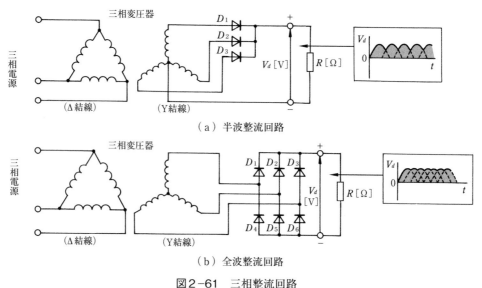

図2-61　三相整流回路

（2）　サイリスタ整流器

　シリコン整流器は効率がよく，しかも小形で取り扱いも便利である。しかし，整流出力の電圧及び電流の値を調整することができない。この点を改善して，シリコン整流器に制御機能をもたせたものが，サイリスタ整流器である。

　図2-62に示すように，サイリスタは，ゲート回路に流す制御電流の位相を調整することによって，直流出力の電圧及び電流を制御することができる。

　サイリスタは，1素子当たりの出力が極めて大きいことが特徴で，電動機の速度制御，電気炉の温度制御や整流装置などに広く使用されている。

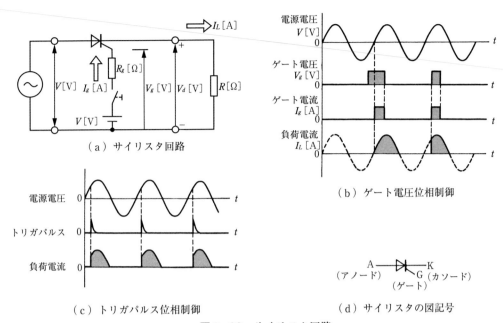

（a）サイリスタ回路

（b）ゲート電圧位相制御

（c）トリガパルス位相制御

（d）サイリスタの図記号

図2-62　サイリスタ回路

第2章のまとめ

　本章では，電流と磁気の関係，電磁力，直流機や交流機等の各種電気機器について学んだ。主な項目をまとめると，次のようになる。

1．電流と磁気

　電流による磁界は，電流の流れる方向に対して，ねじを締める方向に生じる。

2．電磁力応用

　電磁力は，電磁石の機械的力を利用したものであり，電動機以外にも電磁ブレーキなどで応用されている。

3．電気機器の総説

　電気機器には，発電機，電動機，変圧器，整流器など多くの種類がある。これらは，電気のもつエネルギーを，動力源や熱源など用途に適したものに変換して使用する。

4．直流機

　直流機には，励磁電源の取り方，界磁巻線と電機子巻線の接続の方法により，分巻電動機，直巻電動機などがある。

5．交流機

　交流機には，同期機，誘導電動機などがある。特に誘導電動機は，容易な構造であり，交流機の中では最も多く使用されている。

第2章　演習問題

1．磁極の強さが 4×10^{-2}Wbと6×10^{-2}Wbである磁極が，真空中で20cmの距離にあるとき，両磁極間に働く磁力の大きさは何［N］か。

2．大きさが10^3A／mの磁界中に0.4Wbの正の磁極を置いたとき，この磁極に働く磁力の大きさと方向を求めなさい。

3．空気中で，ある場所の磁界の強さが500A／mであるとき，その場所の磁束密度の値は何［T］か。

4．磁気回路のコイルの巻数が1 000回で，これに0.5Aの電流を流したときの磁気抵抗Rは10^2H^{-1}であった。このとき，生じた磁束は何［Wb］か。

5．磁束密度が２Tの平等磁界内に，長さ１mの導体を置き，この導体を磁束の向きと直角の方向に50m／sの速度で動かすとき，導体に生ずる誘導起電力の値は何［V］か。

6．コイルの巻数Nが50回，磁束Φが0.2秒間に0.4Wbだけ減少したときの誘導起電力eの値は何［V］か。

7．Lが0.5Hのコイルに流れる電流が，0.2秒間に５Aの割合で増加したとき，誘導起電力e_Lの大きさと，その方向はどうなるか。

8．相互インダクタンスが0.5Hの二つのコイルで，片方のコイルの電流が毎秒10A変化したとき，他方のコイルの誘導起電力の値は何［V］か。

9．一次電圧6 000V，巻数4 500の変圧器がある。二次電圧100Vを得るには，二次巻線の巻数をいくらにすればよいか。

10．60Hz，４極の三相誘導電動機の回転速度が1 728min^{-1}であった。この電動機のすべりsの値は何［％］か。

11. 50Hz，4極の三相誘導電動機が定格出力のときすべりが5％であった。電動機の回転速度は何 [min^{-1}] か。

12. かご形三相誘導電動機の始動電流は，定格電流のおおよそ何倍流れるか。

13. 三相誘導電動機の回転方向を変えるにはどうすればよいか。

14. 巻数比aが60，二次電圧が100Vの変圧器に，二次電流I_2が180A流れている。一次電圧V_1[V]，電流I_1[A] の値はいくらか。ただし，変圧器の損失は無視するものとする。

15. 定格容量10kV·A，鉄損250W，定格負荷時の抵抗損200Wの単相変圧器がある。負荷力率100％における全負荷効率の値は何％か。

第3章
電気応用

　電気工学の発展に伴い，私たちの身の周りには電気を利用したものが数多くある。例えば，電気を熱エネルギーとして利用したものには電灯，電熱があり，電気の化学作用を利用したものに電池がある。

　また，これらの電気を使用する場所に送るための送配電回路がある。一方，自動化，省力化に伴い，シーケンス制御回路など，その応用には数多くのものがある。

　本章では，これら電気応用の概略について学ぶ。

第1節　照明と電熱

1.1　照　　明

　照明用の光源として，ジュール熱を利用した白熱電球や放電現象を利用した放電灯などがある。近年では，高い省エネ性能から，発光ダイオード（LED：Light Emitting Diode）を用いた照明の普及が進んできている。このように，電灯は電気エネルギーによって光を発生するものの総称である。

（1）　白熱電球

　白熱電球は，温度放射による発光を利用したものである。

　白熱電球のフィラメントは，高温に耐えるタングステン線をコイル状にしたもので，このフィラメントに電流を流すときに生ずるジュール熱により，フィラメントが白熱状態になり，光が放射される。また，ガラス球内には，アルゴンガス，窒素などの混合ガスを封入してフィラメントが蒸発するのを防止している。

　白熱電球は，図3－1に示すように，構造が簡単で，取り扱いも容易である。しかし，蛍光ランプに比べて熱損失が大きく，光色が劣り，効率も悪い。

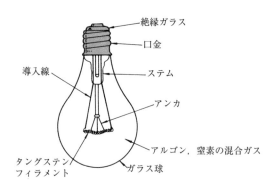

図3-1　白　熱　電　球

（2）　蛍光ランプ

　蛍光ランプは，低圧で発生した水銀蒸気中の放電によって生じた紫外光（波長253.7nm）を，蛍光体で可視光に変換して利用する。蛍光ランプは管全体から発光するため，眩しさが少ない。また，白熱電球と比べると効率がよく，ランプの寿命も長く，熱放射も極めて少ない。蛍光体の種類により，さまざまな光源色や演色性の光が得られることも特徴のひとつである。

蛍光ランプの構造を図3−2に示す。蛍光ランプは，ガラス管内壁に蛍光体が塗布されている。管の両端には電子放出物質が塗布されたコイル状のフィラメント（電極）があり，管内にはアルゴンガスなどの不活性ガスと微量の水銀蒸気が封入されている。

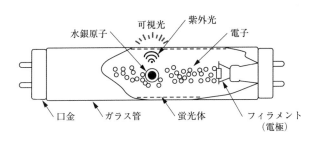

図3−2　蛍光ランプの構造
出所：(一社) 日本照明工業会『蛍光ランプガイドブック』p3，図2−1

蛍光ランプには，3種類の点灯方式がある。

a　スタータ形

スタータ形は，グロースタータ（点灯管）などによって電極を予熱して点灯するタイプである。構造が簡単なので，点灯方式として最も普及している。スイッチを入れてから数秒（電子スタータの場合は1秒以内）で点灯する。スタータ形点灯回路の一例を図3−3に示す。

スイッチを入れて電圧を加えるとグロースタータ（点灯管）の接点が閉じ，両方の電極に短絡電流が流れることにより，電子放出物質が予熱されて電子が放出される。点灯管の接点が開くと，その瞬間に安定器から高電圧が両極間に加わり，蛍光ランプが点灯する。 点灯後は，ランプの電流による熱で電子放出物質が加熱され，電子が放出され続ける。

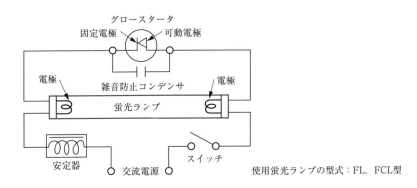

図3−3　スタータ形点灯回路
出所：(図3−2に同じ) p3，図2−2

b　ラピッドスタート形

ラピッドスタート形は始動補助装置が付いたランプで，スイッチを入れると電極の予熱と同時にランプが点灯する。ラピッドスタート形点灯回路の一例を図3−4に示す。点線で示す安定器が，電極の予熱と点灯に必要な高電圧を発生し，器具内の近接導体の始動補助作用によっ

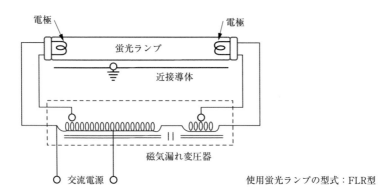

図3-4　ラピッドスタート形点灯回路
出所：（図3－2に同じ）p3，図2－3

てランプが点灯するため，点灯管などのスタータは不要となる。

c　高周波点灯専用（HF：High Frequency）形

　蛍光ランプを数十kHzの高周波で点灯すると発光効率が上がり，ちらつきが少なくなる。そのしくみは，50Hz又は60Hzの商用電源を直流に変換し，さらに20～50kHzの高周波に変換してランプを点灯させている。専用電子式安定器と専用ランプを組み合わせることにより，高効率・省エネルギーとなっている。また，明るさの調整が可能な調光タイプもある。電子式安定器の基本原理を図3－5に示す。

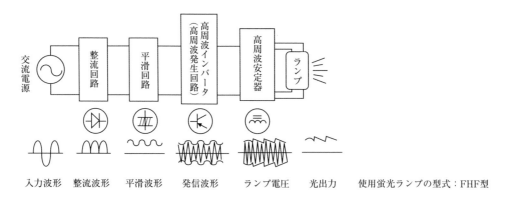

図3-5　電子式安定器の点灯回路
出所：（図3－2に同じ）p4，図2－4

（3）　LED照明

　LEDとは，「Light＝光る」「Emitting＝出す」「Diode＝ダイオード」のそれぞれ3つの頭文字を略したもので，電流を流すと光る半導体の一種である。発光ダイオードともいう。

　図3－6に示すように，LEDの基本構造は，電子が余っているn形半導体と電子が不足しているp形半導体の性質がそれぞれ異なる2種類を接合したものである。

　このように接合されたLEDチップの両端に電圧を加えると，このチップの中を電子と正孔（電子が不足している部分）が移動することによって，電流が流れる。移動した電子と正孔は，p形半導体とn形半導体の接合面で結合する。このとき，電子が持つエネルギーの一部が光に変換されて放出される。

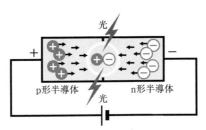

図3-6　LED の発光原理
出所：東芝ライテック（株）『LED とは』

　LEDチップには，Ga（ガリウム），N（窒素），In（インジウム），Al（アルミニウム），P（リン）などの化合物が使われている。半導体はこれらの化合物で構成されているが，その化合物の構成により，放出される光の波長が異なる。

　光の波長が450nm前後で青色，520nm前後で緑色，660nm前後で赤色に見える。この違いがLEDの発光色を決めている。LEDには，大きく分類して砲弾型LED（図3-7）と表面実装型LED（図3-8）がある。

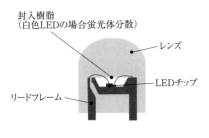

図3-7　砲弾型 LED
出所：（図3-6に同じ）

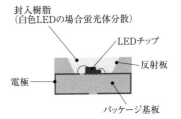

図3-8　表面実装型 LED
出所：（図3-6に同じ）

　現在，LED照明に使用されているLEDの寿命は，4万時間程度の製品が多い。これは，1日当たり10時間点灯しても，約10年間使用できることになる。

　また，LEDは従来の光源に比べてコンパクトなため，器具の小形化が容易で，熱線や紫外線もほとんど含まれない。調光や点滅を自在にできるという特徴もある。白熱灯や蛍光灯などと比べても発光効率が高く，性能の向上も伴って，さまざまな照明の分野で省エネに大きく貢献している。

（4）　ナトリウムランプ

　ナトリウムランプは，ガラス管内にナトリウム蒸気とペニングガス（ネオン＋アルゴン）を封入し，ナトリウム蒸気中で放電させて，その発光を利用しているもので，低圧ナトリウムランプと高圧ナトリウムランプがある。

　低圧ナトリウムランプは，蒸気圧が0.1～0.5Pa[10]におけるナトリウムのアーク放電発光を利用している熱陰極放電ランプである。高圧ナトリウムランプは，点灯中，ナトリウムの蒸気圧が10^4Pa程度のアーク放電によって放射される光を利用している高輝度放電ランプである。

　ナトリウムランプは，黄色の単光色を発光し，演色性は悪いが霧の透過率がよいため，自動車道やトンネル内などの道路照明によく使用される。また，単光色で色収差がないために光学実験用の光源としても使用されている。

（5）　水銀ランプ

　水銀ランプは，水銀蒸気中のアーク放電による発光を利用したものである。水銀ランプは，管内の水銀蒸気の圧力によって，低圧水銀ランプ（1～1000Pa），高圧水銀ランプ（100～400kPa），超高圧水銀ランプ（1～20MPa）などがある。

　水銀ランプは，図3-9に示すような構造となっており，管内の温度を上げ，水銀蒸気の圧力を上げて効率をよくするために，ガラス管は二重になっている。内管には少量の水銀と微量のアルゴンガスを封入し，内管を高温に保つために外管内は窒素ガスが封入されている。

　水銀ランプは，光度が大きく効率が極めてよいので，道路，広場や天井の高い工場などの照明に使用されている。しかし，光色が黄青白色のため演色性が悪く，一般照明用としては適さない。演色性をよくするために，外管の内側に蛍光物質を塗った蛍光水銀ランプもある。

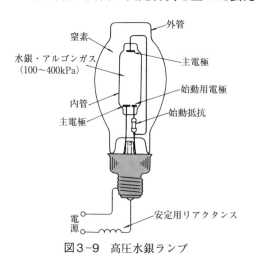

図3-9　高圧水銀ランプ

（10）圧力の単位としてパスカル［Pa］が用いられている。1気圧は10^5Paである。

－ 102 －

1.2　照明方式と照明器具

　図 3 −10に示すように，照明器具は配光方法によって直接照明，間接照明及び半間接照明の 3 種類に分けられる。また，照明器具の配置によって分けると，全般照明と局部照明の 2 種類となる。

　直接照明は，直接光による照明で効率がよく，設備費や経費が少なくてすむ。しかし，直接光が当たるために，目に刺激を与えたり，強い影や手暗がりを生じやすいという欠点がある。

　間接照明は反射光によるもので，均一で柔らかい光が得られる。しかし立体感に欠け，効率が悪いので，設備費及び経費を要する。

　半間接照明は，直接照明と間接照明を必要に応じて組み合わせた照明である。

　部屋全体を全般的に均一に照明する方式を全般照明といい，必要な場所だけを高い照度にする方式を局部照明という。工場などでは直接照明が多いが，全般照明と局部照明を組み合わせ，照度が適当で，眩しくなく，手暗がりのない照明とすべきである。

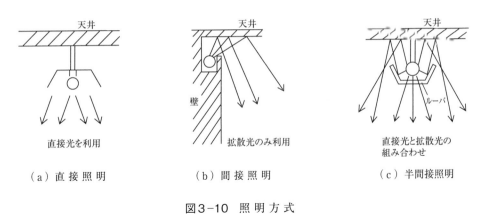

（a）直接照明　　　　　　（b）間接照明　　　　　　（c）半間接照明

図3-10　照明方式

　照明器具は，図 3 −11に示すように，光源からの配光を変えたり，眩しさを防ぐために使用する。その他，光源の保護や装飾の目的を兼ねている。

　かさは光源の一部を覆い，配光を変換したり反射させたりして，光源の配光を必要に応じて変換している。グローブは光源の全部又は大部分を囲むもので，材料には乳白色ガラスなどが用いられている。一般に輝度の高い大きな容量の電球に使用して，眩しさを減らし，陰影を和らげている。ルーバは蛍光ランプなどの光源のすぐ下に，白色金属板又はプラスチック板をます形に並べ，光源を目から遮へいして眩しさを防ぎ，直接光と反射拡散光を適当に配光する。

　照明方式及び照明器具の選定にあたっては，部屋の明るさをどのように設計するかにもよるが，その基準となるものが照度である。

　照度とは，光源により対象物が照らされている場所の明るさの度合いを示す言葉である。単位はルクス［lx］で，1 m²の面内に1ルーメン［lm］の光束が入射しているときの面の照度が1 lxである。照度が高いとその面は明るいということになる。照度の測定には図3－12に示すような照度計を用いる。

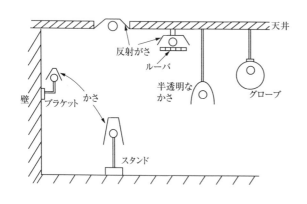

図3-11　照明器具と取り付け状態

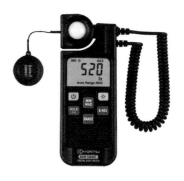

図3-12　照　度　計
出所：共立電気計器（株）

1.3　電　　熱

（1）　発熱の方式

　電力によって熱を発生させ，これを利用する方法には，抵抗加熱，アーク加熱，誘導加熱，誘電加熱などがある。

a　抵 抗 加 熱

　抵抗加熱は，抵抗体に生じるジュール熱を利用する加熱方式である。図3－13に示すように，被熱物に直接電流を通して加熱する直接方式と，被熱物とは別に発熱体を設け，発熱体に発生した熱を被熱物に伝えて加熱する間接方式があり，効率は直接方式のほうがよい。

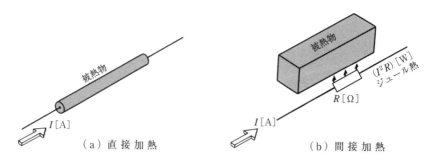

（a）直 接 加 熱　　　　　　（b）間 接 加 熱

図3-13　抵 抗 加 熱

b　アーク加熱

アーク加熱は，電極間のアーク放電による発熱を利用する加熱方式である。図3－14に示すように，アーク加熱にも間接加熱と直接加熱がある。アーク加熱は電熱のうちで最も高い温度が得られる。

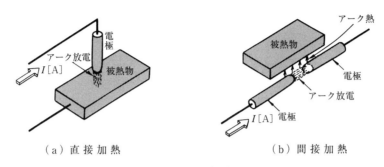

（a）直接加熱　　　　　　　　　　（b）間接加熱

図3-14　アーク加熱

c　誘導加熱

誘導加熱（IH：Induction Heating）は，導電性の被熱物に交流磁界を加え，電磁誘導によって生じるうず電流損やヒステリシス損で加熱する。図3－15に示すように，コイルの中に被熱物を入れて加熱するものである。この加熱方式を利用したものに，表面焼入れやIH調理器がある（詳しくは後述のp.109「（5）電熱利用に関する補足説明」を参照）。

d　誘電加熱

誘電加熱は，図3－16に示すように，被熱物の誘電体を電極で挟み高周波電圧を加え，誘電損によって生じる熱で加熱する。この加熱方式を利用したものが，電子レンジである。

その他に木材や紙などの乾燥，接着，薬品や食料品の乾燥加工，合成樹脂などの成形加工にも用いられている（詳しくは後述のp.109「（5）電熱利用に関する補足説明」を参照）。

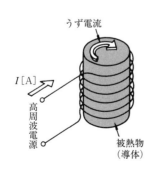

図3-15　誘導加熱

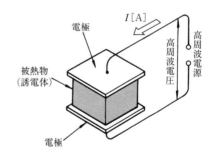

図3-16　誘電加熱

（2）　電熱材料

電熱材料には，発熱体と熱絶縁物や耐熱絶縁物がある。

a　発熱体

　発熱体には，金属発熱体と非金属発熱体がある。いずれも高温に耐えて酸化しにくく，また，抵抗率が大きく，抵抗温度係数が小さくて加工が容易であることが望ましい。

　金属発熱体としては，ニッケルクロム線（一般的にはニクロム線ということが多い）や鉄クロム線がよく使用されている。

　その他の金属発熱体としては，低温用に鉄線，実験用に白金線，高温用にタングステン線などが使用されている。ニッケルクロム線及び鉄クロム線の性能を表3-1に示す。

　非金属発熱体としては，炭化ケイ素（SiC）を主成分としたものが多く使用される。約1 400℃の高温に耐えるが，衝撃に弱いことと端子の取り付けが困難などの欠点がある。

表3-1　熱電線の性能（JIS C 2520：1999（参考））

種　　類	体積抵抗率23℃ [$\mu\Omega\cdot$m]		最高使用温度 [℃]	特　　性
	基準値	許容差		
電熱用ニッケルクロム線1種	1.08	±0.05	1 100	加工が容易，耐ガス性が強い。
電熱用鉄クロム線1種	1.42	±0.06	1 250	高温使用に適するが，加工が困難である。高温使用後の加工が困難である。

b　熱絶縁物と耐熱電気絶縁物

　熱絶縁物は，熱の伝導を防ぐために使用されるもので，高温に十分耐えるものでなければならない。

　耐熱電気絶縁物は，高温で使用しても電気抵抗が大きなものでなければならない。一般に電気の絶縁物は，熱の絶縁物でもあり，導体などの放熱量が小さくなり，温度上昇の原因にもなる。一方，保温材料としても使用されることがある。

（3）　電　気　炉

　電気炉は，工業用電熱機器として代表的なものである。電気炉は，熱の発生方式によって抵抗炉，アーク炉及び誘導炉の三つの方式に分けられる。

a　抵　抗　炉

　抵抗炉は，加熱方法によって間接抵抗炉と直接抵抗炉の二つがある。

　間接抵抗炉は，ニッケルクロムや鉄クロムなどの電熱線の発熱によって被熱物を加熱するもので，銅や軽金属の熱処理などに使用される。直接抵抗炉は，抵抗体である被熱物を電極で挟んで電流を流し，その被熱物の抵抗によって生じる熱を利用する。

　例えば，図3-17に示すように，黒鉛電極の製造に使用される黒鉛化炉などが直接抵抗炉である。黒鉛化炉は，炉の中に炭素電極を並べ，それに粒状の炭素を詰め，電極間に電圧を加えて直接加熱により黒鉛電極を作る。

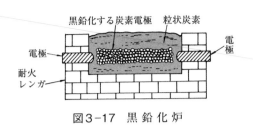

図3-17　黒鉛化炉

b　アーク炉

アーク炉にも，間接式アーク炉と直接式アーク炉がある。

間接式アーク炉は，間接的なアークを使用するもので，小形の炉が多く，銅，アルミニウム，黄銅などの非鉄金属の溶融に使用される。直接式アーク炉は，図3-18に示すエルー炉というものが最も多く使用されている。直接炉は，被熱物と電極の間に発生するアークによって被熱物が加熱されるもので，原料を入れるための上ぶたは，電極とともに開くようになっている。また，溶融した材料は，炉体を傾けて取出口から流し出している。

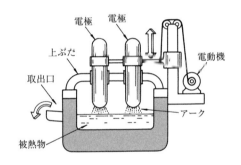

図3-18　直接式アーク炉

c　誘導炉

誘導炉には，商用周波数を用いた低周波誘導炉と，1～10kHz程度の高周波を用いた高周波誘導炉がある。

低周波誘導炉は，非鉄金属の溶融に使用される。図3-19に示すように，一次側のコイルに電流を流すと，溶融金属は変圧器の二次側回路に相当したものになり，溶融金属に大きな二次短絡電流が流れて発熱し，金属が溶融される。

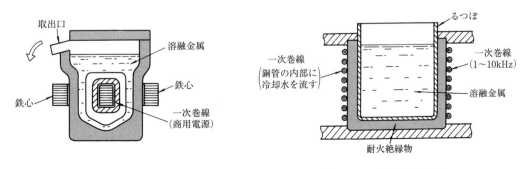

図3-19　低周波誘導炉　　　　　　　　　図3-20　高周波誘導炉

　高周波誘導炉は，図3－20に示すように，るつぼの周囲を耐火絶縁物で囲み，この耐火絶縁物にコイルとして巻き付けた銅管を一次巻線として，このコイルに1～10kHz程度の高周波数を加えて誘導加熱を行う。コイルは銅管となっており，この銅管内部に冷却水を流して炉の外部を冷却する。高周波誘導炉は，主に高級な特殊鋼や非鉄金属などの溶融に使用されている。

（4）　電　気　溶　接

　電気溶接は，溶着しようとする金属の接合部分を電熱によって溶融し，接合する方法である。発熱の方法によって，抵抗溶接とアーク溶接に分けられる。

　抵抗溶接は，接合する金属を接触させ，これを電極で押さえて圧力を加えると同時に大電流を流し，接合部の接触抵抗によって金属を発熱させ，金属同士を接着させる方法である。抵抗溶接には，図3－21に示すように，電極の当たった部分を点状に溶接するスポット溶接（点溶接）と，図3－22に示すように，電極にローラを使用し，ローラの通った部分を連続して線状に溶接するものがある。

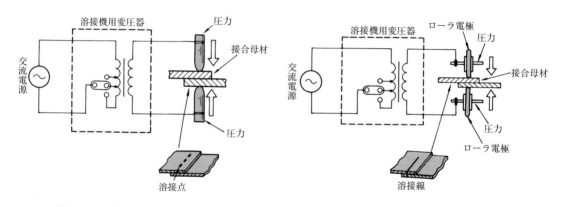

図3-21　スポット溶接（点溶接）　　　　　　図3-22　縫合せ溶接

　アーク溶接は，母材と溶接棒の間にアーク放電を生じさせ，その熱で溶接棒を溶融させて母材を溶接する方法である。図3－23に示す方法は，最も一般に使用されているアーク溶接である。溶接棒は，接合させる母材と同じ金属を被覆材で覆い，溶接時にこの被覆材から多量のガスを放出させ，高温の溶接部が空気によって酸化や窒化することを防止している。

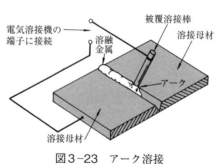

図3-23　アーク溶接

（5）　電熱利用に関する補足説明

a　高周波誘導加熱

高周波誘導加熱は，交流磁場の中に金属があると，表面にうず電流が生じる効果を利用したものである。交流磁場の周波数が高い方がうず電流が大きくなり，より表面に流れるため，高周波が用いられる。磁場は数回巻かれた高周波コイルに高周波電流を流し，これによって発生する金属中のうず電流によって発熱する。

これを応用して，金属を溶かし合金の製造などに用いられる。また，この方法の特徴として，うず電流は金属の表面のみに流れるため，歯車やカムなどの表面焼入れなどにも用いられている。焼入れの深さは，周波数，コイル電流及び材料の移動時間で加減できる。短時間で処理できるため，部品にひずみを生じないという特徴がある。

b　高周波誘電加熱

高周波誘電加熱は，高周波電界内に絶縁物（誘電体）を置くことによって，誘電体内部に生じる誘電体損によって加熱するものである。被熱体の内部から発熱するため，均一で，しかも短時間に加熱することができる。2種以上の成分が含まれている被熱体では，周波数を適当に選ぶことによって選択加熱することもできる。

c　赤外線加熱

赤外線加熱は，赤外線電球から放射される赤外線を利用して加熱するものである。赤外線放射によって直接被熱体表面に熱を加えるもので，熱効率がよく，その構造が簡単で操作も容易である。

赤外線加熱は，塗装，印刷，布，紙などの乾燥や薬品，食料品などの処理にも用いられている。

第2節　電気分解と電池

2.1　電気分解

　水溶液が，電流によって化学分解される現象を電気分解という。硫酸銅溶液の電気分解を例に，その原理を説明する。図3-24に示すように，硫酸銅溶液中に銅板の電極を挿入すると，硫酸銅の一部は溶液中で正負のイオン化をする。

$$CuSO_4 \rightarrow Cu^{2+} + SO_4{}^{2-} \quad \cdots\cdots\cdots\cdots\cdots\cdots\cdots\cdots\cdots\cdots\cdots\cdots\cdots\cdots (3-1)$$

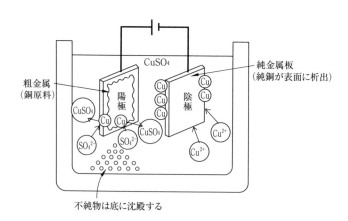

図3-24　電気分解による純銅の精製

　電極に電圧を加えると，Cu^{2+}の正イオンは負の電極へ流れ，電極から二つの電子を受け取り，Cu金属となり電極に析出する。一方，$SO_4{}^{2-}$の負イオンは正の電極に引かれ，電極の銅と結合して，

$$Cu + SO_4 \rightarrow CuSO_4 \quad \cdots\cdots\cdots\cdots\cdots\cdots\cdots\cdots\cdots\cdots\cdots\cdots\cdots\cdots (3-2)$$

となり，新たな硫酸銅となって溶液に溶解する。このため，陽極は減肉していく。純度の低い銅材を陽極に用いることにより，純度の高い銅を陰極に生成することができる。陽極の不純物は容器の底に沈殿していく。

　これを工業的に行うと，粗金属から高純度の金属を精製することができる。これは，銅のほかに鉛，すず，ニッケル，アルミニウム，金，銀などの精製に用いられる。また，電気分解を応用すると，食塩水から，苛性ソーダと塩素及び水素を，水から水素と酸素を生成することができる。

2.2　電気めっき

　電気めっきは，電気分解の応用である。

　図3-25に示すように，電解液中に電極を設け，これに電源を接続して電流を流すと，電解液は電気分解して陰極の鉄片の表面にイオンとして運ばれた銅が析出して銅の層ができる。このように，金属素地を陰極として電解液に浸し，電解によって金属素地の表面に電解液中の金属イオンを析出させて，その薄層をつける操作を電気めっきという。

　めっきを行う目的は，金属の表面を美しくしたり，硬くして耐摩耗性を与えたり，腐食しにくいものにするためである。めっきに使用する電解液は，めっきすべき金属の種類，めっきの厚さ，光沢性などによって異なる。電気めっきは，電解液などの処方のほかに，電流密度，電解液の温度などによって影響を受ける。

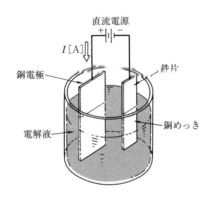

図3-25　電気めっき

2.3　電　　　池

　電池は，その目的によりさまざまな種類のものが作られている。例えば，カメラ，電卓，時計などに使用する小形の電池から，保守，制御，保安などに使用される蓄電池に至るまで，携帯用，移動用，非常用などその用途は幅広く，多種多様な電源として使用されている。

　電池には，一度放電すると再び使用することができない一次電池と，充電すれば繰り返し使用することのできる二次電池がある。

（1）　一　次　電　池

　一次電池で最も多く使用されているのは，マンガン乾電池，アルカリ乾電池，リチウム電池などの乾電池である。

　マンガン乾電池は，起電力が約1.5Vで，古くから使われており，安価で経済的である。小さな電力で動く機器に適している。

　アルカリ乾電池は，起電力が約1.5Vで，使用されている乾電池の大半を占めている。大きな電力が必要な機器に適しており，マンガン乾電池に比べて約2倍以上長く使える。

　マンガン乾電池の構造を図3－26に，アルカリ乾電池の構造を図3－27に示す。

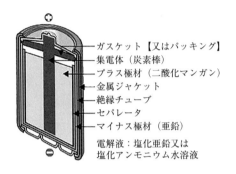

図3-26　マンガン乾電池の構造図
出所：（一社）電池工業会『電池の構造と反応式（例）』

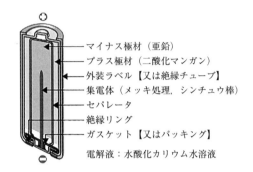

図3-27　アルカリ乾電池の構造図
出所：（図3－26に同じ）

　ボタン形酸化銀電池は，起電力が約1.55Vで，電圧が非常に安定している。使用できなくなるまでほぼ最初の電圧を保つため，クオーツ時計などの精密機器に適している。ただし，正極材料に使用されている酸化銀は高価である。

　ボタン形空気亜鉛電池は，起電力が約1.4Vで，正極材料に空気中の酸素を使っているため，負極材料としての亜鉛の量が多くなっている。酸化銀電池など，ほかのボタン形電池より大きな電力容量を持っているので，連続して使う補聴器などに適している。

　アルカリボタン電池は，安価な二酸化マンガンを使って酸化銀電池と同じ電圧が得られる。使用時間とともに電圧が低くなるが，経済性には優れているため，携帯ゲーム機など幅広く使用されている。

　円筒形リチウム電池は，起電力が約3Vと高く，また軽くて，自己放電が少なく，大きな電力も出せるため，カメラによく使われている。

　コイン形リチウム電池は，起電力約3Vなどの特長は円筒形と同じで，パソコンなどのメモリー（記憶保持）機能や時計機能のバックアップ，電子手帳やポケット式のライトなどに幅広く使われている。図3－28にその構造を示す。

　水銀電池は，小形で放電圧が長時間一定しており，寿命も長く，軽量という特徴を有していたが，環境汚染の問題から現在はほとんど使用されていない。

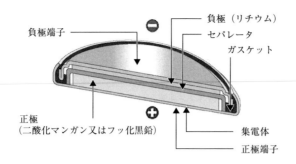

負極端子

負極（リチウム）
セパレータ
ガスケット

正極
（二酸化マンガン又はフッ化黒鉛）

集電体
正極端子

図3−28　コイン形リチウム電池の構造図
出所：（一社）電池工業会『リチウム一次電池・ボタン電池について』

（2）　二 次 電 池

　二次電池は，充電することによって電気エネルギーを化学エネルギーとして蓄えておき，必要に応じて電気エネルギーとして取り出すことができる。二次電池は蓄電池ともいい，主なものに鉛蓄電池とアルカリ蓄電池がある。

　小形の二次電池としては，ニカド電池，ニッケル水素電池，リチウムイオン電池などがある。

　ニカド電池は，起電力が約1.2Vで，アルカリ乾電池と互換性があり，電池を頻繁に交換して使用する機器に適している。経済的ではあるが，専用の充電器が必要となる。コードレス電話や電動工具など，大きな電力を必要とする機器に使われている。

　ニッケル水素電池は，起電力約1.2Vなどの特長はニカド電池と同じで，アルカリ乾電池とも互換性がある。同じ大きさで，ニカド電池に比べて約2倍の電力をもっている。小形の電池はノートパソコンなど，中形の電池はハイブリッド車などに使われている。

　ニカド電池は，マイナス極にカドミウムを使用し，ニッケル水素電池は，マイナス極に水素吸蔵合金を使用している。図3−29にニカド電池・ニッケル水素電池の構造と反応式を示す。

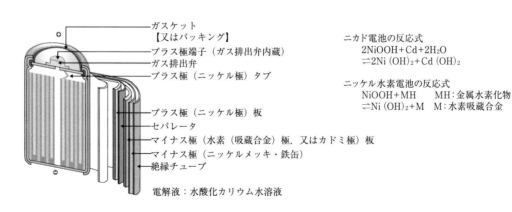

ガスケット
【又はパッキング】
プラス極端子（ガス排出弁内蔵）
ガス排出弁
プラス極（ニッケル極）タブ

プラス極（ニッケル極）板
セパレータ
マイナス極（水素（吸蔵合金）極，又はカドミ極）板
マイナス極（ニッケルメッキ・鉄缶）
絶縁チューブ

電解液：水酸化カリウム水溶液

ニカド電池の反応式
$$2NiOOH+Cd+2H_2O$$
$$\rightleftharpoons 2Ni(OH)_2+Cd(OH)_2$$

ニッケル水素電池の反応式
$$NiOOH+MH \qquad MH：金属水素化物$$
$$\rightleftharpoons Ni(OH)_2+M \qquad M：水素吸蔵合金$$

図3−29　ニカド電池・ニッケル水素電池の構造図
出所：（図3−26に同じ）

　リチウムイオン電池は，起電力が約3.7Vと，ニッケル水素電池などの約3倍の電圧が得られるうえ，軽くて大きな電力ももっている。携帯電話，ノートパソコンなどに使われており，モバイル機器に欠かせない最先端の電池である。図3−30に構造と反応式を示す。

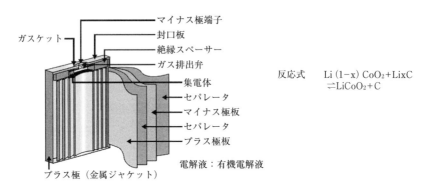

反応式　　$Li(1-x)CoO_2 + LixC$
$$\rightleftharpoons LiCoO_2 + C$$

電解液：有機電解液

図3−30　リチウムイオン電池の構造図
出所：（図3−26に同じ）

　大形の二次電池としては，鉛蓄電池とアルカリ蓄電池がある。

　鉛蓄電池の単電池当たりの起電力は約2Vで，直列に接続し，自動車用などでは12Vや24Vとして使用している。自動車用や二輪車用などのほかに，電気自動車やフォークリフトなどにも使われている。産業用では，無停電電源装置（UPS等）や病院の非常用電源など，多くの用途に対応できる蓄電池として幅広く使われている。図3−31に構造を示す。

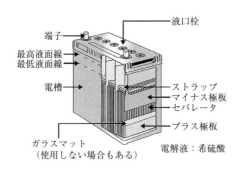

電解液：希硫酸

図3−31　鉛蓄電池の構造図
出所：（図3−26に同じ）

　鉛蓄電池は，プラス極の構造によってペースト式とクラッド式に分けられる。ペースト式は，鉛や鉛合金で作った電極を格子状に並べて，二酸化鉛と硫酸鉛を混ぜたペーストを塗り込んだものである。クラッド式は，ガラス繊維などの織物で包んだ二酸化鉛の棒を並べた構造で信頼性が高いという特徴がある。

　通常の鉛蓄電池は，電解液が液体のため，横倒しにできないという欠点があり，それを改良した電池として密閉式のシール鉛電池がある。構造はペースト式の鉛蓄電池と同じであるが，

電解液は液状ではなく，ガラス繊維でできた不織布（紙のように繊維を絡ませて作った布）に硫酸を含ませて保持している。

さらに，内部に発生したガスを逃がすための制御弁が設けられており，制御弁式鉛蓄電池という場合もある。この電池は，主にコンピュータや通信設備のバックアップ用の電源に使われている。

鉛蓄電池の充電・放電を行う際の化学反応は，次のとおりである。

$$\underset{\text{（過酸化鉛）}}{\underset{\text{陽極}}{PbO_2}} + \underset{\text{（希硫酸）}}{\underset{\text{電解液}}{2H_2SO_4}} + \underset{\text{（純鉛）}}{\underset{\text{陰極}}{Pb}} \underset{\text{充電}}{\overset{\text{放電}}{\rightleftarrows}} \underset{\text{（硫化鉛）}}{\underset{\text{陽極}}{PbSO_4}} + \underset{\text{（水）}}{\underset{\text{電解液}}{2H_2O}} + \underset{\text{（硫化鉛）}}{\underset{\text{陰極}}{PbSO_4}}$$

鉛蓄電池の充放電特性は，図3-32に示すとおりで，端子電圧，電解液の比重は，充電や放電時間の経過とともに変化する。

充電又は放電の終期には，その特性は著しく変動する。鉛蓄電池は，図3-32に示したa点を充電終止電圧，b点を放電終止電圧という。これらを充電，放電の限界点とし，これ以上の過充電や過放電を行うと，電池の寿命を短くする。

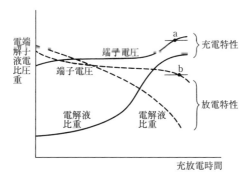

図3-32　鉛蓄電池の充放電特性

蓄電池の容量は，完全充電状態から放電限界まで一定電流で連続放電したときの放電電気量で表し，単位にはアンペア時〔A・h〕を用いる。放電電流をI〔A〕，放電限界までの放電時間をh〔h〕とすれば，電池の容量Wは，次式で表される。

$$W = Ih \; [\text{A·h}] \quad\cdots\cdots\cdots\cdots\cdots\cdots\cdots\cdots\cdots\cdots\cdots\cdots\cdots\cdots\cdots\cdots\cdots (3-3)$$

この容量は，放電させる電流の大きさによっても異なり，電流の値が大きいほど減少する。したがって，一定電流で放電して10時間で放電限界になる場合の容量を標準とし，これを10時間放電率の容量という。

アルカリ蓄電池は，ニカド電池の大形のもので，鉛蓄電池と同じように病院などの非常用電源として使われている。鉛蓄電池に比べて長期間使えることが特長である。

2.4　太 陽 電 池

（1）　太陽電池のしくみ

　太陽光発電の最大のメリットは，エネルギー源に限りがなく，発電時に大気汚染物質を発生させないことである。

　太陽光発電システムの中心である太陽電池は，シリコンなどの半導体で作られており，吸収した太陽光エネルギーを直接電気に変える装置である。半導体に光が当たると，日射の強さに比例して発電をするが，太陽電池に電気を蓄える機能はない。

　現在，最も多く使われているシリコン系太陽電池は，図3－33に示すように，電気的性質の異なるp形，n形2種類の半導体を重ね合わせた構造をしている。太陽電池に太陽光が当たると，電子（－）と正孔（＋）が発生し，正孔はp形半導体へ，電子はn形半導体側へ引き寄せられ，表面と裏面につけた電極に電球やモータのような負荷をつなぐと，電流が流れ出すようになっている。

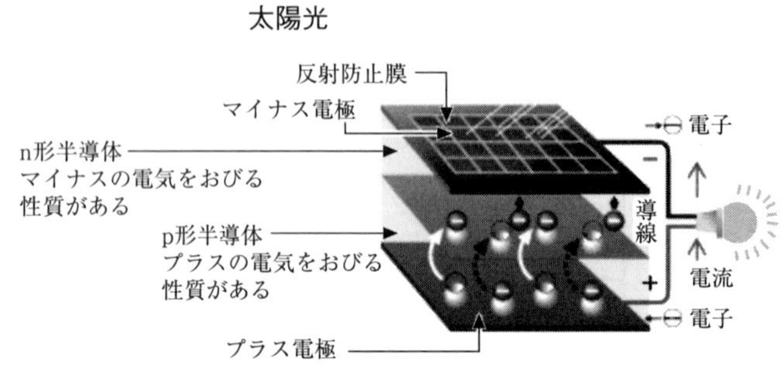

図3-33　太陽電池のしくみ
出所：（一財）新エネルギー財団『もっと知りたい身近な新エネ／太陽光発電』

（2）　太陽電池の種類

　太陽電池の種類は，材料や構造などによって表3－2のように分類される。

　まず，材料によって大きくシリコン系と化合物系の2つに分けられ，シリコン系はさらに結晶系と薄膜系に分けられる。化合物系は2種類以上の元素の化合によってできた半導体である。

表3-2　太陽電池の種類と特長

種　類		特　長	モジュール変換効率の順
シリコン系	結晶系 単結晶	シリコンの原子が規則正しく配列した構造で，変換効率の高い太陽電池を作ることができる。製品の歴史が長く，豊富な実績を持っている。	2番
	結晶系 多結晶	単結晶シリコンが多数集まってできている太陽電池。単結晶に比べて，変換効率は低いが安価に製造ができる。	3番
	結晶系 ヘテロ接合	結晶系基板にアモルファスシリコン層を形成した高効率な太陽電池。変換効率が高く，特に住宅などの限られたスペースへの設置に優れる。	1番効率がよい
	薄膜系 アモルファス	シリコン原子が不規則に集まった太陽電池。薄くても発電できる（結晶系の約1/1000）。また，ガラスやフィルム基板上に製造が可能。波長感度は短波長側にある。	6番
	薄膜系 多接合	異なる波長感度特性を持つ二つ以上の発電層を重ね合わせたもの。このため，単接合より発電効率が向上している。アモルファスと微結晶（薄膜多結晶）を組み合わせたタンデム構造が主流。トリプル構造もある。	5番
化合物系	CIS／CIGS系	銅（Cu），インジウム（In），セレン（Se）の三つの元素を主成分とした太陽電池。CIGSは，ガリウム（Ga）を加えている。従来型のシリコン結晶系太陽電池とは全く異なる構造である。	4番
	その他	異なる元素を組み合わせた構造の太陽電池。GaAs，CdTeなどがある。	

出所：(一社) 太陽光発電協会編『太陽光発電システムの設計と施工（改訂5版）』オーム社，2015，p11，表2・1（一部抜粋）

（3）　太陽電池の構成

太陽電池は，図3-34に示すように，その構成単位によって「セル」「モジュール」「アレイ」という。

セルは，太陽電池の基本単位で，太陽電池素子そのものをいう。

モジュールは，セルを必要枚配列してパッケージ化したもので，屋外で利用できるように樹脂や強化ガラスなどで保護されている。太陽電池パネルともいう。

アレイは，モジュール（パネル）を複数枚並べて接続したものである。

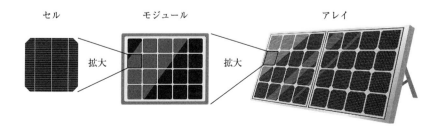

図3-34　太陽電池の構成

（4）　太陽光発電のしくみ

　住宅用太陽光発電のしくみを図3-35に示す。住宅用の太陽光発電システムは，太陽光エネルギーによって太陽電池が発電した直流電力を，パワーコンディショナで電力会社と同じ交流電力に変換し，電気を供給している。

　一般の系統連系[11]方式の太陽光発電システムでは，電力会社の配電線とつながっており，余った電力は，電力会社へ送電（逆潮流[12]）して買い取ってもらうことができる。逆に，発電した電力では足りないときや夜間などは，今までのように電力会社の電気を使うことができる。

　なお，このような電気のやりとりは自動的に行われる。

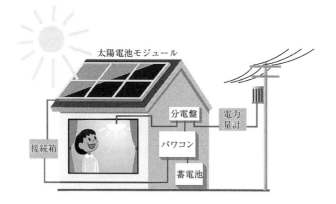

太陽電池：太陽光エネルギーを直接電気に変換する装置。
パワーコンディショナ：太陽電池で発電した直流電力を交流電力に変換する装置。その他に
　　　　　　　　　　　周波数同期，系統連系保護機能をもつ。
接続箱：太陽電池からの直流配線を一本にまとめ，パワーコンディショナに送るための装置。
電力量計：電力会社に売った電力や，購入した電力を計量するメーター。売電用と買電用の
　　　　　2つの電力量計が必要。
分電盤：家の配線に電気を分ける装置。

図3-35　住宅用太陽光発電のしくみ
出所：（一社）太陽光発電協会『住宅用太陽光発電システムとは』

(11) 系統連系：自家用発電設備を電力会社の配電線に接続して運用する方法。
(12) 逆 潮 流：系統連系する太陽光発電などの自家用発電設備から，電力会社の配電線（商用系統）へ電力が
　　　　　　　流れること。

第3節 電気設備

　電気は，電線を通してどこにでも容易に送ることができる。また，取り扱いも簡単なため，動力や照明などのエネルギー源として広く利用されている。

　しかし，その取り扱いを誤ると感電事故を起こしたり，漏電により火災を発生させるなど，思わぬ電気災害を受けることがある。したがって，取り扱いには十分注意しなければならない。

3.1　発電，送電，配電の概要

　電力は，火力発電所，水力発電所，原子力発電所などで発電され，この電力を送電線によって需要地近くまで送電する。また，近年では，太陽光や風力，水力など，一度利用しても比較的短期間に再生が可能で，資源が枯渇しない再生可能エネルギーを利用した発電設備の導入が進められている。

　送電される電力は，送電線での損失を少なくするために，500 000Vや275 000Vという高電圧に昇圧され，送電線によって需要地近くの超高圧変電所や一次変電所に送られている。その電力は，さらに二次変電所を経由して電圧が順次下げられ，市街地の各地に散在する配電変電所に送電される。配電変電所ではさらに電圧を下げて，6 600Vにして高圧配電線路に供給し，この電圧を柱上変圧器により200V，100Vにして各家庭に配電している。電力使用量の大きい工場では，二次変電所や高圧配電線路から直接受電している。電力線路の概要を図3－36に示す。

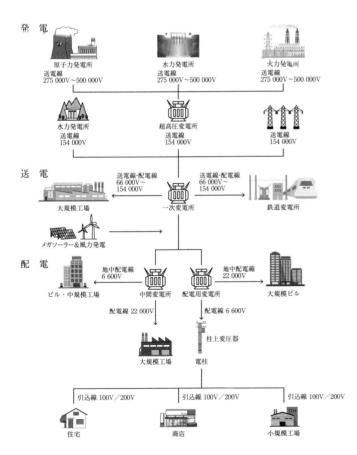

図3-36　電力線路の概要

3.2　低圧配電用電線・ケーブル

　配電用変電所（配変）から高圧（6 600V）で送られた電力は，柱上変圧器で低圧（100/200V）に電圧を落として，架空低圧配線で送電される（図3－37）。代表的な電線として，屋外用ビニル電線（OW：Outdoor Weatherproof）がある。架空低圧配線から需要家（一般家庭など）までは，引込み用ビニル電線（DV：Drop Wire）が使用されて屋内まで引き込まれる。屋内では，屋内配線用電線が用いられるが，代表的なものには600Vビニル絶縁電線（IV），600Vビニル絶縁ビニルシースケーブル平型（VVF）や丸形（VVR）がある（詳しくは後述のp.129「3.7電気材料（1）絶縁電線」を参照）。

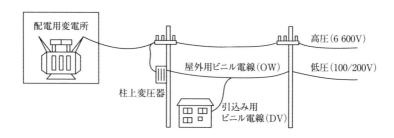

図3-37　高圧配電線と低圧配電線

3.3　屋内配線一般

　電気は屋内配線によって屋内の電灯，コンセント，家庭電気器具などに供給されている。
　一般家庭や小規模の工場，商店では，図3－38に示すように，屋外の配電線路から100～200Vの低圧で引き込み，引込口近くに電力量計，配線用遮断器を取り付けて，これより屋内に配線している。また，多くの電力を使用するビルディングや工場などでは，6 600Vや22 000Vの高電圧を受電し，自家用の変電設備で使用する低圧に変電してから屋内配線に電力を供給している（図3－39）。

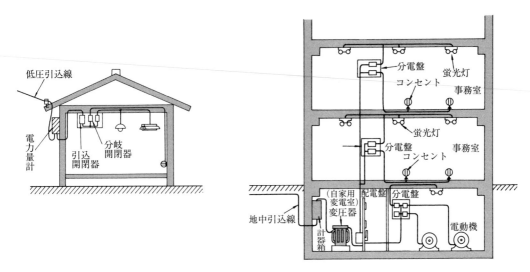

図3-38　木造家屋の屋内配線の例　　　　図3-39　ビルディングの屋内配線の例

　一般家庭や事務所では，単相3線式100／200Vの回路が多く用いられている。電灯や電気製品などには，単相100Vが，比較的容量の大きいルームクーラー，大きな事務所や店舗の照明には，単相200Vが用いられている。また，工場の動力設備には，三相3線式200Vが広く用いられている。

　屋内配線は，主に次のような配線方式による。これらの配線方式を図3-40に示す。

①　単相2線式100V

②　単相3線式100／200V

③　三相3線式200V

　特に単相3線式は，100V及び200Vの2種類の電圧を利用することができ，この方式を負荷容量の大きい幹線に使用すると，単相2線式100Vに比べて電線量が少なくてすむ。ただし，中性線が切れると100V回路の電圧が不平衡となって過大な電圧が負荷に加わり，事故の原因となるので注意が必要である。

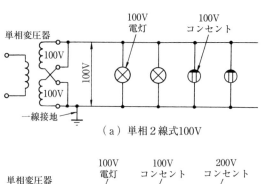

（a）単相2線式100V

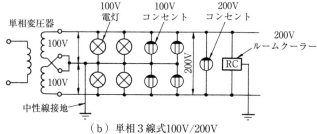

（b）単相3線式100V/200V

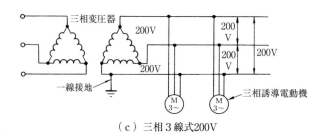

（c）三相3線式200V

図3-40　屋内配線の配線方式

3.4　屋内配線工事

　屋内配線工事には配管工事，ケーブル工事，ダクト工事などがある。

　これらの電気工事は，「電気工事士法」による電気工事士資格取得者でなければ，行うことはできない。

　配管工事は，金属管や合成樹脂管などを用いる。建物の壁や天井，床などに配管を行い，絶縁電線を配管の中に引き込む配線方法で，コンクリートスラブ内に埋め込み配管する方法と外面に露出配管する方法がある。

　ケーブル工事は，各種のケーブルを使用して配線する方法で，木造家屋などの配線には主として平形ビニルシースケーブルが使用されている。ケーブル工事は施工が簡単で，天井裏や真壁の中，床下などに配線する。

　このほかの工事方法には，金属管工事の端末と機器などの口出線との接続箇所などに用いる可とう電線管工事や，金属又は合成樹脂製の管で電線を保護して，室内の壁などの表面に取り付けて配線する方法もある。

3.5　電気設備の保安

　電気設備の安全保護のために，法規によって点検・検査が義務づけられている。屋内配線の検査には，新設検査，定期検査，臨時検査などがある。

　電気設備を安全に維持管理するためには，定期検査を行わなければならない。検査の内容は，絶縁抵抗測定，接地抵抗測定，導通試験などである。

　絶縁抵抗の測定は，電気機器や電路の絶縁状態を表すもので，保安管理上重要な測定項目の一つである。電気機器や電路の絶縁状態を調べるには，電気機器や電路の使用を停止し，絶縁抵抗計で測定するのが一般的である（p.49「第1章第3節3.2（4）絶縁抵抗と絶縁抵抗計」を参照）。

　低圧回路の測定では，絶縁抵抗計の定格電圧が500 V，又は250 V/100 Vのものを使用する。特に，回路に半導体素子などが含まれている場合には250 V，又は100 Vなどの低い定格電圧の使用が推奨されている。定格測定電圧の使用例を表3−3に示す。

表3−3　定格測定電圧の使用例（JIS C 1302：2018解説表1（一部抜粋））

定格測定電圧〔V〕	使　用　例
25 50	電話回線用機器，電話回線電路などの絶縁測定
100	100 V系の低電圧配電路及び機器の維持・管理
125	制御機器の絶縁測定
250	200 V系の低圧電路及び機器の維持・管理
500	600 V以下の低電圧配電路及び機器の維持・管理
	600 V以下の低電圧配電路の竣工時の検査
	発電中の太陽電池アレイの絶縁測定（P-N端子間を短絡する方法）
1 000	600 Vを超える回路及び機器の絶縁測定
	常時使用電圧の高い高電圧設備（例えば，高圧ケーブル，高電圧機器，高電圧を用いる通信機器及び電路）の絶縁測定
	発電中の太陽電池アレイの絶縁測定（P-N端子間を短絡する方法）

　図3−41に示すように，測定方法は，開閉器を開放して停電させ，低圧電路の電線と大地間（図3−41（a））及び電線相互間（図3−41（b））を測定する。測定値が基準値以下の場合は，分岐スイッチをすべて開放し，幹線分岐回路ごとに分割測定する。

　低圧電路の絶縁抵抗値は「電気設備に関する技術基準を定める省令」（以降「電気設備技術基準」）によって定められており，表3−4にその値を示す。

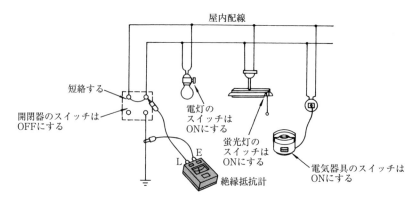

（a）屋内配線と大地間の絶縁抵抗測定

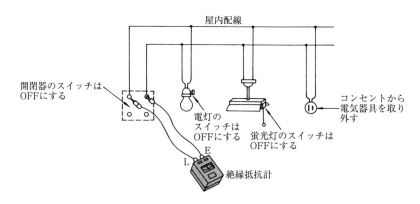

（b）屋内配線相互間の絶縁抵抗測定

図3−41　絶縁抵抗の測定

表3−4　低圧電路の絶縁抵抗値（「電気設備技術基準」第58条）

電路の使用電圧の区分		絶縁抵抗値〔MΩ〕
300V以下	対地電圧（接地式電路においては電線と大地との間の電圧，非接地式電路においては電線間の電圧をいう。）が150V以下の場合	0.1
	その他の場合	0.2
300Vを超えるもの		0.4

　接地とは，大地と電気的に接続された状態（アース）のことである。接地抵抗の測定は，電気器具や電気機器などからの誘導や漏電などによる感電事故を防止するために行われる。電気工事に用いられている金属電線管や，電気設備の分電盤及び電動機の金属製部分などは，接地されている。

　接地抵抗値は，「電気設備技術基準」で表3−5のとおりに定められており，測定には接地抵抗計を使用する。図3−42に接地抵抗計の一例を，図3−43に接地抵抗の測定方法を示す。

表3-5　接地工事の種類と接地抵抗値（「電気設備の技術基準の解釈」第17条（参考））

接地工事の種類	接地抵抗値	接地線の太さ （軟銅線）	電圧の種別による機器
A種接地工事	10Ω 以下	直径2.6mm以上	高圧用又は特別高圧用機器の金属製外箱等
B種接地工事	$150/I$ ［Ω］以下 [注1]	直径2.6mm以上	高圧又は特別高圧の電路と低圧電路とを結合する変圧器の低圧側の中性点（中性点がない場合は低圧側の1端子）
C種接地工事	10Ω 以下 [注2]	直径1.6mm以上	300Vを超える低圧用機器の金属製外箱等
D種接地工事	100Ω 以下 [注2]	直径1.6mm以上	300V以下の低圧用機器の金属製外箱等

注1：混触時に，1秒を超え2秒以内に遮断する装置を設けるときは$300/I$［Ω］以下，1秒以内に遮断する装置を設けるときは$600/I$［Ω］以下（I：高圧側1線地絡電流［A］）

注2：地絡を生じた場合に0.5秒以内に自動的に電路を遮断する装置を施設するときは，500Ω

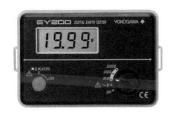

図3-42　接地抵抗計
出所：横河計測（株）

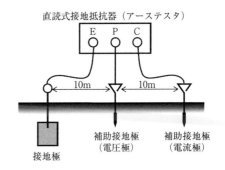

直読式接地抵抗器（アーステスタ）

図3-43　接地抵抗の測定

　絶縁抵抗や接地抵抗の測定は，一般家庭では無理であるが，工場などの自家用電気設備では，設置者がその保安上の責任を負うことと「電気事業法」で定められている。設置者は，保安規程を作成し，電気主任技術者を選定する。主任技術者には，自家用電気設備のすべての工事，維持及び運用上の責任と義務があり，保安規程に従って，巡視，定期点検などを行い，常時，設備の保安に努めなければならない。

3.6　開　閉　器

開閉器は，電気回路の操作や点検，保守を行う際に，電気回路の開閉に用いる器具である。

（1）　開閉器の種類と特徴

a　ナイフスイッチ
ナイフスイッチは，一般にカバー付きナイフスイッチが多く用いられている。一般電気回路

の主幹開閉器，分岐開閉器及び電灯，電熱回路などの開閉器として使用され，電動機の開閉器としては使用できない。したがって，1日に数回程度，電気回路を開閉するのに使用される。しかし，瞬間的な過電流を頻繁に開閉する回路には使用できない。

　ナイフスイッチは，その構造が簡単で取り扱いが容易であるため，600V以下の交流，直流回路に広く使用されている。

b　箱開閉器

　箱開閉器は，図3-44に示すように，開閉器（スイッチ）を金属製やプラスチック製の箱で覆って，箱の外部から開閉操作を行うようにしたものである。また，電流計や表示灯を組み込んだものもある。

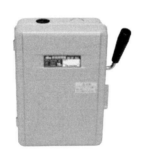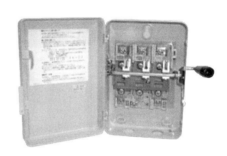

図3-44　箱　開　閉　器

　箱開閉器は，主に屋内において，周波数50Hz又は60Hzの交流600V以下の電気回路で，定格電流は600A以下，定格容量は15kW以下の負荷に使用される。1日数回程度の開閉を行う場合に使用するもので，回路の頻繁な開閉を行うには不適切である。

　箱開閉器は，開閉器の開閉能力によりA種及びB種に分かれている。A種は，主幹開閉器，分岐開閉器又は電灯，電熱回路の手元開閉器に使用される。B種は，主に電動機回路の手元開閉器に使用される。また，箱開閉器は，スイッチが閉路状態になっている場合には，ふたが開かない構造で，かつ，ふたを開いた状態ではレバーを操作しても回路が閉じない構造となっている。

c　配線用遮断器

　配線用遮断器は，屋内電路の開閉と過電流保護を兼ねたものである。図3-45に配線用遮断器の一例を示す。

　配線用遮断器の動作特性は，定格電流では動作せず，定格電流の1.25倍及び2倍の電流に対して，表3-6に示す時間内に動作することが規定されている。

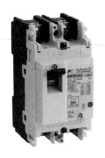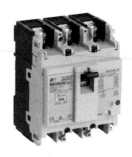

図3-45　配線用遮断器
出所：富士電機機器制御（株）

表3-6　配線用遮断器の動作時間（「電気設備の技術基準の解釈」33-2表（一部抜粋））

定格電流の区分	時　　間	
	定格電流の1.25倍の電流を通じた場合	定格電流の2倍の電流を通じた場合
30A以下	60分	2分
30Aを超え50A以下	60分	4分
50Aを超え100A以下	120分	6分
100Aを超え225A以下	120分	8分
225Aを超え400A以下	120分	10分

d　ヒューズ

　ヒューズは，鉛，すず，亜鉛など溶けやすい金属，又はそれらの合金や銀，コンスタンタンなどのように化学的に安定な金属が使用されている。

　形状により，非包装ヒューズ（糸ヒューズ，板ヒューズ，つめ付ヒューズ）や，包装ヒューズ（筒形ヒューズ，栓形ヒューズ）などがある。このうち糸ヒューズ及び板ヒューズは，スイッチに直接取り付けて使用することはできない。スイッチには，必ずつめ付ヒューズ又は筒形ヒューズを使用しなければならない。

　ヒューズの特性を，表3-7に示す。ヒューズはA種の場合，定格の110％，B種で130％の電流が流れても溶断しない。この表には定格のA種では135％，B種で160％及び定格の200％における溶断時間を示している。例えば，定格の200％でも30A以下のヒューズが切れるのに，2分かかることに注意しなければならない。

表3-7　ヒューズの溶断時間（「内線規程 JEAC 8001-2022」1360-1表（一部抜粋））

定格電流〔A〕	溶断時間の限度〔分〕	
	A種は，定格電流の135% B種は，定格電流の160%	定格電流の200%
1 ～ 30	60	2
31 ～ 60	60	4
61 ～ 100	120	6
101 ～ 200	120	8
201 ～ 400	180	10

備考：A種は定格電流の110%，B種は定格電流の130%の電流で溶断しないこと。

（2）　漏電遮断器

　漏電のない正常な状態では，配線及び負荷の電気機器に流れる電流は，行きと帰りで同じ値の電流が流れている。しかし，その電流の一部が，装置の絶縁が悪くなるなどの理由で，大地に流れることがあり，これを漏電という。漏電は，火災や感電事故の原因となるため，未然に防がなければならない。

　漏電があるときの電流の流れを，図3-46に示す。送電線を2本とも電流センサL内に通すと，漏電がないときは電流センサ内を同じ I〔A〕の電流が逆方向に流れ，センサの出力信号はゼロになる。しかし，漏電があると漏電電流 I_ℓ〔A〕が大地に流れるため，センサ内の電流は I〔A〕と $I-I_\ell$〔A〕が互いに逆方向に流れる。電流センサは，この差の I_ℓ〔A〕を検出し，その検出信号で電源ラインを遮断する。

　この原理を用いた漏電遮断器の構造を，図3-47に示す。

　漏電遮断器は，人体の感電保護を目的とした定格感度電流が30mA以下の高感度電流形と，地絡保護を目的とした定格感度電流が5～1000mAのものが標準である。特に家庭では，人体の感電保護を第一に考えるため，15又は30mAの定格感度の高速形が用いられている。

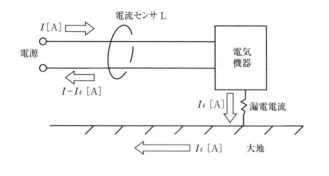

図3-46　漏電遮断器の原理

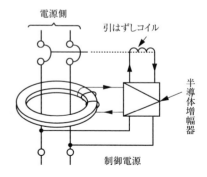

図3-47　漏電遮断器の構造

3.7　電気材料

（1）絶縁電線

　屋内配線には絶縁電線が使用されている。電線は普通直径1.6mm以上の太さの銅線が使用される。

　絶縁電線には，図3-48に示すような構造をした600Vビニル絶縁電線，600Vビニルシースケーブルなどがある。しかし，最近では環境を考慮して，ダイオキシンを発生するビニル材ではなく，ポリエチレン絶縁材が使用されたEM電線[13]などがある。

　断面積が小さい電線では，心線が単線のものを用いるが，断面積が大きくなるとより線を用いる。

　電線の絶縁には，ポリ塩化ビニル（PVC）が用いられる。ビニルシースケーブルは，ビニル絶縁電線を2本以上まとめて，さらにビニルシースで外装したもので，平形と丸形がある。これら絶縁電線の許容電流は，表3-8に示す値である。負荷の電流の大きさに応じて，適正な太さの電線を選んで使用する。

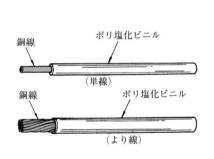
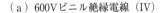
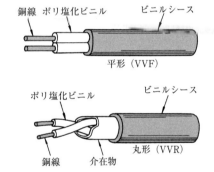

（a）600Vビニル絶縁電線（IV）　　　（b）600Vビニル絶縁ビニルシースケーブル（VV）

図3-48　屋内配線用絶縁電線

---

(13)　略称の正式名称は，以下のとおりである。

　　　EM　：Eco Material
　　　PVC：Poly Vinyl Chloride insulated wire
　　　IV　：Indoor PVC
　　　VVF：Vinyl insulated Vinyl sheathed Flat-type cable
　　　VVR：Vinyl insulated Vinyl sheathed Round-type cable

表3-8　絶縁電線の許容電流（「内線規程 JEAC 8001－2022」1340－1表（一部抜粋））

（周囲温度30℃以下）

導　体（銅）			許容電流〔A〕
単線・より線の別	公称断面積〔mm²〕	素線数/直径〔本/mm〕	
単　線	－	1.0	(16)
	－	1.2	(19)
	－	1.6	27
	－	2.0	35
	－	2.6	48
	－	3.2	62
	－	4.0	81
	－	5.0	107
より線	0.9	7/0.4	(17)
	1.25	7/0.45	(19)
	2	7/0.6	27
	3.5	7/0.8	37
	5.5	7/1.0	49
	8	7/1.2	61
	14	7/1.6	88
	22	7/2.0	115
	38	7/2.6	162
	60	19/2.0	217
	100	19/2.6	298

備考：直径1.2mm以下及び断面積1.25mm²以下の電線は，一般的には配線に使用する電線として認められていない。
　　　したがって（　）内の数値は，参考に示したものである。

（2）　コ　ー　ド

　コードは，電灯のつり下げ線や小形電気器具などの移動電線に使用されている。図3-49に示すように，細い軟銅線を数十本より合わせ，その上を絶縁物で被覆したもので，可とう性に富んでいる。コードには，屋内コード，器具用コードなどがあり，絶縁材は，耐熱温度により，ビニル混合物，エチレンプロピレンゴム混合物，ケイ素ゴム混合物などが使用されている。

　屋内コードは，2個よりコード，袋打ちコード，丸打ちコードなどがあり，電灯のつり下げ線としてよく使用されている。器具用としては，平形コードや丸形コードなどが，電熱器具を除く電気器具用コードとして広く使用されている。

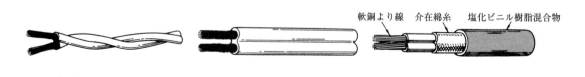

（a）2個よりコード　　　　　（b）平形ビニルコード　　　　（c）丸形ビニルコード

図3-49　器具用ビニルコード

　表3-9に示すように，一般に多く使用されている0.75mm²のコードの許容電流は7Aである。また，コードとコードを直接接続することは「内線規程」で禁止されており，接続には必ず接続器を用いなければならない。

表3-9　コードの許容電流（「内線規程 JEAC 8001-2022」1340-5表（一部抜粋））

公称断面積 [mm²]	素線数／直径 [本/mm]	許容電流 [A]
0.75	30/0.18	7
1.25	50/0.18	12
2.0	37/0.26	17
3.5	45/0.32	23
5.5	70/0.32	35

備考1：この表は，コードを通常の状態で使用する場合のものであって，コードリールなどに使用する場合には，適用できない。コードリールなどに使用する場合にあっては，製造業者などの指定する電流減少係数を用いる必要がある。
備考2：電気用品安全法の適用を受ける電気機械器具内の電線及びこれに附属する電線には，本表は適用しない。

注：絶縁物の種類はビニル混合物（耐熱性を有するものを除く），天然ゴム混合物で，周囲温度は30℃以下とする。
　　上記絶縁物の最高許容温度は60℃とする。

（3）　電気絶縁用粘着テープ

　絶縁テープは，電線・ケーブルなどの接続部の絶縁や，その他，一般の電気絶縁に使用されている。絶縁物は，ポリ塩化ビニルに粘着剤を塗布したもので，絶縁テープは一般に，厚さ0.2mm，幅が19mmのものが多く使用されている。

　絶縁テープの色は透明，半透明，又は不透明でもよく，黒，白，青，緑，黄，茶，黄赤（だいだい），赤，紫，灰色，空色及び桃色など，いろいろな色の絶縁テープが作られている。絶縁テープの耐電圧の値は，1分間5kVの電圧に耐えるものである。

第3章のまとめ

　本章では，照明と電熱，電気分解と電池，電気設備について学んだ。
主な項目をまとめると，次のようになる。

1．照明と電熱

　照明は，電気エネルギーによって発生した光を利用したものであり，ジュール熱を利用した白熱電球や放電現象を利用した蛍光灯などがある。

　電熱は，電力によって発生した熱を利用したものであり，抵抗加熱，アーク加熱，誘導加熱，誘電加熱などがある。

2．電気分解と電池

　電気分解は，水溶液が電流によって化学分解される現象であるが，これらを利用したものとして，電気めっき，電池がある。

3．電気設備

　日常で使用している電気には，送電のしくみや施工方法及び使用材料についての規定などがあり，それらを安全に使用するためには，保守点検が必要である。

第3章　演習問題

1．白熱電球と比較して，蛍光ランプの利点，欠点について述べなさい。

2．高圧水銀ランプ，ナトリウムランプは，どのような場所に使用されているか。

3．50A·hの電池を10時間放電率で使用した場合，電池の放電電流の値は何［A］か。

4．低圧電路の絶縁抵抗値を，3つ述べなさい。

第4章
電子回路と制御

　我々の身近にある，テレビやエアコンのような家庭電化製品から車やエレベータ，飛行機に至るまで，ほとんどのものに電子回路が組み込まれている。この電子回路を用いると，多くのことを制御でき，これによって使いやすく便利になり，複雑なシステムでも簡単に動かすことができる。さらに，多くの機器には人工知能も加えられ，我々の生活や職場に快適な環境をもたらしてくれる。

　本章では，基礎的な電子回路と制御について学ぶ。

第1節　電子機器

1.1　半　導　体

（1）　半導体の原理と動作

　物質は，電気の流しやすさを示す導電率によって，導電率の高い導体（銅線やアルミニウムなど）と，非常に低い絶縁体（ガラスやゴムなど）に分けられ，この中間の導電率を示すものを半導体という。代表的な半導体材料はゲルマニウム（Ge），シリコン（Si）などである。半導体は，導電率で定義されるだけでなく，次のようなユニークな性質をもっている。

① 　不純物を加えたり，原子結合の欠陥により，導電率が大きく変化する。
② 　電気抵抗の温度係数が負である（一般の抵抗は正で，温度が上がると抵抗が増える）。
③ 　電気的に特異な現象（温度，光の照射，外力により大きな抵抗の変化）を示す。

　GeやSiは，原子の一番外側の電子の軌道（最外殻）に4個の電子をもっており，不純物の入っていない半導体結晶は，図4－1のように原子が整然と並んでいる。このような半導体を真性半導体といい，半導体デバイスの基板となる。

　最外殻の電子は，原子を結合するために動いていて，自由な電子は存在しない。このため低い温度では，電流は流れにくい。しかし，光を当てたり熱を加えると（常温でも），これらの電子がこの配列から飛び出し，自由電子となるため，電流は流れやすくなる。また電子が抜けた穴は正孔と呼ばれ，同様に電流を流す働きをする。これらの自由電子と正孔をキャリアという。

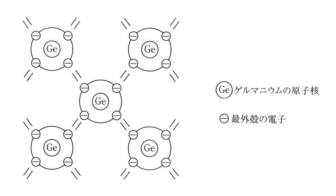

図4-1　真性半導体の原子構成

　半導体に不純物を添加すると，キャリアを作り出すことができる。
　図4－2は，Geにヒ素（As）を添加した原子構成を表している。Asは，最外殻の電子が5

個あり，Geの結晶に組み込まれると，電子が1個余ることになる。これが自由電子となり，電流が流れやすくなる。この不純物をドナーといい，ヒ素のほかにリン，アンチモンなどが使われる。このような不純物を加えた半導体をn形半導体という。

　図4-3は，Geにインジウム（In）を不純物として加えたものである。Inは最外殻の電子が3個あるので，結合すべき電子が1個不足して，正孔ができる。この穴に，隣の原子の電子が飛び込むことができ，これを繰り返すことによって，電流を流すことができる。この不純物をアクセプタといい，インジウムやホウ素などが使われる。このような不純物を加えた半導体をp形半導体という。

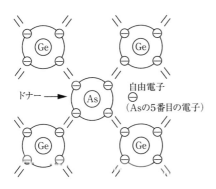

図4-2　n形不純物添加時の原子構成

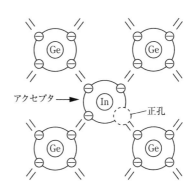

図4-3　p形不純物添加時の原子構成

　半導体に電圧を加えると，キャリア（自由電子又は正孔）が移動する。n形半導体では自由電子が高い電位のほうに移動し，p形半導体では正孔が低い電位のほうへ移動することにより，電流が流れる。

　これらの半導体を組み合わせることによって，ダイオードやトランジスタの電子デバイスからIC，メモリ，CPUといった高集積回路を作ることができる。

（2）　ダイオードとトランジスタ

a　ダイオード

　ダイオードは，一方向のみに電流が流れる性質をもっている半導体デバイスである。交流電圧を加えると，その性質から順方向のみの電流が得られる。これを整流といい，直流電源などに用いられている。

　pn接合ダイオードの動作原理について説明をする。

　図4-4に示すように，単結晶半導体にp形とn形の領域を接するように作る。このときp形には正孔が，n形には電子のキャリアが多数存在する。その接合面付近では，正孔がn形へ，電子がp形へ拡散して流れ，電子と正孔が結合し，接合部ではキャリアが非常に少ない領域ができる。これを空乏層という。このとき接合面に近いp形では，空乏層に正電荷が流れ出たこ

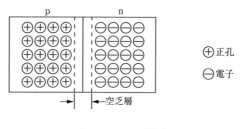

図4-4　ｐｎ接合

とになり，マイナスに荷電される。同様にn形の接合面近くでは，プラスに荷電される。これらの電位により，これ以上の拡散はなくなる。

　次にこのpn接合に電圧を加える。電流が流れやすい方向を順方向といい，その方向に電圧を加えたときの様子を図4－5（a）に示す。

　図4－5（a）で，左側に正，右側に負の電圧が加わるので，p形半導体の正孔は負の方向に引かれ右に移動し，n形半導体では電子が正の方向に引かれ左に移動して電流が流れる。このとき，接合面には，p形半導体から正孔が，n形半導体から電子が流れ出て接合する。電流は，p形半導体では正孔が，n形半導体では電子が，それぞれキャリアとなって流れる。

　図4－5（b）は，逆方向に電圧を加えた様子を示している。図の左側に負，右側に正の電位が生じるので，キャリアの正孔は左に，電子は右に引きつけられ，接合領域には広い空乏層ができる。空乏層は高い抵抗になるので電流は流れない。

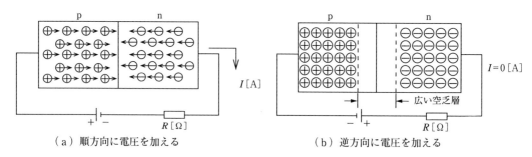

（a）順方向に電圧を加える　　　　　　　　（b）逆方向に電圧を加える

図4-5　ダイオードの整流原理

　図4－6はダイオードの特性曲線である。順方向に電圧を加えると，0.6V程度から電流が流れるが，逆方向に電圧を加えても電流は流れない。この特性を生かして交流を直流に変換し，整流をすることができる。さらに逆方向に電圧を上げると急に電流が流れる。この電圧を降伏電圧という。整流をするには，これ以下の電圧で使用しなければならない。

　図4－7はダイオードの図記号である。これは，電流が左から右方向へのみ流れることを表している。左の端子をアノード（A），右をカソード（K）と呼ぶ。ダイオードを電子回路で使用するときは，降伏電圧と最大電流を超えないように使用しなければならない。

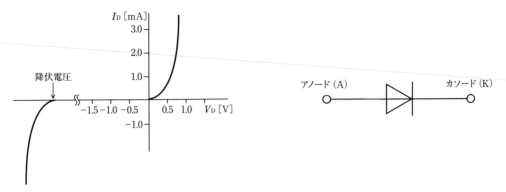

図4-6　ダイオードの特性曲線　　　　　　図4-7　ダイオードの図記号

b　トランジスタ

　トランジスタは，電気信号の増幅やスイッチングの働きをする。トランジスタには，バイポーラ形とユニポーラ形がある。バイポーラ形トランジスタはpnp，またはnpnの3極素子で構成されている。この3極素子はそれぞれエミッタ（E），ベース（B）及びコレクタ（C）という。

　ユニポーラ形トランジスタは，n形またはp形の半導体と電極から構成されており，S（ソース），G（ゲート），D（ドレイン）の3端子構造である。G電極の電圧で，D-S間の電流を制御するため，電界効果形（Field Effect）トランジスタ（FET）ともいう。

　pnp形とnpn形のトランジスタの構成図と図記号を図4-8に，図4-9にnpn形トランジスタの動作原理を示す。

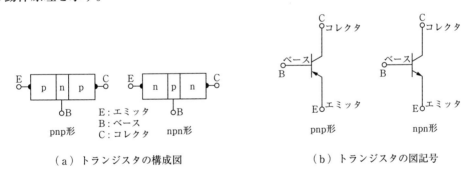

（a）トランジスタの構成図　　　　　　　　（b）トランジスタの図記号

図4-8　トランジスタの種類

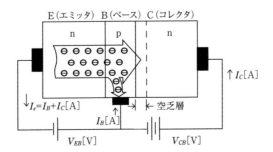

図4-9　npn形トランジスタの動作原理

　まず，V_{EB}が0Vとすると，V_{CB}は，逆方向電圧であるためB−C間には空乏層が生じ，I_C（コレクタ電流）は流れない。

　次にV_{EB}に小さな電圧を加える。E−B間は順方向であるから，電流つまりエミッタのn形の電子がベースに容易に流れ込む。その一部は，I_B（ベース電流）となるが，ほとんどはB−C接合に達する。これらの電子は，コレクタの正の電位に引かれ，空乏層を通過しI_C（コレクタ電流）となる。

　このようにわずかなベース電流の変化によって大きなコレクタ電流を制御し，電流を増幅することができる。電子回路にトランジスタを組み込む回路方式は，用途に応じて使い分けられる。

1.2　電 子 部 品

（1）　抵　抗　器

　電子回路には，各種の部品が使用されている。抵抗器は，電子回路において最も数多く使われ，その用途に応じて種類を使い分ける。電子回路に用いられる抵抗器には，炭素皮膜抵抗器，金属皮膜抵抗器，金属酸化物皮膜抵抗器及びセメント抵抗器がある。これらの一例を図4−10に示す。

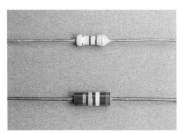

（a）炭素皮膜抵抗器

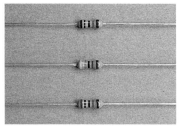

（b）金属皮膜抵抗器

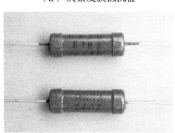

（c）金属酸化物皮膜抵抗器

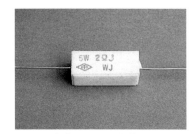

（d）セメント抵抗器

図4-10　各種抵抗器

　炭素皮膜抵抗器は，円筒状のセラミックの上に炭素皮膜による抵抗体を形成して作られる。安価なため，一般的な使い方に用いられる。

　金属皮膜抵抗器は，炭素皮膜抵抗器と同じ構造で，皮膜にNi−Cr（ニッケル−クロム）などの金属を用いたものである。温度係数が小さい，雑音が小さいなどの優れた特徴があり，抵

抗値の精度が必要な部分に使用する。

　金属酸化物皮膜抵抗器は，炭素皮膜と同じ構造で，皮膜に金属酸化物を使ったものである。定格電力が大きいものが必要なときに使用する。

　セメント抵抗器は，抵抗体をセラミックのケースに入れてセメントで固めたものである。不燃性構造で表面積が大きいため，放熱性，高耐電圧に優れ，電力回路に用いられる。

　抵抗器には，抵抗の大きさを数値で表しているものと，カラーコードで示しているものがある。カラーコードの場合，この組み合わせで抵抗値及びその許容値が分かる。カラーコード表示を図4-11に示す。

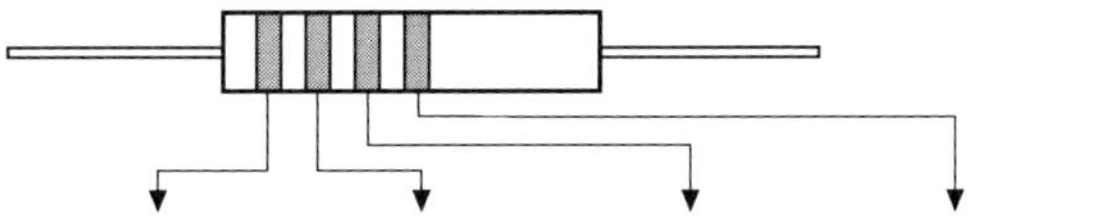

色　名	記　号	第1色帯 第1数字	第2色帯 第2数字	第3色帯 乗　数	第4色帯 公称抵抗値 許容差〔%〕
黒	BK	0	0	1	—
茶　色	BN	1	1	10^1	± 1
赤	RD	2	2	10^2	± 2
だいだい（橙）	OG	3	3	10^3	± 0.05
黄	YL	4	4	10^4	± 0.02
緑	GN	5	5	10^5	± 0.5
青	BU	6	6	10^6	± 0.25
紫	VT	7	7	10^7	± 0.1
灰　色	GY	8	8	10^8	± 0.01
白	WH	9	9	10^9	—
金　色	GD	—	—	10^{-1}	± 5
銀　色	SR	—	—	10^{-2}	± 10
桃　色	PK	—	—	10^{-3}	—
な　し	—	—	—	—	± 20

図4-11　抵抗器のカラーコード表示（JIS C 60062：2019（参考））

　抵抗器には，定格電力が決められている。定格電力は，1/8, 1/4, 1/2, 1, 2, 3, 5, 10W ……の値が使われる。例えば，5 Vの回路で100Ωの抵抗を用いると，最大の電力値は，

$$P = \frac{V^2}{R} = \frac{5^2}{100} = 0.25\text{W} \quad\cdots\cdots\cdots\cdots\cdots\cdots\cdots\cdots\cdots\cdots\cdots\cdots\cdots\cdots\cdots\cdots\cdots\cdots\cdots\cdots\cdots (4-1)$$

となる。設計では安全性をみて2倍以上の定格値を用いる。そこで，この場合は1/2W形を使えばよいことになる。小さな電力の抵抗器を用いると故障の原因になるため，特に回路電圧が高い場合には，電力値の選定には十分注意が必要である。

（2）　コンデンサ

　コンデンサは，電子回路に数多く用いられ，用途に応じて使い分けられる。一般に使用され

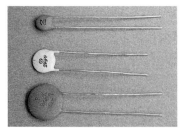
（a）セラミックコンデンサ

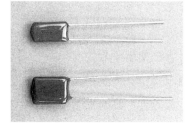
（b）フィルムコンデンサ

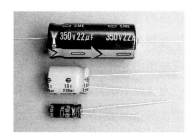
（c）アルミ電解コンデンサ

図4−12　各種コンデンサ

るコンデンサとして，セラミックコンデンサ，フィルムコンデンサ，電解コンデンサがある。これらの一例を図4−12に示す。

　コンデンサの容量を表す単位はファラド［F］が使われるが，一般にコンデンサに蓄えられる電荷容量は非常に小さく，μF（マイクロ・ファラド：10^{-6}F）やpF（ピコ・ファラド：10^{-12}F）の単位が使われる。

　コンデンサの容量は，直接「××μF」等の形式で表現されている場合もあるが，抵抗器のカラー表示と同様に，「有効数字×乗数」の形式で表示されているものは，次のように読み取る。

　3桁の数字で表されている場合には，最初の2桁の数字が容量の第一数字と第二数字，3桁目が乗数になる。この場合，表示の単位はpF（ピコ・ファラド）である（図4−13）。

（例）103のとき，$10 \times 10^3 = 10\,000\,\mathrm{pF} = 0.01\,\mu\mathrm{F}$

　　　224のとき，$22 \times 10^4 = 220\,000\,\mathrm{pF} = 0.22\,\mu\mathrm{F}$

　　　100 pF以下のものは容量をそのまま表示してある。

（例）$47 = 47\,\mathrm{pF}$

第1桁	第2桁	第3桁
第1数字	第2数字	乗　数
0	0	1
1	1	10
2	2	10^2
3	3	10^3
4	4	10^4
5	5	10^5
6	6	10^6
7	7	10^7
8	8	10^8
9	9	10^9

英記号	許容差［%］
B	± 0.1
C	± 0.25
D	± 0.5
F	± 1
G	± 2
J	± 5
K	± 10
M	± 20

例：4・7・2の場合
$47 \times 10^2\,\mathrm{pF} = 4\,700\,\mathrm{pF}$

注：容量の大きいものでは，「μF」を基準にしている場合もある。

図4−13　コンデンサの略数字表示
出所：アールエスコンポーネンツ（株）『コンデンサガイド　コンデンサの種類と記号表示の読み方』

　セラミックコンデンサは，二つの電極に挟まれる誘電体にセラミックを用いたコンデンサである。その構造は，円板のセラミックの両面に電極を取り付け，そこからリード線を出した簡単な構造の円板形が多い。高周波特性もよく，安価なので，電子回路一般によく用いられる。

　フィルムコンデンサは，金属箔の間に各種の誘電体を重ね，それを巻いた構造をしている。誘電体のフィルムによって多くの種類に分けられる。容量の小さな領域では，安価でよく使われるが，容量が大きくなると外形も大きくなる。周波数特性や温度特性がよく，絶縁性能が高いため，安定して電荷を蓄えることができる。

　電解コンデンサは，電極間に電解液を入れたもので，極性が指定されている場合は，マイナス側の電極を示す表示がある（図4-14）。

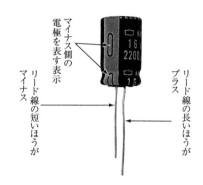

図4-14　電解コンデンサの極性

　電解コンデンサは，直流回路のみに用いられ，交流回路には使用できない。＋側の電極は，必ず直流回路の＋側に接続する。誤って逆に接続すると発熱し，最後には破裂するので，接続には十分注意が必要である。大きな容量のコンデンサを作ることができるため，特に電源回路に用いられる。

（3）発光ダイオード

　発光ダイオード（LED：Light Emitting Diode）とは，ダイオードの1種で極性を有し，順方向に電圧を加えると発光する半導体素子である。

　発光ダイオードは，大きさや形状など様々な種類（図4-15（a））が存在し，発光色は赤外線から可視光，紫外線のものがある。また，消費電力が少なく，一般家庭でも使用される電球形LEDランプをはじめ，施設照明・屋外照明などの幅広い用途で需要が拡大している。

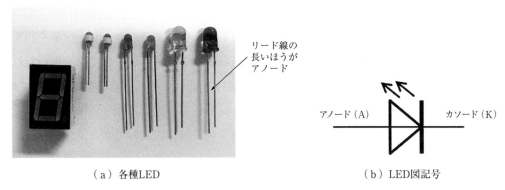

リード線の
長いほうが
アノード

アノード（A）　　　　　　　　カソード（K）

（a）各種LED　　　　　　　　　　（b）LED図記号

図4-15　Ｌ　Ｅ　Ｄ

　発光ダイオードは，発光色の違いで成分が変わり，順方向に加える電圧も異なる（表4－1）。電圧が低い間は電流が流れず，ある電圧を超えると電圧上昇に対する電流の増え方が急になる。そのため，必要な明るさに応じて電流を調整する必要がある。

表4-1　LEDの発光色と順方向電圧の対応表

発　光　色	順方向電圧［V］
赤外線	約1.4
赤・橙・黄・緑	約2.1
白・青	約3.5
紫外線	4.5〜6

1.3　電　子　回　路

　電子回路は，抵抗，コンデンサ，ダイオード，トランジスタなどの回路素子で構成された一定の機能をもつ回路である。ここでは，その代表例として直流電源回路の種類について紹介する。

（1）　整流・平滑回路

　交流電源から直流電源を得るには，「第2章第2節2.2」で述べた整流回路を用いる。そのままの出力では交流の半波の形が残るので，リップル（電圧の変動）が大きく，電子回路の電源には使えない。そこで整流器のあとに平滑回路を入れる（図4－16）。この回路は，平滑回路にコンデンサを用いた簡単なものだが，コンデンサの充放電により，出力電圧は滑らかになる。

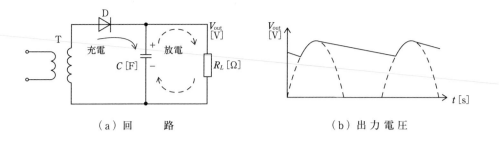

（a）回　　路　　　　　　　　　（b）出 力 電 圧

図4-16　コンデンサ平滑回路を用いた電源と整流波形

（2）　定電圧ダイオードによる安定化回路

　整流及び平滑回路だけでも直流電圧は得られるが，交流電源や負荷が変動すると，電圧も変わる。交流電源や負荷が変動しても一定の電圧を得るには，電源を安定化する必要がある。

　図4-17は，負荷が小さいときに用いることができる定電圧ダイオード（ツェナーダイオードともいう）を使った簡易的な安定化回路である。定電圧ダイオードの電流以下の出力電流が得られる。図4-18は，出力電流を大きくするために，トランジスタの抵抗を変化させる安定化回路である。どちらも，定電圧ダイオードの特性によって，出力電圧は決まる。

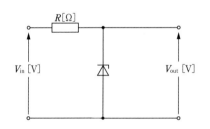

図4-17　定電圧ダイオード安定化回路

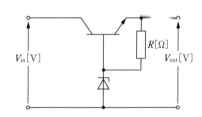

図4-18　トランジスタシリーズ安定化回路

（3）　負帰還形安定化回路

　図4-19は，出力電圧を検出し，基準電圧と比較してトランジスタを制御する負帰還（フィードバック）形の安定化回路である。この方式は，直流安定化電源としても使用されている。比較回路の定数を変えることにより，自由に出力電圧の設定ができ，電圧安定度も高くすることができる。

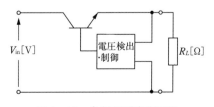

図4-19　負帰還形安定回路

（4）　スイッチング安定化回路

　図4－20にスイッチング安定化回路（レギュレータ）の回路図を示す。出力電圧を検出し，基準電圧と比較し，トランジスタを制御する。アナログ安定化回路と異なるのは，トランジスタの制御を，アナログ的でなくONかOFFのスイッチングで行う。このためトランジスタの発熱が少なく，電源の損失が小さいという利点がある。

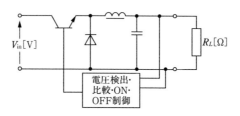

図4-20　スイッチング安定化回路

第2節　ディジタル回路

2.1　論理回路

（1）　論理回路の基礎

基本的な論理回路について，真理値表と論理式について学ぶ。

a　論理積（AND）回路

図4－21にAND回路のランプ点灯回路，真理値表及び論理記号を示す。図4－21（a）から分かるように，スイッチAとBが同時にオンのときのみランプYは点灯し，その他の組み合わせでは点灯しない。スイッチのオンを1，オフを0とし，ランプYの点灯を1，消灯を0とすると，AND回路の真理値表は図4－21（b）のようになる。真理値表では，AとBを論理変数，0と1を論理値という。また，論理記号は図4－21（c）のように表され，論理式は次のようになる。

なお，記号・はAND（アンド）を表す。

$$Y = A \cdot B \cdots\cdots\cdots\cdots\cdots\cdots\cdots\cdots\cdots\cdots\cdots\cdots\cdots\cdots（4-2）$$

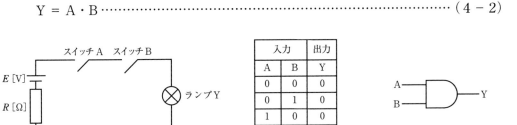

（a）ランプ点灯回路　　　　　（b）真理値表　　　　（c）論理記号

図4-21　AND回路

b　論理和（OR）回路

図4－22にOR回路のランプ点灯回路，真理値表及び論理記号を示す。図4－22（a）から分かるように，スイッチA又はBの一つでもオンになれば，ランプYは点灯する。このときの真理値表を図4－22（b）に，論理記号を図4－22（c）に表す。また，OR回路の論理式は次のようになる。

なお，記号＋はOR（オア）を表す。

$$Y = A + B \cdots\cdots\cdots\cdots\cdots\cdots\cdots\cdots\cdots\cdots\cdots\cdots\cdots（4-3）$$

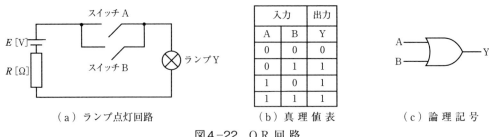

（a）ランプ点灯回路　　　　　　　　　（b）真理値表　　　　　　　（c）論理記号

図4-22　OR回路

c　否定（NOT）回路

　図4-23にNOT回路のランプ点灯回路，真理値表及び論理記号を示す。図4-23（a）から分かるように，スイッチAをオンにすると，ランプYは両端の電位差がなくなり，消灯する。このときの真理値表を図4-23（b）に，論理記号を図4-23（c）に表す。また，NOT回路の論理式は次のようになる。

　なお，記号￣（バー）はNOT（ノット）を表す。

$$Y = \overline{A} \quad \cdots\cdots\cdots\cdots\cdots\cdots\cdots\cdots\cdots\cdots\cdots\cdots\cdots\cdots\cdots\cdots (4-4)$$

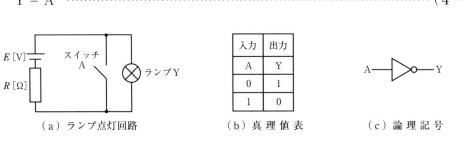

（a）ランプ点灯回路　　　　　　　　　（b）真理値表　　　　　　　（c）論理記号

図4-23　NOT回路

d　論理代数（ブール代数）

　すでに基本的な三つの論理式について学んだが，この論理式を使うことにより，複雑な論理回路を表現することができる。論理式は，代数のように扱うことができ，これを論理代数（ブール代数）という。このとき，表4-2に示す基本法則が成り立つ。

　この法則を用いた論理回路の簡単化の例を，次に示す。

表4-2　論理代数の基本法則

交換則	$A \cdot B = B \cdot A$ ……………… (1)	恒等則	$A \cdot 1 = A$ ……………………… (11)
	$A + B = B + A$ ……………… (2)		$A + 0 = A$ ……………………… (12)
結合則	$(A \cdot B) \cdot C = A \cdot (B \cdot C)$ ……… (3)	帰無則	$A \cdot 0 = 0$ ……………………… (13)
	$(A + B) + C = A + (B + C)$ …… (4)		$A + 1 = 1$ ……………………… (14)
分配則	$A \cdot (B + C) = A \cdot B + A \cdot C$ …… (5)	補元則	$A \cdot \overline{A} = 0$ ……………………… (15)
	$A + B \cdot C = (A + B) \cdot (A + C)$ … (6)		$A + \overline{A} = 1$ ……………………… (16)
べき等則	$A \cdot A = A$ ……………………… (7)	復元則	$(\overline{\overline{A}}) = A$ ……………………… (17)
	$A + A = A$ ……………………… (8)	ド・モルガンの定理	
吸収則	$A \cdot (A + B) = A$ ……………… (9)		$\overline{A + B} = \overline{A} \cdot \overline{B}$ ……………………… (18)
	$A + A \cdot B = A$ ……………… (10)		$\overline{A \cdot B} = \overline{A} + \overline{B}$ ……………………… (19)

いま，$Y = A \cdot B + A \cdot \overline{B} + \overline{A+B}$ の式を考えると，

$$Y = A \cdot B + A \cdot \overline{B} \qquad\quad + \overline{A+B}$$
$$= A \cdot B + A \cdot \overline{B} \qquad\quad + \overline{A} \cdot \overline{B} \qquad (\text{基本法則　ド・モルガンの定理}\,(18)\,\text{式より})$$
$$= A \cdot B + A \cdot \overline{B} + A \cdot \overline{B} + \overline{A} \cdot \overline{B} \qquad (\text{基本法則　べき等則}\,(8)\,\text{式より})$$
$$= A \cdot B + A \cdot \overline{B} + \overline{B} \cdot A + \overline{B} \cdot \overline{A} \qquad (\text{基本法則　交換則}\,(1)\,\text{式より})$$
$$= A \cdot (B + \overline{B}) \quad + \overline{B} \cdot (A + \overline{A}) \qquad (\text{基本法則　分配則}\,(5)\,\text{式より})$$
$$= A \cdot 1 \qquad\quad + \overline{B} \cdot 1 \qquad (\text{基本法則　補元則}\,(16)\,\text{式より})$$
$$= A \qquad\qquad + \overline{B} \qquad (\text{基本法則　恒等則}\,(11)\,\text{式より})$$

となり簡単な式になる。式の展開を示したが，いずれの式も同じ結果を表す。図4－24（a）に元の式，図4－24（b）に簡単化した式の論理回路を示す。

図4－25は，それぞれの論理回路の真理値表を求めた結果だが，どちらも同じ答が得られていることが分かる。このように，論理回路を考えるときは必ず真理値表を作って，動作を確認する必要がある。

論理式の解析によって，シンプルな回路を得ることができる。論理回路を設計するには解析が重要であり，論理式を簡単化する方法には，このほかに「カルノー図法」などがある。

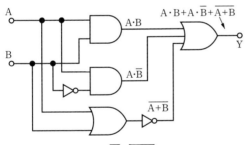
（a）$Y = A \cdot B + A \cdot \overline{B} + \overline{A+B}$ の論理回路

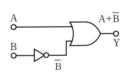
（b）$Y = A + \overline{B}$ の論理回路

図4-24　等価な論理回路の比較

入力					出力
A	B	$A \cdot B$	$A \cdot \overline{B}$	$\overline{A+B}$	Y
0	0	0	0	1	1
0	1	0	0	0	0
1	0	0	1	0	1
1	1	1	0	0	1

（a）$Y = A \cdot B + A \cdot \overline{B} + \overline{A+B}$

入力			出力
A	B	$\overline{B}$	Y
0	0	1	1
0	1	0	0
1	0	1	1
1	1	0	1

（b）$Y = A + \overline{B}$

図4-25　等価な論理回路の真理値表

（2）　各種論理回路

論理回路は，各用途に合わせて数多くの回路が標準化されている。ここでは，代表的なものを紹介する。

a　NAND回路

NAND回路は，AND回路とNOT回路で構成され，図4−26のように表される。論理式は，

$$Y = \overline{A \cdot B} \cdots\cdots\cdots\cdots\cdots\cdots\cdots\cdots\cdots\cdots\cdots\cdots\cdots (4-5)$$

となる。これは表4−1の「ド・モルガンの定理」から

$$Y = \overline{A \cdot B} = \overline{A} + \overline{B} \cdots\cdots\cdots\cdots\cdots\cdots\cdots\cdots\cdots\cdots (4-6)$$

と表すことができ，負の入力のOR回路として働くことが分かる。このため，このNAND回路を用いて，図4−27に示すようにAND回路，OR回路，NOT回路を構成することができる。

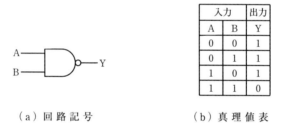

入力		出力
A	B	Y
0	0	1
0	1	1
1	0	1
1	1	0

（a）回路記号　　　　　　　　（b）真理値表

図4-26　NAND回路

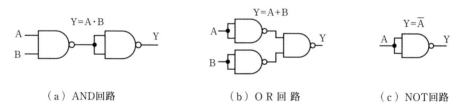

（a）AND回路　　　　　　（b）OR回路　　　　　　（c）NOT回路

図4-27　NAND回路によるAND，OR，NOT回路

b　NOR回路

NOR回路は，OR回路とNOT回路で構成され，図4−28のように表される。論理式は，

$$Y = \overline{A + B} \cdots\cdots\cdots\cdots\cdots\cdots\cdots\cdots\cdots\cdots\cdots\cdots (4-7)$$

となる。この式も，「ド・モルガンの定理」から

$$Y = \overline{A + B} = \overline{A} \cdot \overline{B} \cdots\cdots\cdots\cdots\cdots\cdots\cdots\cdots\cdots\cdots (4-8)$$

となり，負の入力に対してAND回路となる。NAND回路と同様にNOR回路だけですべての論

理回路を構成できる（図4-29）。

このように，数多くの論理回路を使用する実際の回路では，すべての論理回路を構成できるNAND回路やNOR回路が主に使用される。

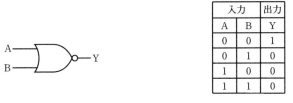

入力		出力
A	B	Y
0	0	1
0	1	0
1	0	0
1	1	0

（a）回路記号　　　　　　　（b）真理値表

図4-28　NOR回路

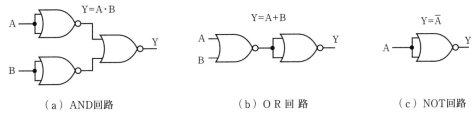

（a）AND回路　　　　　　　（b）OR回路　　　　　　　（c）NOT回路

図4-29　NOR回路によるAND，OR，NOT回路

c　排他的論理和（EOR）回路

排他的論理和は，図4-30に示すような不一致を検出する回路で，二つの変数が異なる値のとき出力が1になる。入出力を論理式で，次のように表す。

$$Y = A \cdot \overline{B} + \overline{A} \cdot B = A \oplus B \quad\cdots\cdots\cdots\cdots\cdots\cdots\cdots\cdots\cdots\cdots\cdots\cdots (4-9)$$

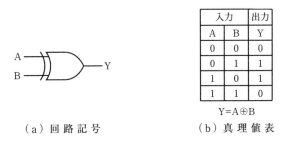

入力		出力
A	B	Y
0	0	0
0	1	1
1	0	1
1	1	0

$Y=A \oplus B$

（a）回路記号　　　　　　　（b）真理値表

図4-30　EOR回路

d　フリップフロップ回路

フリップフロップ回路は，二つの安定状態をもち，ある決められた入力があるまでその状態を保持する回路である。目的に応じて多くの回路が使用されるが，一般には図4-31に示すように，二つの入力回路と二つの出力をもつ。回路によっては，同期をとるためのクロック端子（CK）と出力信号のリセットをかけるリセット端子（R）が加わる。

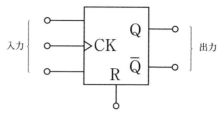

図4−31　フリップフロップ回路

　代表的なR−Sフリップフロップについて，回路と真理値表を示して説明する。R−Sフリップフロップは，図4−32のように，セット入力Sとリセット入力Rの二つの入力端子をもっている。出力Qが1のときをセット状態，Q＝0（$\overline{Q}$＝1）のときをリセット状態という。

　この回路の動作は，真理値表から分かるように，RとSが共に0のときは，以前の状態を保持し，Sが1になると，Q＝1つまりセット状態になる。Sが0になってもこの状態を保持し，次にRが1になると，Q＝0つまりリセット状態になる。このような時間変化の動作をみるには，タイムチャート表示が用いられる（図4−33）。

　図4−33からS，Rの信号のいずれかが1になった瞬間に出力状態が変化し，その後は，次の信号がくるまで保持されることが分かる。RとSが共に1になるときは，出力が決まらないのでこのような使い方はしない。

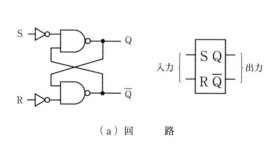

入力		出力	
S	R	Q	$\overline{Q}$
0	0	Q_{n-1}	$\overline{Q}_{n-1}$
0	1	0	1
1	0	1	0
1	1	禁　止	

（a）回　　　路　　　　　　　　　　　（b）真 理 値 表 [14]

図4−32　R − Sフリップフロップ

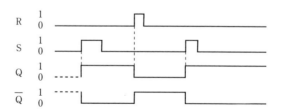

図4−33　R − Sフリップフロップのタイムチャート

(14)　Q_{n-1}は，前の出力状態Qを表す。

　フリップフロップ回路で最もよく使われているのが，D[15]フリップフロップである。Dフリップフロップの一つの使い方は，データの記憶である。図4-34にDフリップフロップの回路と真理値表を示す。真理値表からクロックCKの入力が立ち上がりのエッジで，入力DのデータがQから出力され，再びクロックが立ち上がるまでデータを記憶することが分かる。

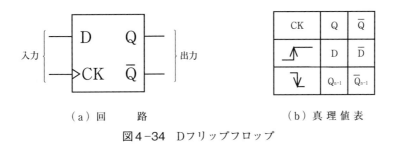

（a）回　　路　　　　　　　　　（b）真 理 値 表

図4-34　Dフリップフロップ

　もう一つの使い方は，Dフリップフロップを用いて図4-35のような回路にしたT[16]フリップフロップと呼ばれる使い方である。図4-36にタイムチャートを示す。

　クロックの立ち上がりをとらえて，データDをQに出力するが，Dはそのときのデータの反転なので，出力はクロックの立ち上がりに合わせて，0→1→0→1……と変化する。回路には動作時間があるので，クロックが立ち上がって出力が変化するのにわずかな時間の遅れがあり，安定に動作する。タイムチャートの図から分かるように，クロックパルスの倍の周期が出力される。この回路をつなぐことでカウンタを構成することができる。

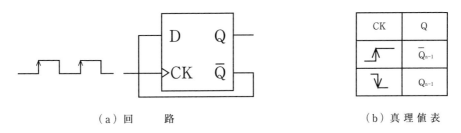

（a）回　　路　　　　　　　　　（b）真 理 値 表

図4-35　Dフリップフロップを用いた Tフリップフロップ

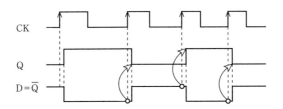

図4-36　Tフリップフロップのタイムチャート

---

(15) Dはデータのことである。
(16) Tはトグルのことである。

2.2　ディジタルICの種類と用途

　論理回路では，信号を0か1として取り扱ってきたが，ディジタルICは，電子回路で構成されているため，入力と出力は，「ハイ（H）」か「ロー（L）」のいずれかをとる。ICにかかる電源が多少変動しても，入力や出力がある範囲に入っていれば，HかLと見なして動作する。

　ICの内部は，トランジスタや抵抗などを使った回路が，シリコン基板上に形成されている。シリコンチップ上では，トランジスタや抵抗などの回路素子を極めて微細に加工できるため，大規模な回路を組み込むこともできる。以下に代表的なディジタルICの種類と用途を示す。

（1）　TTL

　代表的な汎用ロジックICは，TTLで入出力ともにトランジスタで構成されている。これらは74シリーズと呼ばれ，さらにいろいろなファミリーに分かれている。最初に作られた74ファミリー（7400，7401，……など），その後，74LSファミリー（74LS00，74LS01，……），高速の74Sファミリー（74S00，74S01，……），さらに第3世代の74ALSファミリー，高速版の74ASファミリー，74Fファミリーと新しいファミリーに置き換えられてきた。

　ファミリーが異なっても，番号が同じであれば，その機能やピン配置は同じなので，互換性がある。74シリーズは，5V単電源で動作し，HとLの動作範囲は，ファミリーが異なっても同じである。一般にHは2～5V，Lは0～0.8Vとなっている。

（2）　CMOSロジック

　CMOSロジックは，MOS形のFET（電界効果トランジスタ）を用いたICである。最初の文字のCは，2種類のMOSFETを縦に接続し，どちらか一方がONになる相補形を意味している。このため回路を流れる電流が極めて小さいこと，また電源電圧範囲が広いなどの利点がある。速度的にもTTLに追い付き，ディジタルICの主流になっている。

　74HCファミリーは，TTLの74LSファミリーと機能やピン配置が同じに使えるCMOSロジックである。

（3）　LSI（大規模集積回路）

　ICは，集積回路の意味であり，近年ますます大規模なICが作られてきた。ICの中で1 000個以上のトランジスタを搭載するものをLSI（大規模集積回路）という。

　LSIは，よく使う機能を一つのICに収める専用ディジタルIC，マイコンやメモリさらにユーザーが設計できるプログラマブル・ロジックなどがある。これらを用いることにより，高機能な装置を小形化し，信頼度も向上させることができる。

第3節　コンピュータ

3.1　コンピュータの基本構成

　コンピュータを構成しているハードウェアの機能は，表4－3の5つの機能に分類され，この5つの機能を「コンピュータの5大機能」という。

表4-3　コンピュータの5大機能

機　　能	解　　説	ハードウェア
入力	入力装置を介して，情報をコンピュータの外部から内部に取り込むこと	キーボード，マウス
出力	出力装置を介して，情報をコンピュータの内部から外部に送り出すこと	ディスプレイ，プリンタ
記憶	入力されたデータを記憶すること	メモリ，ハードディスク
演算	データの計算や判断をすること	CPU
制御	各装置をコントロールすること	CPU

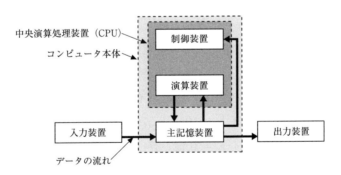

図4-37　コンピュータの基本構成

　図4－37の中央演算処理装置（CPU）は，計算を行うプロセッサ，データを格納するメモリとそのインタフェース，入出力装置及び記憶装置とのインタフェースなどからなり，これらはいくつかのバスでつながってデータがやり取りされている。

　入力装置は，インタフェースを介してキーボード，USBメモリやSDカードなどの外部記録媒体からデータを入力する。USBメモリやSDカードなどは，一時的なデータ保管にも使うことができる。バスにつながった入力用インタフェースの外部装置から直接データも入力できる。

　出力装置は，一般にはディスプレイやプリンタなどが接続されるが，入力と同様にバスにつながった出力用インタフェースを通じて，外部機器に直接信号を送ったり，制御することができる。

　コンピュータで処理された大量のデータは，記憶装置に格納されている。コンピュータの処理能力が向上するに従い，大きな記憶容量が必要になる。これには円板状の磁性面をもった磁気ディスク装置が用いられている。

3.2　CPUの動作

　コンピュータは，すべてプログラムによって動作している。その一つは，コンピュータの起動，データの入出力，計算処理の効率と利用度を向上させるためのオペレーティングシステム（OS）である。そのうえで各種のプログラム言語で作られたプログラムが実行される。

　それらのプログラムは，CPUが理解できるマイクロプログラムに書き直され，これに従いCPUはプログラムを実行する。

3.3　10進数と2進数

　私達は数の計算方法に10進数（Decimal）を使用し，計算を行っている。しかし，コンピュータはディジタル回路で構成されているため，その最小単位は1又は0のビット（bit）であり，2進数（Binary）として扱い計算する。

　コンピュータ内部で情報処理を行うとき，1単位として取り扱う情報量をバイト（Byte）といい，8ビットを1バイトとする。情報量の大量化に伴い，補助単位記号[17]を用いて，取り扱う情報量を表す。

　　　　1KB（キロバイト）＝ 2^{10} バイト ＝ 1 024 バイト

　　　　1MB（メガバイト）＝ 2^{20} バイト ＝ 104万8 576 バイト

　　　　1GB（ギガバイト）＝ 2^{30} バイト ＝ 10億7 374万1 824 バイト

　2進数は，0と1の2種類の数字で数を表していく。10進数と異なり，0から9までの10種類の数字を使用することができない。そのため，数を数えるとき，0，1，次は桁が一つ増え，10（ジュウではなく，イチゼロ）となる。表4－4に進数の対比表を示す。

---

(17) ディジタルデータを取り扱う際の補助単位について，2進数により便宜上1 000倍ではなく，1 024倍とする。

表4-4　10進数・2進数（8ビット）・16進数の対比表

<10進数> DEC	<2進数> BIN	<16進数> HEX	<10進数> DEC	<2進数> BIN	<16進数> HEX
0	0000 0000	0	16	0000 0000	1　0
1	0000 0001	1	17	0000 0001	1　1
2	0000 0010	2	18	0000 0010	1　2
3	0000 0011	3	19	0000 0011	1　3
4	0000 0100	4	20	0000 0100	1　4
5	0000 0101	5	21	0000 0101	1　5
6	0000 0110	6	22	0000 0110	1　6
7	0000 0111	7	23	0000 0111	1　7
8	0000 1000	8	24	0000 1000	1　8
9	0000 1001	9	25	0000 1001	1　9
10	0000 1010	A	26	0000 1010	1　A
11	0000 1011	B	27	0000 1011	1　B
12	0000 1100	C	28	0000 1100	1　C
13	0000 1101	D	29	0000 1101	1　D
14	0000 1110	E	30	0000 1110	1　E
15	0000 1111	F	31	0000 1111	1　F

次に加算を考える。例えば，10＋7は，

〈10進数〉
```
      10
+ )    7
─────────────
      17 （2進数で10001）
```

〈2進数〉
```
     1010
+ )   111
─────────────
    10001
```

となり，2進数でも10進数と同じように計算ができる。

3.4　補数表示

2進数では，0と1で負の数を表現するのに，補数表示を用いる。補数表示とは，$M > 0$ のとき $-M$ を $2^n - M$ で表示する方法である。ここで n は通常，8，16，32，64ビットなどの基本単位（ワード）とする。

表4-5は，8ビットを基本単位とするときの2進数表示と補数表示を示している。補数表示で最上位のビットが1であれば負の数を表している。この負の数は，2進数表示で $2^8 - M$ としたときのMになっている。この補数を使うと減算が加算演算できる。

例えば，n を8ビットとし，-7を2進数で表す場合，+7を2進数で表すと0000 0111となる。この数の0と1を反転させ1を足すと，-7を2進数として表示することができる。

$$
\begin{array}{rl}
0000\ 0111 & （7の2進数表示）\\
\downarrow & （0と1を反転させる）\\
1111\ 1000 & \\
+)\qquad\qquad 1 & \\
\hline
1111\ 1001 & （-7の2進数表示）
\end{array}
$$

さらに，10-7の計算を補数で表せば，

〈10進数〉	〈2進数〉	
10	00001010	（10の2進数表示）
+)　　-7	+)　11111001	（-7の補数表示）
3	(1) 00000011	（3の2進数表示）
	└──オーバーフロー	

となり，加算処理で計算できる。このとき，基本単位を8ビットで演算をしているため，9ビットに繰り上がったデータは，オーバーフローして捨てられる。

表4-5　2進数表示と補数表示によるビット・パターン

ビット・パターン	2進数表示	補数表示
00000000	0	0
00000001	1	1
00000010	2	2
⋮		
01111111	$127\ (=2^7-1)$	127
10000000	$128\ (2^8-2^7)$	-128
10000001	$129\ (2^8-(2^7-1))$	-127
⋮		
11111110	$254\ (=2^8-2)$	-2
11111111	$255\ (=2^8-1)$	-1

3.5　16　進　数

16進数（Hexadecimal）は，16を基数として表した数値で，0から9までの数字とAからFまでのアルファベットを使って数を表現する。

　数は0，1，2，3，4，5，6，7，8，9，A，B，C，D，E，Fと順に増え，次に位が増え

て10（ジュウではなく，イチゼロ）となる。10進数と異なり，9の次に桁が上がらず，A，B，C，D，E，Fと数が増えて，位が増える（p.157の表4-4を参照）。

また，2進数を16進数に変換する場合，2進数を下位から4桁ごとに区切って，4桁単位で16進数に置き換える。逆に，16進数から2進数に置き換える場合，各桁は4ビットの2進数に変換することで置き換えることができる。

F4という16進数は，各桁を10進数で表した場合，F（15）と4（4）になり，あとはそれぞれを2進数に変換すれば，置き換えることができる（（　）内は10進数での数）。

```
F          4          （16進数）
↕          ↕
15         4          （10進数）
↕          ↕
1111       0100       （2進数）
```

このように16進数は桁が多い2進数を短い桁で表示することができる。

コンピュータの世界では，0と1，つまり2進数で全て表現しているため，一般的に利用する10進数よりも，2進数や2の乗数である16進数が非常によく使われる。

第4節　自動制御

4.1　制御の種類

　制御とは，ある目的に適合するように操作を加えることである。ここでいう目的とは，測ることができる物理量のことで，温度，力，圧力，速度，重さ，位置などが対象となる。これに対する操作は，例えば，温度が対象であれば，ヒータのON・OFFや電圧の調整などである。

　図4-38は電気炉の温度制御の例で，図4-38（a）は電気炉の温度を見ながら目標値に合うように人が操作をする手動制御，図4-38（b）はそれを自動化した例である。

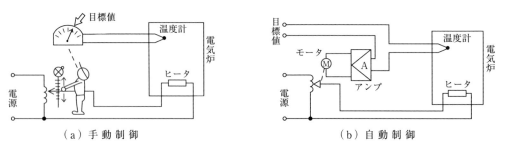

（a）手　動　制　御　　　　　　　　　　　　　　（b）自　動　制　御

図4-38　電気炉の制御

　このように，機械に制御を行わせるのが自動制御である。自動制御の制御量について分類すると，

　　①　制御量の状態のみ（例えば，ある値を超えているかいないか）

　　②　制御量の値が重要

に分けられる。それぞれの制御方式として，①の場合はON・OFF制御やシーケンス制御が，②の場合はフィードバック制御が主に用いられる。

　フィードバック制御の役割は，制御対象に生じる変化（外乱という）を検出して，これを打ち消すように操作を加えることである。

　また，目標値によって，

　　定値制御：目標値が一定の制御

　　追値制御：目標値が変化し，これに合わせる制御

の制御方式に分けられる。

　これまで説明してきた物理量の制御に加えて，システム全体も制御する方法として，シーケンス制御や計算機制御がある。これによって，あらかじめ定められた順序，又は一定のルールに従ってシステムを制御することができる。

4.2　ON・OFF制御

ON・OFF制御は，制御量を厳密に決める必要がない場合，例えば，電気温水器やアイロンなどの制御に用いられる。一例として電気温水器の配線図を図4－39に示す。

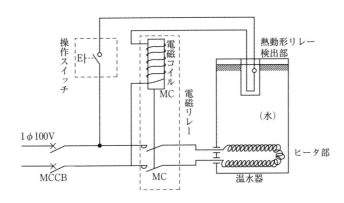

図4-39　電気温水器の実体配線図

ここでは，バイメタルと呼ばれる熱によってスイッチが動作する検出部と電磁リレーでヒータが制御され，所定の水温を得ることができる。この制御方式による水温の変化を図4－40に示す。このONとOFFのレベル差を小さくすれば，制御量の幅を狭くすることができるが，狭すぎると常にON・OFFを繰り返すため，リレー接点の寿命が短くなり，音や電気的なノイズが増えてしまう。

ON・OFF制御は，簡単な回路で構成することができるという利点はあるが，制御量はある幅をもつことになる。

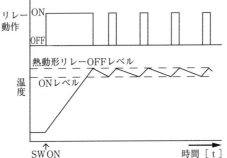

図4-40　ON・OFF 制御による温度変化

4.3　フィードバック制御

フィードバック制御は，常に目標値と比較しながら，目標値に一致させるように訂正動作を行う制御をいい，連続的な制御を行うこともできる。ON・OFF制御も制御量を検知して行っ

ているため，一種のフィードバック制御である。ON・OFF制御をディジタル制御，連続的な制御をアナログ制御という。

　図4-41はアナログ・フィードバック制御を行ったときの電気炉の温度と，ヒータの電流の関係を示している。この図でヒータへの電流は，目標値までは最大電流となるが，目標値に近づくと減り，その後は温度を一定にするための電流のみが流れる。温度は，目標値に到達時点で多少ゆらぐこともあるが，その後はほぼ一定となる。このように，一定の制御量を得るにはフィードバック制御は最適な方法である。

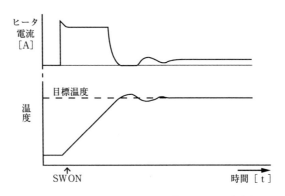

図4-41　フィードバック制御による温度変化

4.4　PID制御

　図4-38の電気炉のフィードバック制御において，目標到達時点や大きな外乱（例えば，一時的に扉を開けるなど）があると，一時的な振動が生じる。その理由は，温度センサは取り付けられた1点を測っており，ヒータによる熱が電気炉内に伝達されるには，多少の時間的な遅れが発生することなどによる。

　このように制御系に大きな外乱を加えたり，目標設定値から外れた点からの動作（ステップ応答）を測定すると，制御系の応答特性（過度特性）を求めることができる。ステップ応答の例を図4-42に示す。

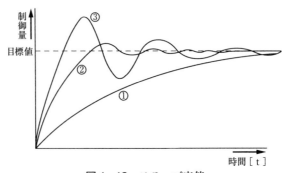

図4-42　ステップ応答

　図4－42の①，②，③は，いずれも時間が十分にたてば，制御量が目標値に近づいて安定する系の応答を示している。しかし，①の応答は，安定ではあるが一定になるまでに時間がかかりすぎ，③の応答は，振動的で一定の値になるまでに長い時間がかかる。したがって，②の応答が，最も短い時間で目標値で安定になり最適である。

　①や③のような応答を改善する補償回路について検討する。図4－43に，補償回路を含めたフィードバック系を示す。

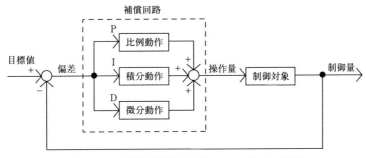

図4-43　補償回路を入れたフィードバック系

　補償回路の例を図4－44に示す。図4－44（a）は入力信号を積分（I）して出力する回路，図4－44（b）は入力信号を微分（D）して出力する回路である。

　図4－42のステップ応答で①の応答をもつ系には，微分回路（D）による補償回路を，また③の応答をもつ系には積分回路（I）による補償回路を入れることによって，②のステップ応答に近づけることができる。これらを最適に設定することにより，応答特性のよいフィードバック制御系を構築することができる。

　積分動作（I），微分動作（D），偏差（目標値との差）に比例して操作量を変化させる比例動作（P）を組み合わせたフィードバック制御をPID制御といい，応答性の改善を目的として用いられる。

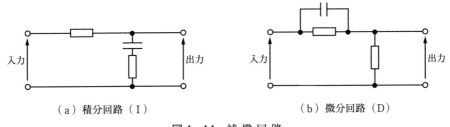

（a）積分回路（I）　　　　　　　　　（b）微分回路（D）

図4-44　補償回路

4.5　シーケンス制御

（1）　シーケンス制御の基礎

シーケンス制御は，あらかじめ定められた一定の順序又はルールに従って，逐次進めていく

制御である。その制御系は，図4-45のように構成されている。以下にそれぞれ構成要素の役割を示す。

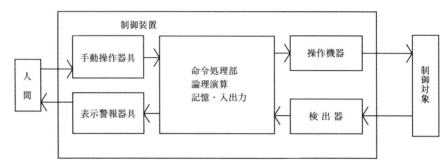

図4-45　シーケンス制御装置の構成

a　手動操作器具

手動操作器具は，人間が制御系に信号を伝達するための器具で，運転，停止，開・閉操作，運転モードの切り替え（自動・手動・遠隔操作など）などの操作の指令を行う。これらの器具は，目的に応じたスイッチ，目標値設定器などである。

b　命令処理部

命令処理部の方式には，配線方式とプログラム方式がある。配線方式は，有接点又は無接点素子を制御ルールに従って配線するもので，制御内容は固定される。

プログラム方式は，プログラマブルコントローラ（PLC）に，制御処理内容が書かれたプログラムによって指示する。PLCはこのプログラムに従い，データの入出力を行いながら逐次演算処理を行い，制御を実行していく。さらに，PLCのプログラムには，ジャンプ，分岐機能をもち，論理演算に加えて算術演算機能を加えた高機能化したものもあるので，かなり自由な制御も可能である。また，システムの変化に伴い，プログラムを書き換えるだけで自由に制御内容を変更できるという利点がある。

c　操作機器

命令処理部からの制御信号を制御対象に操作を加える機器で，電力開閉用の電磁接触器，サイリスタ，電磁ブレーキ，クラッチ，電磁弁などである。

d　検出器

検出器は，検出対象の物理量である温度，力，圧力，速度，変位，位置，流量などの検出に用いられる。これらの物理量の検出とそれを電気量に変換するセンサ・トランデューサである。

e　表示警報器具

表示警報器具は，制御の動作内容及び異常を警報で知らせるもので，単純なものは表示ランプ，ブザーなどである。また，ディスプレイにシステム全体の運転状態や異常内容の表示もできる。

　シーケンス制御は，小さな装置の制御から大きなシステムの制御に至るまで，幅広い制御を可能にしている。特に大規模なシステムの制御には，構成されている個々の装置や物理量の変化の異常に対しても，十分に安全側に動作するようにプログラムの作成に工夫が必要となる。

（2）　シーケンス制御の例

　ここではシーケンス制御を電磁継電器（リレー）で構成されたリレーシーケンスで例示する。電磁継電器の内部は，コイル（電磁石）と接点で構成されており，コイルに電気を流して磁化させる事により，接点を開閉させる。この電磁継電器を用い，複数の接点を組み合わせることで，様々なシーケンス制御回路を構成する事ができる。

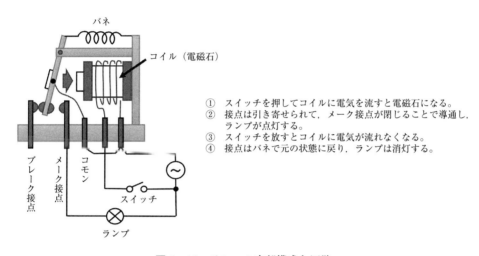

① スイッチを押してコイルに電気を流すと電磁石になる。
② 接点は引き寄せられて，メーク接点が閉じることで導通し，ランプが点灯する。
③ スイッチを放すとコイルに電気が流れなくなる。
④ 接点はバネで元の状態に戻り，ランプは消灯する。

図4-46　リレーの内部構成と回路

　電磁継電器を使用したシーケンス回路の基本としては，図4-47に示す回路がある。

　この回路は，押しボタンスイッチBSを閉じると，電磁継電器の電磁コイルが励磁されて，電磁継電器が作動する。このように，電磁継電器を使用すると，励磁電流を流すことによって，電磁継電器の接点に，より大きな負荷を制御することができる。

　一般に使用されている回路は，図4-47に示すように，押しボタンスイッチを用いたものである。しかし，この回路では押しボタンスイッチから手を放すと，接点が開き，電磁継電器は復帰してしまう。そこで，電磁継電器の接点を押しボタンスイッチの接点と並列に接続する。電磁継電器が動作すると，図4-48に示すように，押しボタンスイッチから手を放しても電磁継電器は動作を続ける。この回路を自己保持回路という。

　自己保持回路は，一度作動すると動作したままとなる。復帰させるには，電源電圧を切るか，図4-49に示すように，押しボタンスイッチのブレーク接点を用いて励磁電流を切る。

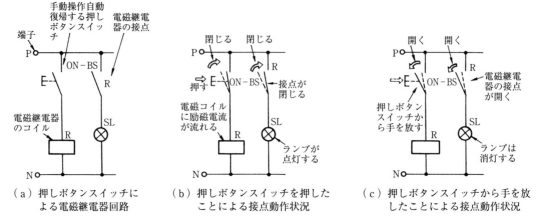

（a）押しボタンスイッチに
　　よる電磁継電器回路

（b）押しボタンスイッチを押した
　　ことによる接点動作状況

（c）押しボタンスイッチから手を放
　　したことによる接点動作状況

図4-47　押しボタンスイッチによる電磁継電器回路

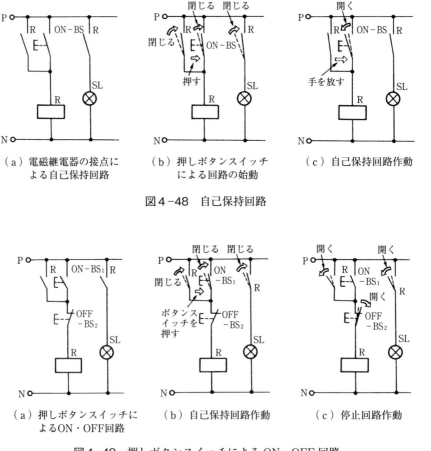

（a）電磁継電器の接点に
　　よる自己保持回路

（b）押しボタンスイッチ
　　による回路の始動

（c）自己保持回路作動

図4-48　自己保持回路

（a）押しボタンスイッチに
　　よるON・OFF回路

（b）自己保持回路作動

（c）停止回路作動

図4-49　押しボタンスイッチによる ON・OFF 回路

　三相誘導電動機を正逆転運転したい場合には，図4-50に示す回路を使用する。モータのよ
うな電力を必要とする回路には電磁接触器（図中のMC）が用いられる。
　もし間違って正転用及び逆転用の電磁接触器が同時に作動すると，回路が短絡して大きな短

絡電流が流れ，制御用機器が破損する。このような短絡による事故を防止するために，正転用及び逆転用の電磁接触器のブレーク接点を用いて，どちらか一方の電磁接触器が動作している際は，片方の電磁接触器は動作しない回路が使用されている。この回路をインタロック回路という。

　インタロック回路とは，錠をかけるという意味で，装置に誤った信号などが加えられても，シーケンスが成り立たないような回路にすることである。インタロック回路は，このほかにも例えば，高電圧装置では扉が開いているときには電源が投入できない回路など，安全装置として多く使用されている。

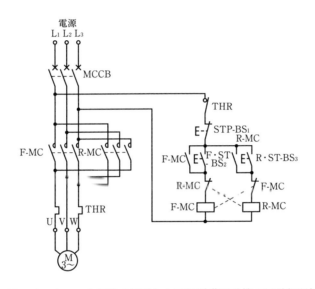

図4-50　インタロック回路を使用した三相誘導電動機の可逆転運転回路

第5節　ＦＡ装置

　工場での大量生産ラインは，その生産効率を上げるために，ファクトリーオートメーション（FA：Factory Automation）が積極的に取り入れられている。これは，NC加工機,産業用ロボット，自動組立装置，搬送装置などを組み合わせて構築されている。これらの制御には，加工物の位置検出などのセンサが重要になる。

　FAセンサには，その用途に合わせて選択できるように数多く用意されている。

5.1　光電センサ

　光電センサは，検出方式で表4－6のように分類される。

　透過形は，投光器と受光器の光軸を正確に合わせる必要があり，光ファイバを用いた微小物体検出，精密な位置合わせや大形物の長距離検出などに用いられる（図4－51）。

　回帰反射形は，投光・受光が一つのヘッドに収まるが，対向面にリフレクタを付ける必要がある。片側だけしかセンサを取り付けられない場合に便利で，大きい物体の検出に向いている（図4－52）。

表4-6　光電センサ

方　　式	検出物体	検出距離	備　　考
透過形	0.01mmϕ〜15mmϕ以上	100mm〜10m	光ファイバを用いた超小形から大形物まで，投光・受光の2つのヘッドが必要
回帰反射形	30mmϕ以上	10cm〜2.5m	投光・受光が1ヘッドリフレクタが必要
反射形	1.5mmϕ〜15mmϕ以上	25mm〜1m	投光・受光が1ヘッドなので取扱いが容易
限定反射形	0.8mmϕ〜11mmϕ	10mm〜200mm各種	スポットの物体検出

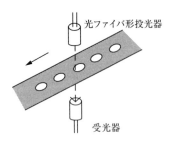
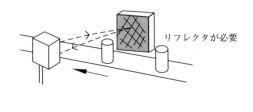

図4-51　透過形光電センサを用いた穴の数の検出　　図4-52　回帰反射形光電センサによる物体の検出

　反射形は，一つのヘッドが投光・受光を兼ねており，それだけで使用できるため，取り扱いが容易である。物体からの反射を検出して，物体の有無を判断する（図4-53）。

　限定反射形は，反射形と同じ動作であるが，センサから決められた位置にスポットをもち，その点の物体の有無を検出できる（図4-54）。

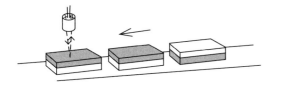

図4-53　反射形光電センサによる
　　　　表裏検出

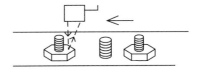

図4-54　限定反射形光電センサによる
　　　　ナットの有無検出

5.2　超音波式変位センサ

　超音波式変位センサを用いた変位の測定と原理を図4-55に示す。超音波センサからは，繰り返し超音波がパルス的に発振される。この超音波は，直進性があるためビーム状に進み，物体に当たって跳ね返り，センサに戻ってくる。センサはこれを図4-55（b）のように検出する。

　このように，超音波の発信から受信までの時間を音速で演算することで，センサから物体までの距離を求めることができる。

　まず送信波から反射波を受信するまでの時間t〔s〕を測定する（これは往復の時間）。物体までの距離をℓ〔m〕，超音波の音速をc〔m/s〕とすると，

$$\ell = \frac{1}{2}ct \ [\mathrm{m}] \quad \cdots\cdots\cdots\cdots\cdots\cdots\cdots\cdots\cdots\cdots\cdots\cdots\cdots\cdots\cdots (4-10)$$

となる。

　このほかの方式として，超音波が物体に反射してできる，共振周波数から距離を求める方法もある。

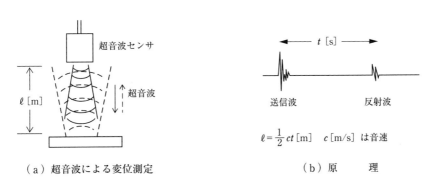

（a）超音波による変位測定　　　　　　　　（b）原　　　理

図4-55　超音波式変位センサ

5.3　高周波式近接センサ

　高周波式近接センサの原理図を図4−56に示す。センサの表面近くにコイルを設けて高周波を加えると，高周波の磁場がセンサ表面に生じる。ここに金属が近づくと，その磁場を妨げるように金属表面にうず電流が発生するため，磁場の分布が変化し，コイルのインピーダンスも変化する。これを検出すると金属が近づいたことが分かる。このセンサは，金属のみに反応するので，材質弁別にも用いることができる。近接センサは，物体が近づいてくることを検出するもので，位置決めなどに使われる。

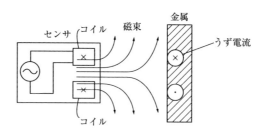

図4−56　高周波式近接センサ

5.4　パルス（ステッピング）モータ

　パルスモータはステッピングモータあるいはステップモータともいう。電子回路によって駆動されるのが特徴であり，基本的運転システムはパルス分配器と駆動回路で構成される（図4−57）。

　パルスモータの構造は，同期電動機に似ており，2，3，4，5相などの多相巻線を有する。パルスを1個与えるごとに，モータは一定の角度を回転するが，その角度をステップ角という。低いパルス周波数で駆動すると，モータはステップ状に回転・停止を繰り返す。パルスモータは，安定点からずらそうとする外力に対して強い反力を示すので，フィードバック制御を用いない位置決め制御の用途が広い。パルスモータは，パルス周波数を高くすると滑らかに回転するので，定速運転にも用いられる。パルスモータは，コンピュータ周辺機器，XYテーブル，事務機，計器用モータなどに多く用いられている。

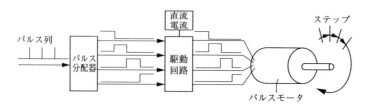

図4−57　パルスモータの運転システム

5.5　サーボモータの原理と動作

サーボモータは，産業用ロボットやコンピュータ周辺機器などの制御用電動機として広く使用されている。種類は直流（DC）サーボモータと交流（AC）サーボモータがある。サーボモータは次のような特性が要求される。

① 始動，停止，逆転，制動などの動作が連続的に行える。

② 機械的強度がある。

③ トルクが大きく，速度に対して垂下特性をもつ。

④ 制御性・応答性がよい。

⑤ 小形・軽量で信頼性が高い。

サーボモータの一例を図4-58に示す。サーボモータは一般に，モータに信号を発信するコントローラとともに用いられる。

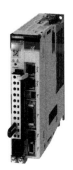

図4-58　サーボモータ
出所：(株) 安川電機

（1）　DCサーボモータ

DCサーボモータには，ブラシ付きとブラシ及び整流子を電子スイッチに置き換えたブラシレスDCサーボモータがある。

a　ブラシ付きDCサーボモータ

DCサーボモータの電機子の構造は，鉄心に巻線を収める溝があるものと，その溝がないもの（平滑電機子）に分けられる。溝のない平滑電機子は，ブラシの寿命が長く高速運転に適するが，磁束密度を高く保つために大きな永久磁石を必要とするため，モータの寸法が大きくなる欠点がある。これに対して溝付きのものは，永久磁石が小さくてすみ，モータ重量当たりの出力トルクが大きい。溝付きは，低速で高トルク特性になる。

DCサーボモータは，出力容量や応答特性がよい，サーボアンプの構造が簡単などの特徴が

あるが，高速・大トルクでは使用が不可能，整流子まわりの保守が必要などの欠点がある。用途としては，NC工作機械，産業用ロボット，コンピュータ周辺機器，事務機などに使用されている。

b　ブラシレスDCサーボモータ

機械的な回転スイッチである整流子とブラシを，トランジスタなどの電子的スイッチに置き換えたものが，ブラシレスDCサーボモータである。整流子やブラシ磨耗に伴う保守が不要になり，整流子やブラシに起因した高速領域でのトルク制限もないので，ロボットや工作機などのFA用に多用されている。ノイズが発生しないという特徴もあるため，音響装置，映像機器，コンピュータ周辺機器などにも用いられている。

（2）　ACサーボモータ

ACサーボモータには，同期電動機形ACサーボモータと誘導電動機形ACサーボモータがある。同期電動機形ACサーボモータは，トルクが大きい，小形・軽量などの特徴があり，NC工作機械，産業用ロボットなどに使用されている。一方，誘導電動機形ACサーボモータは，高速・大トルク運転が可能，構造が堅牢，大容量まで製作可能である特徴をもつが，停電時の制動が不可能という欠点がある。ACサーボモータは，NC工作機械の主軸などに用いられている。

5.6　サーボモータの制御

サーボモータ又はモータに接続された機械の速度・位置を制御することは，フィードバック制御系の一つでサーボ機構という。このサーボ機構により速度・位置を検出し，サーボモータへ制御された電力を供給し，目標に合った動作をさせる。ここでは，サーボモータの制御の一例として，DCサーボモータの電圧制御及び電流制御について述べる。

（1）　DCサーボモータの電圧制御

電圧制御形DCサーボモータの駆動回路を図4−59に示す。この方式は，モータの電機子電圧を制御する方式である。電圧制御方式では，モータに流れる電流の大きさは負荷条件によって異なり，制御することができない。

（2）　DCサーボモータの電流制御

電流制御形DCサーボモータの駆動回路を図4−60に示す。この方式は，モータの電機子に流れる電流を制御する方法である。電流制御方式では，モータの端子電圧は負荷条件によって異なり，制御することができない。

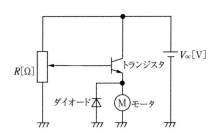

図 4-59　電圧制御形駆動回路

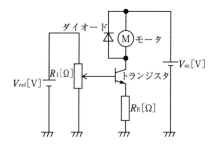

図 4-60　電流制御形駆動回路

第4章のまとめ

　本章では，電子回路と制御について学んだ。

　主な項目をまとめると，次のようになる。

1．電子機器

　　電子機器に用いられている半導体の原理と動作，抵抗器やコンデンサなどの電子部品の構造，また，電子回路には欠かせない直流電源回路のしくみについて学んだ。

2．ディジタル回路

　　各種論理回路の基礎とディジタルICの用途と種類について学んだ。

3．コンピュータ

　　コンピュータの5大機能について，また，10進数，2進数，16進数のしくみについて学んだ。

4．自動制御の種類

　（1）　ON・OFF制御は，制御量を厳密に決める必要がない場合によく用いられる。簡単な回路で構成することができるが，制御量には，ある程度の幅をもつことになる制御である。

　（2）　フィードバック制御は，常に目標値と比較しながら，目標値に一致させるように訂正動作を行う制御である。

　（3）　PID制御は，比例動作（P），積分動作（I），微分動作（D）を組み合わせたフィードバック制御である。

　（4）　シーケンス制御は，あらかじめ定められた一定の順序，又はルールに従って逐次進めていく制御である。

5．FA装置

　（1）　光電センサは，投光部と受光部で構成され，非接触で検出距離も長く，部品の有無，位置決め，色・マークの検出などに使用される。

　（2）　超音波式変位センサは，超音波を物体に向け，その反射波を受信し，物体の有無や物体の距離も検出できる。

（3）　高周波式近接センサは，検出距離が短く，検出コイルから高周波磁界を発生させ，金属の物体が近づくと，反応するセンサである。

（4）　サーボモータは，制御用モータとして産業用ロボット，コンピュータ周辺機器，工作機械，音響・映像機器など広く使用されている。

第4章　演習問題

1．次の論理式を簡単な式にしなさい。

　（1）　$\overline{A} \cdot \overline{B} + \overline{A} \cdot B + A \cdot \overline{B}$

　（2）　$\overline{A} \cdot B \cdot C + A \cdot \overline{B} \cdot C + A \cdot B \cdot \overline{C} + A \cdot B \cdot C$

2．問題1．の（2）式と簡単化した式の論理回路図を描きなさい。

3．次のNAND回路で構成される回路をNOR回路を用いた回路に変換しなさい。

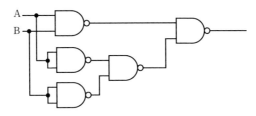

4．次の10進数の式について，補数表示の8ビットの2進数で演算しなさい。

　（1）　$15 - 9$

　（2）　$20 - 23$

5．ある装置において動作が行われたときに，それが原因となって，次の動作が行われるような制御は，次のうちどれか。

　（1）　ON・OFF制御

　（2）　PID制御

　（3）　シーケンス制御

6．次の説明について，センサ名を答えなさい。

　（1）　物体までの距離を測定できるセンサ。

　（2）　電磁誘導を利用し，金属を検出できるセンサ。

　（3）　長距離検出や大きい物体も検出できるセンサ。

7．次の説明について，サーボモータの種類を答えなさい。

　（1）　パルスを1個与えるごとに，一定の角度の回転をする。

　（2）　出力容量や応答特性がよく，サーボアンプの構造が簡単。

　（3）　トルクが大きく，NC工作機械などに用いられる。

第5章
電気用図記号

　電気設備では，多種多様の電気機器があり，それらの取付け位置や結線，配線を図示する場合，各人が勝手に思いつきで描いたのでは図面が読みにくく，描くにも時間がかかるばかりである。そこで，電気製図をする場合には，定められた図記号を用いて描くことになっている。

　本章では，一般によく使用される代表的な電気用図記号について表にまとめて示す。

1　電気用図記号「図記号要素及び限定図記号」（JIS C 0617 - 2：2011（一部抜粋））

○電圧及び電流の種類

図記号　Symbol	説　　明
---	直流 この図記号の形状は，JIS C 0456に従うJIS X 0221 "国際符号化文字集合" のUCS 2393と同等である。
～	交流 この図記号の形状は，JIS C 0456に従うJIS X 0221 "国際符号化文字集合" のUCS 2248と同等である。
＋	陽極
－	陰極
N	中性線 この図記号は，IEC 60445で中性線として規定している。

○接地及びフレーム接続，等電位

図記号　Symbol	説　　明
	接地（一般図記号）
	保護接地
	機能結合導体 機能結合端子

○理想回路素子

図記号　Symbol	説　　明
	理想電流源
	理想電圧源

○その他

図記号　Symbol	説　　明
	変換器（一般図記号）

2 電気用図記号「導体及び接続部品」（JIS C 0617－3：2011（一部抜粋））

○接続

図記号　Symbol	説　　明
————————	接続（一般図記号） 接続群
	より合わせ接続 ２本の接続を示す。
	ケーブルの心線 ３心の場合を示す。
	同軸ケーブル

○接続点，端子及び分岐

図記号　Symbol	説　　明
●	接続箇所 接続点
○	端子
	端子板
様式1 Form1　⊤ 様式2 Form2　⊥●	T接続
様式1 Form1 様式2 Form2	導体の二重接続
n	分岐 同一の並列回路群に共通な接続点。

○接続部品

図記号　Symbol	説　　　明
	（ソケット又はプラグの）めす形接点 ソケット
	（ソケット又はプラグの）おす形接点 プラグ
	プラグ及びソケット
	多極プラグ及びソケット（複線表示） めす形接点及びおす形接点6個ずつの複線表示で表したもの。
6	多極プラグ及びソケット（単線表示） めす形接点及びおす形接点6個ずつを単線表示で表したもの。
	コネクタ（アセンブリの固定部分）
	コネクタアセンブリ 固定プラグ側と可動ソケット側とを表したもの。
	同軸プラグ及びソケット

3　電気用図記号「基礎受動部品」（JIS C 0617 − 4：2011（一部抜粋））

○抵抗器

図記号　Symbol	説　　　明
	抵抗器（一般図記号）
	可変抵抗器
	しゅう（摺）動接点付抵抗器
	しゅう（摺）動接点付ポテンショメータ

○コンデンサ（キャパシタ）

図記号　Symbol	説　　　明
	コンデンサ（一般図記号）
	有極性コンデンサ 電解コンデンサ
	可変コンデンサ
	半固定コンデンサ

○インダクタ

図記号　Symbol	説　　　明
	コイル（一般図記号） 巻線（一般図記号） インダクタ チョーク リアクトル
	磁心入インダクタ リアクトル
	固定タップ付インダクタ リアクトル 図記号は，安定化タップ2個付きを示している。

4　電気用図記号「半導体素子」（JIS C 0617 - 5 : 2011 （一部抜粋））

○半導体ダイオード

図記号　Symbol	説　　　明
	半導体ダイオード（一般図記号）
	発光ダイオード（LED）（一般図記号）
	一方向性降伏ダイオード ツェナーダイオード 定電圧ダイオード
	双方向性降伏ダイオード
	双方向性ダイオード

○サイリスタ

図記号　Symbol	説　　　明
	Pゲート逆阻止3端子サイリスタ （カソード側を制御）

○トランジスタ

図記号　Symbol	説　　　明
	NPNトランジスタ
	PNPトランジスタ

○光電素子及び磁界感応素子

図記号　Symbol	説　　　明
	フォトダイオード
	オプトカプラ フォトカプラ オプトアイソレータ 図記号は，発光ダイオード・フォトトランジスタ付き の場合を示す。

5　電気用図記号「電気エネルギーの発生及び変換」（JIS C 0617-6：2011（一部抜粋））

○回転機

図記号　Symbol	説　　　明
M	直流直巻電動機
MS 1～	単相同期電動機
M 3～	三相かご形誘導電動機

○変圧器及びリアクトル

図記号　Symbol	説　　明
様式1 Form1	2巻線変圧器（一般図記号）
様式2 Form2	2巻線変圧器（瞬時電圧極性付） 印を付けた巻線の端部から入る瞬時電流は，巻線の磁束を増加する。
様式1 Form1	3巻線変圧器（一般図記号）
様式1 Form1	星形三角結線の三相変圧器（スターデルタ結線）

6　電気用図記号「開閉装置, 制御装置及び保護装置」(JIS C 0617 - 7 :2011（一部抜粋))

○限定図記号

図記号　Symbol	説　　明	備　　考
d	接点機能	電磁接触器　MC
×	遮断機能	遮断器　CB
σ	負荷開閉機能	負荷開閉器　LBS
—	断路機能	断路器　DS

○2位置又は3位置接点

図記号　Symbol	説　　明	旧JIS（C 0301）
	メーク接点（一般図記号） スイッチ（一般図記号）	
	ブレーク接点	
	非オーバラップ切換え接点	

○限時動作接点

図記号　Symbol	説　　明	旧JIS（C 0301）
	メーク接点 限時動作瞬時復帰のメーク接点。	
	メーク接点 瞬時動作限時復帰のメーク接点。	
	ブレーク接点 限時動作瞬時復帰のブレーク接点。	
	ブレーク接点 瞬時動作限時復帰のブレーク接点。	

○単極スイッチ

図記号　Symbol	説　　明	旧JIS（C 0301）
	手動操作スイッチ（一般図記号）	
	手動操作の押しボタンスイッチ （自動復帰）	
	手動操作の引きボタンスイッチ （自動復帰）	

○リミットスイッチ

図記号　Symbol	説　　明
	リミットスイッチ（メーク接点）
	リミットスイッチ（ブレーク接点）

○電力用開閉装置

図記号　Symbol	説　　明
	電磁接触器 電磁接触器の主メーク接点 接点は，非励磁状態で開いている。

○補助継電器（作動装置）

図記号　Symbol	説　　明
	作動装置（一般図記号） 継電器コイル（一般図記号）

○保護装置（ヒューズ及びヒューズスイッチ）

図記号　Symbol	説　　明
	ヒューズ（一般図記号）
	ヒューズ付き開閉器
	ヒューズ付き断路器 ヒューズ付きアイソレータ

○静止形開閉装置

図記号　Symbol	説　　明
	静止形継電器（一般図記号） 半導体メーク接点付きを示す。

7　電気用図記号「計器及びランプ」（JIS C 0617 - 8：2011（一部抜粋））

図記号　Symbol	説　　　明
(V)	電圧計
(A)	電流計
(W)	電力計
(cosφ)	力率計
(↑)	検流計
⊗	ランプ（一般図記号） 信号ランプ（一般図記号）

8　電気用図記号「電気通信」

○交換機器及び周辺機器（JIS C 0617 - 9：2011（一部抜粋））

図記号　Symbol	説　　　明
	電話機（一般図記号）
	マイクロホン（一般図記号）
	スピーカ（一般図記号）

○伝送（JIS C 0617 - 10：2011（一部抜粋））

図記号　Symbol	説　　　明
	アンテナ（一般図記号）
	無線局（一般図記号）
	光ファイバ（一般図記号） 光ファイバケーブル（一般図記号）

9　電気用図記号「建築設備」（JIS C 0617 – 11：2011（一部抜粋））

図記号　Symbol	説　　　明
	電気温水器 図記号は，配線付を示す。
	ファン，換気扇 図記号は，配線付を示す。図記号は，JIS Z 8617 – 9の 図記号2302を適用する。

10　電気用図記号「二値論理素子」（JIS C 0617 – 12：2011（一部抜粋））

図記号　Symbol	説　　　明	MIL（ANSI）規格
	論理和（OR）	
	論理積（AND）	
	否定論理（NOT）	
	否定論理積（NAND）	
	否定論理和（NOR）	
	排他的論理和（Exclusive-OR）	

11　電気用図記号「アナログ素子」（JIS C 0617 − 13：2011（一部抜粋））

図記号　Symbol	説　　　　明
$f(x_1,…,x_n)$ x_1 x_n	算術演算機能素子（一般図記号）
$\triangleright\infty$ $-$ $+$	演算増幅器 オペアンプ

付表1　SI基本単位

量	単位の名称	単位記号
長さ	メートル	m
質量	キログラム	kg
時間	秒	s
電流	アンペア	A
熱力学温度	ケルビン	K
物質量	モル	mol
光度	カンデラ	cd

付表2　固有の名称をもつSI組立単位

量	単位の名称	単位記号	SI基本単位及びSI組立単位による表し方
平面角	ラジアン	rad	$rad = m/m = 1$
立体角	ステラジアン	sr	$sr = m^2/m^2 = 1$
周波数	ヘルツ	Hz	$Hz = s^{-1}$
力	ニュートン	N	$N = kg \cdot m/s^2$
圧力，応力	パスカル	Pa	$Pa = N/m^2$
エネルギー	ジュール	J	$J = N \cdot m$
電力	ワット	W	$W = J/s$
電荷	クーロン	C	$C = A \cdot s$
電位	ボルト	V	$V = W/A$
静電容量	ファラド	F	$F = C/V$
電気抵抗	オーム	Ω	$\Omega = V/A$
電気コンダクタンス	ジーメンス	S	$S = \Omega^{-1}$
磁束	ウェーバ	Wb	$Wb = V \cdot s$
磁束密度	テスラ	T	$T = Wb/m^2$
インダクタンス	ヘンリー	H	$H = Wb/A$
セルシウス温度	セルシウス度	℃	$℃ = K$
光束	ルーメン	lm	$lm = cd \cdot sr$
照度	ルクス	lx	$lx = lm/m^2$

付表3　固有の名称をもたないSI組立単位の例

量	単位の名称	単位記号
磁界の強さ	アンペア毎メートル	A/m
自己インダクタンス，相互インダクタンス	ヘンリー	H
磁気抵抗	毎ヘンリー	H^{-1}
角速度，角周波数	ラジアン毎秒	rad/s
磁極の強さ	ウェーバ	Wb
放電電気量	アンペア時	A・h
回転速度	毎秒	min^{-1}
	毎分	s^{-1}
容量リアクタンス，誘導リアクタンス	オーム	Ω
有効電力	ワット	W
皮相電力，定格容量	ボルトアンペア	V・A
無効電力	バール	var
有効電力量	ジュール	J
	ワット時	W・h
面積	平方メートル	m^2
体積	立方メートル	m^3
速度，速さ	メートル毎秒	m/s
加速度，重力の加速度	メートル毎秒毎秒	m/s^2
力のモーメント，トルク	ニュートンメートル	N・m
駆動トルク，制御トルク	ニュートンメートルラジアン	Nm/rad

付表4　SI接頭語

乗　　　数	名　　称	記　　号
10^{24}	ヨタ	Y
10^{21}	ゼタ	Z
10^{18}	エクサ	E
10^{15}	ペタ	P
10^{12}	テラ	T
10^9	ギガ	G
10^6	メガ	M
10^3	キロ	k
10^2	ヘクト	h
10^1	デカ	da
10^{-1}	デシ	d
10^{-2}	センチ	c
10^{-3}	ミリ	m
10^{-6}	マイクロ	μ
10^{-9}	ナノ	n
10^{-12}	ピコ	p
10^{-15}	フェムト	f
10^{-18}	アト	a
10^{-21}	ゼプト	z
10^{-24}	ヨクト	y

付表5　ギリシャ文字

ローマン体		イタリック体		英語	呼び方
大文字	小文字	大文字	小文字		
A	α	A	α	alpha	アルファ
B	β	B	β	beta	ベータ
Γ	γ	Γ	γ	gamma	ガンマ
Δ	δ	Δ	δ	delta	デルタ
E	ε, ϵ	E	ε, ϵ	epsilon	エプシロン
Z	ζ	Z	ζ	zeta	ジータ
H	η	H	η	eta	イータ
Θ	ϑ, θ	Θ	ϑ, θ	theta	シータ，テータ
I	ι	I	ι	iota	イオタ
K	κ	K	$\kappa, \varkappa$	kappa	カッパ
Λ	λ	Λ	λ	lambda	ラムダ
M	μ	M	μ	mu	ミュー
N	ν	N	ν	nu	ニュー
Ξ	ξ	Ξ	ξ	xi	グザイ
O	o	O	o	omicron	オミクロン
Π	π, ϖ	Π	π	pi	パイ
P	ρ	P	ρ	rho	ロー
Σ	σ	Σ	σ	sigma	シグマ
T	τ	T	τ	tau	タウ
Υ	υ	Y	υ	upsilon	ユプシロン
Φ	φ, ϕ	Φ	φ, ϕ	phi	ファイ
X	χ	X	χ	chi	カイ
Ψ	ϕ	Ψ	ψ	psi	プサイ
Ω	ω	Ω	ω	omega	オメガ

第1章　演習問題（解答）

1. （1） R_2 と R_3 の合成抵抗は，$9 + 3 = 12\,Ω$　　合成抵抗 $\mathrm{R} = \dfrac{(8 \times 12)}{(8 + 12)} = \dfrac{96}{20} = 4.8\,Ω$

　　　※2個の並列接続の場合，合成抵抗は $\dfrac{(R_1 \times R_2)}{(R_1 + R_2)}$ で求められる。

　（2） $V_1 = 48\,\mathrm{V}$　　　$I_1 = \dfrac{V_1}{R_1} = \dfrac{48}{8} = 6\,\mathrm{A}$

　（3） $I_2 = I_3 = \dfrac{V}{(R_2 と R_3 の合成抵抗)} = \dfrac{48}{12} = 4\,\mathrm{A}$

　　　$V_2 = I_2 \times R_2 = 4 \times 9 = 36\,\mathrm{V}$　　　$V_3 = I_3 \times R_3 = 4 \times 3 = 12\,\mathrm{V}$

2. 各抵抗に流れる電流を I_1，I_2，I_3 とし，問題図の方向に流れると仮定すると，A点において「キルヒホッフの第1法則」から，

　　　$I_1 - I_2 + I_3 = 0$ ‥‥‥‥‥‥‥‥‥‥ ①

閉回路は3個が考えられるが，上部の閉回路で左回りを基準にとり「キルヒホッフの第1法則」から，

　　　$2.5 \cdot I_1 + 1 \cdot I_2 = 4$ ‥‥‥‥‥‥‥ ②

となる。下部の閉回路で右回りを基準にとり「キルヒホッフの第1法則」から，

　　　$1 \cdot I_2 + 1 \cdot I_3 = 2$ ‥‥‥‥‥‥‥ ③

①，②，③式の連立方程式を解いて，

　　　$I_1 = 1\,\mathrm{A}$，$I_2 = 1.5\,\mathrm{A}$，$I_3 = 0.5\,\mathrm{A}$

となる。ここで，各電流は，正（＋）であるから，仮定した電流の方向に流れていることを示している。

　なお，負（－）の場合は，仮定した向きと反対方向に電流が流れることを意味する。

3. $100\,\mathrm{V}$，$200\mathrm{W}$ の抵抗は，$P = \dfrac{V^2}{R}$ より $R = \dfrac{V^2}{P} = \dfrac{(100)^2}{200} = 50\,Ω$

　　したがって，消費される電力は，$P = \dfrac{V^2}{R}$ から $\dfrac{(95)^2}{50} = 180.5\mathrm{W}$

4. 実効値 $E = \dfrac{最大値}{\sqrt{2}} = \dfrac{5.64}{\sqrt{2}} = 4\,\mathrm{V}$　　　実効値 $I = \dfrac{最大値}{\sqrt{2}} = \dfrac{14.1}{\sqrt{2}} = 10\,\mathrm{A}$

eの周波数　$100\pi = 2\pi f$より　$f = 50\,\mathrm{Hz}$

iの周波数　$120\pi = 2\pi f$より　$f = 60\,\mathrm{Hz}$

5．インピーダンス$Z = \dfrac{E}{I} = \dfrac{100}{2} = 50\,\Omega$　　また，$Z = \sqrt{R^2 + (X_L - X_C)^2}$から，

$50 = \sqrt{R^2 + (100-70)^2}$　　したがって，$R = 40\,\Omega$

6．皮相電力 $= EI = 200 \cdot 50 = 1\,000\,\mathrm{V} \cdot \mathrm{A}$

　力率 $\cos\varphi = \dfrac{P}{S} = \dfrac{600}{1\,000} = 0.6$（60%）

　無効電力 $= EI\sin\varphi = 200 \cdot 5 \cdot 0.8 = 800\,\mathrm{var}$

7．（1）　相電圧 $=$ 線間電圧 $= 100\,\mathrm{V}$　　　相電流 $= \dfrac{線電流}{\sqrt{3}} = \dfrac{10}{\sqrt{3}} = 5.78\,\mathrm{A}$

　　（2）　相電圧 $= \dfrac{線間電圧}{\sqrt{3}} = \dfrac{100}{\sqrt{3}} = 57.8\,\mathrm{V}$　　相電流 $=$ 線電流 $= 10\,\mathrm{A}$

8．（1）　a　電圧計　　　b　並列

　　（2）　a　電流計　　　b　直列

　　（3）　a　直交流用　　　b　水平置き

9．（1）　測定レンジがACV300なので，最大値300の目盛（V・A目盛）で指針を読むと，125である。倍率が1なので，125（指針値）×1（倍率）＝125Vとなる。

　　（2）　測定レンジがACV120なので，最大値12の目盛（V・A目盛）で指針を読むと，5である。最大目盛に対し，レンジが120なので倍率は10倍となり，5（指針値）×10（倍率）＝50Vとなる。

　　（3）　測定レンジがDCV3なので，最大値300の目盛（V・A目盛）で指針を読むと，125である。最大目盛に対し，レンジが3なので倍率は0.01倍となり，125（指針値）×0.01（倍率）＝1.25Vとなる。

　　（4）　測定レンジがΩなので，Ω目盛で指針を読むと，28である。倍率が×1なので，28（指針値）×1（倍率）＝28Ωとなる。

　　（5）　測定レンジがΩなので，Ω目盛で指針を読むと，28である。倍率が×1kなので，28（指針値）×1k（倍率）＝28kΩとなる。

10. （1） 正しい。

（2） 誤り。ゼロオーム調整をしないと，正確な値が読めない。

（3） 誤り。断線の場合は、∞（無限大）を指し，正常の場合は，0オームを指す。

（4） 正しい。

第2章　演習問題（解答）

1. $F = 6.33 \times 10^4 \times \dfrac{m_1 m_2}{r^2} = 6.33 \times 10^4 \times \dfrac{4 \times 10^{-2} \times 6 \times 10^{-2}}{0.2^2}$

$\qquad = 6.33 \times 10^4 \times \dfrac{24 \times 10^{-4}}{0.04} = 6.33 \times 10^4 \times 6 \times 10^{-2}$

$\qquad \fallingdotseq 3.8 \times 10^3 \, \mathrm{N}$

2. $F = mH = 0.4 \times 10^3 = 400 \mathrm{N}$

となり，Fの方向は磁界の方向と同じである。

3. $B = \mu_0 H = 4\pi \times 10^{-7} \times 500 = 2\pi \times 10^{-4} \mathrm{T}$

4. $\Phi = \dfrac{NI}{R} = \dfrac{1\,000 \times 0.5}{10^2} = 5 \mathrm{Wb}$

5. $e = Blv = 2 \times 1 \times 50 = 100 \mathrm{V}$

6. $e = -N \dfrac{\Delta \Phi}{\Delta t} = -\dfrac{50 \times (-0.4)}{0.2} = 100 \mathrm{V}$

7. $e_L = -L \dfrac{\Delta I}{\Delta t} = -0.5 \times \dfrac{5}{0.2} = -12.5 \mathrm{V}$

8. $e_M = -M \dfrac{\Delta i_p}{\Delta t} = -0.5 \times \dfrac{10}{1} = -5 \mathrm{V}$

9. $\dfrac{v_1}{v_2} = \dfrac{N_1}{N_2} \qquad N_2 = \dfrac{v_2}{v_1} N_1 = \dfrac{100}{6\,000} \times 4\,500 = 75$

10. $N_S = \dfrac{120f}{p} = \dfrac{120 \times 60}{4} = 1\,800 \mathrm{min}^{-1}$

$$s = \frac{N_s - N}{N_s} = \frac{1\,800 - 1\,728}{1\,800} = 0.04 = 4\,\%$$

11. $$N_s = \frac{120f}{p} = \frac{120 \times 50}{4} = 1\,500\text{min}^{-1}$$

$$N = N_s\,(1 - s) = 1\,500\,(1 - 0.05) = 1\,425\text{min}^{-1}$$

12. 始動電流は定格電流の4～8倍流れる。したがって，電動機の容量が大きくなると，始動器を用いて始動させる。

13. 3本の電線のうち，任意の2本を入れ替えると，電動機の回転方向を変えることができる。配線は原則としてL_1相とL_3相とを入れ替える。

14. $V_1 = aV_2$から$V_1 = 60 \times 100 = 6\,000\text{V}$

$$I_1 = \frac{1}{a}I_2 から \qquad I_1 = \frac{180}{60} = 3\text{A}$$

15. $$\eta = \frac{出力}{出力 + 鉄損 + 銅損} \times 100\%$$

$$= \frac{10\,000}{10\,000 + 250 + 200} \times 100 \fallingdotseq 95.7\%$$

第3章　演習問題（解答）

1．蛍光ランプは，白熱ランプより効率がよく，寿命が長い。また，演色性にも優れている。
　しかし，点灯回路，安定器などが必要である。

2．水銀ランプ：道路，広場の照明，天井の高い工場などの照明に使用されている。
　　ナトリウムランプ：光学実験用かトンネルなどの照明に使用されている。

3．$I = \dfrac{W}{H} = \dfrac{50}{10} = 5 \text{ A}$

4．（1）　0.1MΩ
　　（2）　0.2MΩ
　　（3）　0.4MΩ

第4章　演習問題（解答）

1.（1）　$\overline{A} + \overline{B}$

　（1）　$A \cdot B + B \cdot C + C \cdot A$

2.

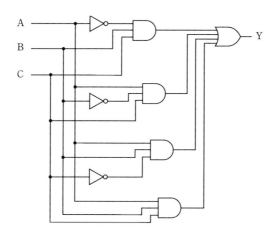

$Y = \overline{A} \cdot B \cdot C + A \cdot \overline{B} \cdot C + A \cdot B \cdot \overline{C} + A \cdot B \cdot C$

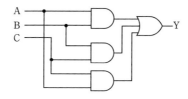

簡単化した回路　$Y = A \cdot B + B \cdot C + C \cdot A$

3.

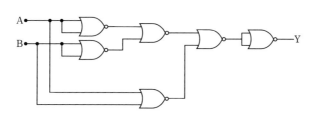

$Y = \overline{A} + \overline{B} + A + B$

4．（1）

	2進数	10進数
	00001111	15
+）	11110111	− 9
	100000110	6

（2）

	2進数	10進数
	00010100	20
+）	11101001	−23
	11111101	− 3

5．（3）　シーケンス制御

6．（1）　超音波式変位センサ

　　（2）　高周波式近接センサ

　　（3）　光電センサ

7．（1）　パルスモータ

　　（2）　DCサーボモータ

　　（3）　ACサーボモータ

○**使用規格一覧** （　）内は本教科書の該当ページ

■JIS（発行元　一般財団法人日本規格協会）

1．C 0617 − 2 ：2011「電気用図記号 − 第2部：図記号要素，限定図記号及びその他の一般用途図記号」
　　　　　　　　　　　　（178）

2．C 0617 − 3 ：2011「電気用図記号 − 第3部：導体及び接続部品」（179，180）

3．C 0617 − 4 ：2011「電気用図記号 − 第4部：基礎受動部品」（14，180，181）

4．C 0617 − 5 ：2011「電気用図記号 − 第5部：半導体及び電子管」（181，182）

5．C 0617 − 6 ：2011「電気用図記号 − 第6部：電気エネルギーの発生及び変換」（182，183）

6．C 0617 − 7 ：2011「電気用図記号 − 第7部：開閉装置，制御装置及び保護装置」（183 〜 185）

7．C 0617 − 8 ：2011「電気用図記号 − 第8部：計器，ランプ及び信号装置」（186）

8．C 0617 − 9 ：2011「電気用図記号 − 第9部：電気通信 − 交換機器及び周辺機器」（186）

9．C 0617 −10：2011「電気用図記号 − 第10部：電気通信 − 伝送」（186）

10．C 0617 −11：2011「電気用図記号 − 第11部：建築設備及び地図上の設備を示す設置平面図及び線図」
　　　　　　　　　　　　（187）

11．C 0617 −12：2011「電気用図記号 − 第12部：二値論理素子」（187）

12．C 0617 −13：2011「電気用図記号 − 第13部：アナログ素子」（188）

13．C 1102 − 1 ：2007（追補1：2011）「直動式指示電気計器　第1部：定義及び共通する要求事項」（39）

14．C 1302：2018「絶縁抵抗計　解説表1」（123）

■内線規程：2022（JEAC 8001 − 2022）（発行元　一般社団法人日本電気協会）

1．1340 − 1 表（130）

2．1340 − 5 表（131）

3．1360 − 1 表（128）

○**使用法令** （　）内は本教科書の該当ページ

■電気設備に関する技術基準を定める省令

1．第58条（124）

■電気設備の技術基準の解釈（2023.3.20改正）（経済産業省大臣官房技術総括・保安審議官）

1．33 − 2 表（127）

○**参考規格一覧** （　）内は本教科書の該当ページ

■JIS（発行元　一般財団法人日本規格協会）

1．C 1102 − 1 ：2007（追補1：2011）「直動式指示電気計器 − 第1部：定義及び共通する要求事項」（40）

2．C 2520：1999「電熱用合金線及び帯」（106）

3．C 4003：2010「電気絶縁 − 熱的耐久性評価及び呼び方」（72）

4．C 60062：2019「抵抗器及びコンデンサの表示記号」（141）

○**参考法令** ──────────────────────── （　）内は本教科書の該当ページ

■電気設備の技術基準の解釈（2023.3.20改正）（経済産業省大臣官房技術総括・保安審議官）

1．第17条（125）

○**引用・参考文献等** ──────────────── （　）内は本教科書の該当ページ

1．『LEDとは』東芝ライテック株式会社　公式ウェブサイト（101）

2．『改訂新版　テスタとディジタル・マルチメータの使い方』金沢敏保・藤原章雄著，CQ出版株式会社，2006

3．『蛍光ランプガイドブック』一般社団法人日本照明工業会　公式ウェブサイト（99，100）

4．『住宅用太陽光発電システムとは』一般社団法人太陽光発電協会　公式ウェブサイト（118）

5．『太陽光発電システムの設計と施工（改訂5版）』一般社団法人太陽光発電協会編，株式会社オーム社，2015，p.11，表2・1（117）

6．『コンデンサガイド　コンデンサの種類と記号表示の読み方』アールエスコンポーネンツ株式会社　公式ウェブサイト（142）

7．『電池の構造と反応式（例）』一般社団法人電池工業会　公式ウェブサイト（112〜114）

8．『もっと知りたい身近な新エネ／太陽光発電』一般財団法人新エネルギー財団　公式ウェブサイト（116）

9．『わかりやすい電気基礎』高橋寛他共著，株式会社コロナ社，2012

10．『リチウム一次電池・ボタン電池について』一般社団法人電池工業会　公式ウェブサイト（113）

○**協力企業等** （五十音順・企業名等は執筆当時のものです）────── （　）内は本教科書の該当ページ

アールエスコンポーネンツ株式会社（142）

一般財団法人新エネルギー財団（116）

一般社団法人太陽光発電協会（118）

一般社団法人電池工業会（112〜114）

一般社団法人日本照明工業会（99，100）

株式会社ムサシインテック（49）

株式会社安川電機（171）

共立電気計器株式会社（47，104）

東芝ライテック株式会社（101）

富士電機機器制御株式会社（127）

横河計測株式会社（47，49，125）

索　　引

委 員 一 覧

昭和61年2月
〈作成委員〉　　佐藤　一郎　　職業訓練大学校

平成4年2月
〈改定委員〉　　佐藤　一郎　　職業訓練大学校

平成15年3月
〈改定委員〉　　橋本　光男　　職業能力開発総合大学校
　　　　　　　　福岡　克弘　　職業能力開発総合大学校

平成26年3月
〈監修委員〉　　寺内　美奈　　職業能力開発総合大学校
　　　　　　　　山本　　修　　職業能力開発総合大学校

〈改定委員〉　　高橋　一宏　　群馬県立太田産業技術専門校
　　　　　　　　松下　智裕　　東京都産業労働局雇用就業部能力開発課
　　　　　　　　山田　和博　　広島県立技術短期大学校

（委員名は五十音順，所属は執筆当時のものです）

職 業 訓 練 教 材
電気工学概論

厚生労働省認定教材	
認定番号	第59204号
認定年月日	昭和60年12月23日
改定承認年月日	令和6年1月10日
訓練の種類	普通職業訓練
訓練課程名	普通課程

昭和61年2月　　初版発行
平成4年2月　　改定初版1刷発行
平成15年3月　　改定2版1刷発行
平成26年3月　　改定3版1刷発行
令和6年3月　　改定4版1刷発行

編　集　　独立行政法人 高齢・障害・求職者雇用支援機構
　　　　　職業能力開発総合大学校 基盤整備センター

発行所　　一般社団法人 雇用問題研究会
　　　　　〒103-0002 東京都中央区日本橋馬喰町1-14-5 日本橋Kビル2階
　　　　　電話　03(5651)7071（代表）　FAX　03(5651)7077
　　　　　URL　https://www.koyoerc.or.jp/

印刷所　　株式会社 ワイズ

131504-24-31

ISBN978-4-87563-431-7